JN101184

Basics
for
Science of Cooking

2007
DOBUNSHOIN
Printed in Japan

日本人の食事摂取基準準拠　日本食品標準成分表準拠
管理栄養士国家試験ガイドライン準拠

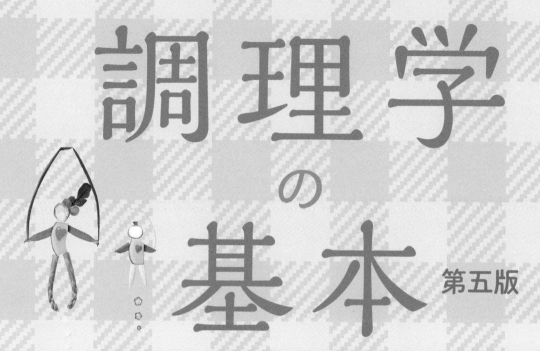

調理学の基本

第五版

基本

― おいしさと健康を目指す ―

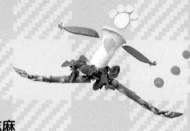

［編著］中嶋加代子・山田志麻

［著］数野千恵子　冨永美穂子　岸本律子

澤田崇子　廣田幸子　園田純子

同文書院

■執筆者紹介 （執筆順）

編著者

中嶋加代子（第1章第1節, 第2節, 第2章第1節, 第2節, 第3節, 第
　　　　　　3章第1節 (1) (2) (3), 第3節, 第4章第1節, 第2節,
　　　　　　補遺, 管理栄養士国家試験のための重要語句解説, コラム）
　　別府溝部学園短期大学　教授

山田　　志麻（第1章第3節, 第4節, 第3章第2節）
　　西南女学院大学　講師

著　者

数野千恵子（第2章第1節, 第2節）
　　実践女子大学　教授

冨永美穂子（第3章第1節 (1)）
　　広島大学　准教授

岸本　　律子（第3章第1節 (2), 第2節）
　　神戸学院大学　名誉教授

澤田　　崇子（第3章第1節 (3)）
　　関西福祉科学大学　准教授

廣田　　幸子（第4章第1節）
　　山陽学園短期大学　教授

園田　　純子（補遺）
　　山口県立大学　准教授

（カッコ内は, 担当した章を示す）

第五版の刊行にあたって

　本書の初版は，2007 年に「おいしさと健康」の両視点を取り入れ『調理学の基本 ― おいしさと健康を科学する―』と題して出版されました。その後，食事摂取基準 2010 年版・2015 年版が公表され，2020 年度から「日本人の食事摂取基準（2020 年版）」が使用されることになっています。2020 年版は，生活習慣病の発症予防および重症化予防に加え，高齢者の低栄養やフレイルの予防を視野に入れて策定されました。食事摂取基準の活用においては，正しい理解により栄養の評価や管理を効果的に行うことが求められています。また，2019 年 3 月 29 日付で管理栄養士国家試験出題基準（以下，ガイドライン）が改定されました。さらに「管理栄養士・栄養士養成のための栄養学教育モデル・コア・カリキュラム」も提案されています。

　今回の改訂では，日本人の食事摂取基準（2020 年版），ガイドライン，栄養学教育モデル・コア・カリキュラムに基づき，各章の「学習のポイント」，図表，本文を見直しました。とくに食事摂取基準に関しては，厚生労働省の最新情報を取り入れています。

　本書の特長は，食中毒予防のための豆知識・咀嚼や嚥下を考慮した調理のポイント・食物アレルギーに対する調理の基礎知識が充実していることです。さらに今回，わかりやすいイラストを側注に追加し，初学生が重要箇所を理解しやすいように工夫しました。

　本書は，管理栄養士・栄養士養成課程の学生諸氏が対象ですので，調理学の授業や国家試験対策の学習に活用しやすい工夫がなされています。例えば，詳細な側注・巻末の重要語句解説は，参考書がなくても本書のみで完結するように配慮したものです。

　多くの学生諸氏が本書の活用により，すばらしい管理栄養士・栄養士になられることを願い，今後も改訂を続けてまいりますので，ご意見を賜れば幸いです。

　　2019 年 12 月

編著　中嶋加代子

第四版の刊行にあたって

　本書の初版が出版されてから 10 年が経過しました。この間，読者の方々から貴重なご意見をいただきながら，「おいしさと健康を目指す」調理学の教科書として，学生諸氏が調理を科学的に学習できるよう改訂に努めてまいりました。

　今回は，2016 年 6 月の食生活指針一部改正を踏まえ，本書全体の内容を見直し，初学生にもわかりやすい解説を加筆しました。具体的には，①表 1 - 3 - 1 を最新の食生活指針（2016 年）に差し替え，本文も修正しました。②第 4 章第 2 節に関して，読者の視点で料理様式の記載場所を変更し，その内容をわかりやすく記述しました。③調理実習への応用を考慮し，時代に即した基礎知識（調味料，調理操作，加熱調理機器など）を追加記入しました。

　これからも「学生諸氏が活用しやすい教科書」を目指して改訂を続けますので，本書をご利用いただいた方々から，率直なご意見などを賜れば幸いです。

　最後に，本書の改訂にご尽力いただきました，同文書院編集部の坂野直義氏に心から御礼を申し上げます。

　　2018 年 2 月

編著　中嶋加代子

改訂にあたって

　2007（平成19）年に本書の初版が刊行されてから7年が経ち，この間に2010（平成22）年12月24日付けで，管理栄養士国家試験出題基準（ガイドライン）が改定されました。ガイドラインは，管理栄養士養成課程の教育で扱われるすべての内容を網羅するものではなく，管理栄養士としての職務を果たすのに必要な基本的知識および技能について評価するための基準です。また，管理栄養士養成課程の教育のあり方を拘束するものではないとされていますが，管理栄養士として第一歩を踏み出すためには国家試験に合格する必要があります。したがって，ガイドラインは管理栄養士として踏み出すための必要最小限の知識および技術であると捉えることもできますので，本書はガイドラインの内容に準拠しました。

　ガイドラインの「食べ物と健康」の具体的な出題のねらいに「食べ物の特性を踏まえた食事設計および調理の役割の理解を問う」があります。第二版ではこれを重視し，初版で記載した「食事設計」の内容を充実させて「食事設計の基礎」と「食事設計の実際」をそれぞれ節として構成しました。さらに，「献立作成の際に食品成分表が必要なので利用するための知識を調理学の授業で教える必要がある」という教育担当者からの要望が多く寄せられましたので，「食品成分表の理解と活用」を追加しました。「献立作成」は，初版では食事設計のなかで簡単に記述しましたが，本書では章を別にして詳述し，実際の献立作成業務に役立つ内容としました。

　本書は，管理栄養士・栄養士養成課程の学生諸氏を主な読者対象とし，その教育担当者からの要望を取り入れ，大学等における調理学関係の授業や管理栄養士国家試験の受験対策に有効活用しやすいように改訂しています。また，栄養士養成課程で栄養士資格を取得した後，3年間の実務経験を経て管理栄養士国家試験を受験する人など，大学卒業後に管理栄養士を目指す人にも対応できる工夫を行っています。たとえば，家庭学習の際に記述内容が正確に理解されるように「主語と述語を明確に示す，わかりやすい文章表現にする，難しい漢字にふりがなを付ける」など，初学生の目線で推敲しました。さらに，欄外などでほかの章・節とリンクさせたり，脚注を多く取り入れて，授業進行を調整しやすくしたり，予習復習の効率が上がる工夫をしたりなど，細かい配慮を行いました。

　本書の特徴を端的にいえば，読者の視点を最優先し，参考書などがなくても内容が正確に伝わるように工夫していることです。巻末に『重要語句解説』を設けたのも読者に効率よく学習していただくためですので，授業内外を問わず要点をおさえた学習が可能になります。補遺の「摂食機能に対応した調理のポイント」は，超高齢社会（高齢化率21％以上）となったわが国で献立作成等に役立つように掲載しました。

　本書が，管理栄養士・栄養士養成課程の学生諸氏と，その教育を担当される先生方や給食業務等に携わっておられる方々に役立つことを心から願っています。よりよいものにしていきたいと思っていますので，どうぞ忌憚のないご意見をお寄せください。

　最後に，本書の改訂にご尽力いただきました同文書院編集部の皆様に心から御礼を申し上げます。

　　2015年1月

　　　　　　　　　　　　　　　　　　　　　　　　　　　　　編著　中嶋 加代子

まえがき

　調理学は，従来「いかにおいしく調理するか」を基本としてきたが，生活習慣病などの健康問題が発生している現代では「おいしさ」に加えて「健康」の視点が必要である。人の健康を左右する最大要因は食物であり，これからの調理学は「いかにおいしく，健康的に調理するか」を基本とすることが重要である。そこで，本書は題名を『調理学の基本—おいしさと健康を科学する—』とした。

　高齢化が進み，安全・安心が求められている現在，生活習慣病に悩んでいる人が多い一方で，貧血や低栄養状態の人も存在している。前者は健康的な視点から食生活を見直す必要があり，後者は健康と嗜好の両面から食生活を改善することが望まれる。

　身体諸器官の機能は，加齢により低下する。とくに咀嚼・嚥下機能の低下は，安全な食物摂取を妨げる。摂食機能の低下した高齢者にとって，口から食物をいかに安全に摂取できるかは，QOL を左右する要素である。少子高齢化社会を迎えた中，調理学はライフステージに合った調理形態についての理論を構築する必要があるのではないだろうか。

　調理学は，永年，主として食物の側に立った嗜好性の視点より QOL の向上に貢献してきた。近年では，人間の側に立った嗜好性の解明も進み，おいしさと健康の重要な関係が明らかにされつつある。よって，大学教育現場でも嗜好性・健康性の両視点を取り入れた新しい調理学テキストが求められている。

　本書では，健康というキーワードを意識し隣接教科と重複しないように注意しながら，調理科学的な内容の構成を試みた。本書の特長は次の通りである。

　第1章では，食物の安全性としての調理形態という概念を取り入れ，調理学で学ぶ内容を記載した。第2章には，嗜好と健康に関する最新情報を盛り込み，ライフステージの視点を取り入れた。第3章は，できるだけ時代に即した調理操作も記載した。第4章では，環境問題や高齢化社会の視点も取り入れた調理環境について述べた。第5章では，食品の機能性や栄養性を考慮して調理特性を述べた。第6章では，乳幼児や高齢者などとくに摂食機能を考慮すべき人に対応した調理形態について記載した。

　各章末には，管理栄養士国家試験受験対策として，過去問題より作成した課題を掲載した。これは，認定栄養士実力試験の受験対策にも活用できる。

　さらに本書は，小児栄養・介護福祉分野などの方にも摂食機能対応の栄養調理理論書として役立てていただきたい。今後，率直なご意見などをいただければ幸いである。

　終わりに，出版に当たりご尽力，ご配慮をいただいた同文書院の皆様に厚くお礼を申しあげる。

2007年3月

編著　中嶋 加代子

「調理学の基本」
目　次

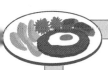

第1章 調理学の基礎

学習の ポイント

□調理の基本として，調理の意義・目的，調理学を学ぶ意味を考える。さらに，食生活における食事の意義や重要性を理解し，人間と食品（食べ物）のかかわりについて理解を深める。

□食事設計に必要な各要素を理解し，健康につながる食事をどのように設計したらよいかを理解する。

□おいしさに関与する主観的要因（食文化・食環境，身体状況など）および客観的要因（化学的，物理的要因）と嗜好性を説明できる。

□相乗効果などの味の相互作用を理解するとともに，基本味について，それぞれ化学物質の種類および濃度との関係を知る。

□適正な栄養素を摂取するために，食生活指針・食事摂取基準・食事バランスガイドを活用して食事計画ができる。

□献立作成や栄養評価を行う際に用いる日本食品標準成分表を理解し，食事計画に活用できる。

1 調理の基本

1 食文化と調理の意義

　人間は，火や道具の利用が可能になったため，自然界の動植物（食料）を調理・加工して食べる習慣を**食文化**として定着させた。この食料に調理操作を加え食物に変えることは，ほかの動物にはない人間だけの知恵・技術である。

　長い歴史のなかでは食料不足が続き，安定した食物の確保[*1]は重要な課題であったが，現在，わが国は飽食の時代になっている。そのため，**食生活**は多様化し栄養摂取のバランスが崩れ，生活習慣病[*2]が増加している。生活習慣病を予防するには，正しい食生活による健康の維持・増進が必要不可欠である。

　食料が不足していた時代と飽食の現代を比較すると，調理の位置づけや意義・目的は変化しているようにもみえるが，基本的には変わっていない。調理とは，狭義では「食品をおいしく食べられるようにする調理操作」，広義では「食事設計から供食にいたる一連の調理過程，すなわち食事設計，食材の選択・購入，調理操作，食卓構成・供食」をいう（図1－1－1参照）。したがって，調理は，食文化を支える技術であり「食文化の原点」といえる。調理の主な目的として，次の3項目をあげることができる。

＊1　食物の確保　生態系では生物間に，栄養素獲得のため食うものと食われるものの関係が成り立っている。この食物連鎖の中でのヒトの位置づけは，消費生物である。したがって，昔は生きるために食物の確保が最重要な仕事となっていた。

＊2　生活習慣病　不適切な食生活，運動不足，喫煙などを継続することで起こる病気。

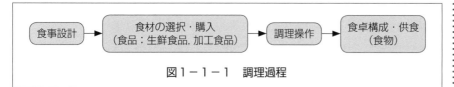

図1-1-1 調理過程

① 安全性を高めること

　洗浄や切除によって食用に適さない有害な部位・微生物*1を取り除いたり，加熱調理操作で食中毒菌やノロウイルスを死滅させたりして食中毒を予防できる*2。調理操作は，食物アレルギー*3対策になったり，食物の保存性を高めたり，喫食時の安全性確保に役立ったりする。たとえば，咀嚼（そしゃく）・嚥下（えんげ）機能の低下した高齢者は，誤嚥（ごえん）*4により誤嚥性肺炎*5を引き起こしやすいが，食材の調理形態を咀嚼・嚥下機能に合わせると，誤嚥を起こさず安全に食事をとることができる（補遺参照）。このように，摂食機能に合わせた調理形態は，喫食時の安全性を高めることができるので，とくに摂食機能獲得期の乳幼児や摂食機能が低下した高齢者の食事をつくる際の重要な要素である。

② 栄養性を高めること

　多様な食品を組み合わせて栄養素の利用効率を高めたり，そのままでは消化できないもの（例：でんぷん）を加熱調理操作によって消化吸収率を高めることができる。また，調理法の違いにより食品に含まれる栄養素の損失率*6は異なるので，栄養素の損失が少ない調理法を選択するのが望ましい。このように，食品に適した調理法の選択は消化吸収率を高め，栄養効率*7を向上させることができる。

③ 嗜好性を高めること

　適切な調理操作は，食物の外観（色・形），味，香り，テクスチャー，温度などを整え，嗜好性を高める。嗜好性は年齢，性別，食習慣，地域性などにより異なるが，食物の調理状態は食欲を左右する重要な要因である。喫食者の嗜好に対応するためには，調理操作を科学的に理解し，食物をおいしく仕上げる必要がある。

　図1-1-1に示す調理過程の操作は，食品の栄養性・嗜好性・機能性を改良し，食物としての価値を高める。たとえば，食品には，図1-1-2に示すようにいろいろな成分が含まれており，栄養面での機能（一次機能*8），嗜好面での機能（二次機能*9），病気のリスクを低減するなどの機能（三次機能*10）がある。同一食材でつくった料理でも調理法や加熱条件が違うと，栄養素の損失率，おいしさの程度，**機能性成分**の体内利用率は異なる。したがって，調理を担当する人は，栄養素の損失を少なくし，おいしい料理に仕上げ，機能性成分を生かすための専門知識や技能の習得が必須である。

*1　微生物　衛生面で重要なものは細菌とウイルスである。魚介類に付着している細菌（腸炎ビブリオ）は，好塩性の食中毒菌なので塩分のない水道水で洗浄すると，効率よく食中毒を予防できる。

*2　食中毒予防　食中毒菌の死滅温度は，たとえばO157は75℃以上，ノロウイルスは85℃以上となっている。加熱調理の際に食品の中心温度が85℃以上となるように加熱すれば食中毒を防ぐことができる。

*3　食物アレルギー　巻末の重要語句解説「食物アレルギー」参照。

*4　誤嚥　食物が気道に流れ込むこと。誤嚥は誤嚥性肺炎を引き起こす。

*5　誤嚥性肺炎　水分，食物，口腔内容物，逆流した胃液，栄養剤などが誤って気管に入り，嫌気性菌を含む口腔内細菌などにより起こる肺炎。

*6　栄養素の損失率　第3章第2節「表3-2-9」参照。

*7　栄養効率　第3章第3節第2項「野菜類の加熱調理による栄養学的・機能的利点」参照。

*8　一次機能（栄養機能）　炭水化物，たんぱく質，脂質，無機質，ビタミンが体内で果たす栄養の役割。

*9　二次機能（感覚機能）　食品の成分や組織が人の感覚器官においしさを感じさせる機能のこと。味は味覚，色は視覚，においは嗅覚，テクスチャーは触覚，音は聴覚という具合に人の感覚器官に作用し，おいしさをつくり出し，食欲を増進させている。

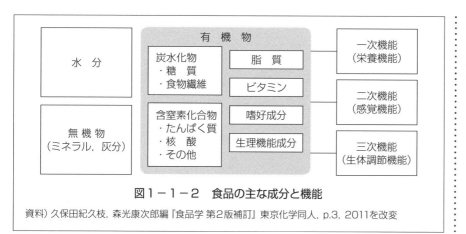

図1-1-2　食品の主な成分と機能

資料) 久保田紀久枝, 森光康次郎編『食品学 第2版補訂』東京化学同人, p.3, 2011を改変

（前頁）＊10　三次機能（生体調節機能）体の調子を整え，生活習慣病を予防するなどの保健効果を発揮する機能のこと。

第1章　調理学の基礎

2　少量調理と大量調理

調理には家庭で行われる小規模調理（少量調理）と集団給食や外食産業などで行われる大規模調理（大量調理）がある。両者の類似点や相違点について理解し，科学的な調理操作を行うことは，食物に必要な「安全性・栄養性・嗜好性」を高めることになる。

1）少量調理と大量調理の類似点・相違点

1966（昭41）年頃より一般家庭にシステムキッチン[*1]が導入されはじめたので，少量調理での調理操作を能率よく行うことができるようになった。システムキッチンは，図1-1-3に示すように「下ごしらえ→加熱調理→後片付け」と続く調理作業の流れが業務用厨房と同じであり，少量調理と大量調理は類似点が多い。少量調理は，家庭内の台所（システムキッチンなど）で行われ，使用食材の量が少ない。一方，大量調理は，業務用厨房で行われ，喫食者数が多いため，作業規模も大きい。したがって，業務用厨房は安全・衛生管理が優先され，作業の合理化や能率化を考慮して設計される。

＊1　システムキッチン　種々の調理作業を円滑にできるよう，一枚天板の下に，流し台，調理台，ガス台などのユニットが組み込まれ，各作業の場を一体化した台所のこと。吊り戸棚や台下収納などの収納部もひとまとめになっている。

2）大量調理の特徴

大量調理は，集団給食施設の設備，作業員数，供食形態，経営面などさまざまな制約があるなかで，多量の食材を扱うため調理工程（図1-1-4参照）に長時間を要する。少量調理と異なる特徴として，①扱う食品の量が多いため，とく

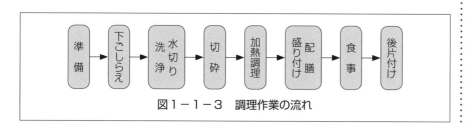

図1-1-3　調理作業の流れ

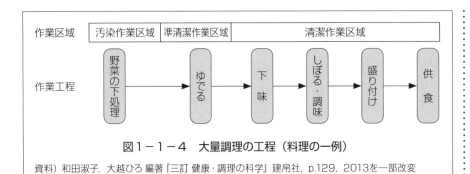

図１－１－４　大量調理の工程（料理の一例）

資料）和田淑子，大越ひろ 編著『三訂 健康・調理の科学』建帛社，p.129，2013を一部改変

に下処理に時間がかかる，②加熱や調味の不均一が起こりやすい，③加熱機器の性能と食品分量によって食品の温度上昇速度が変動する，④加熱に用いる熱量が大きいため余熱も大きくなる，などがある。

　大量調理では，生産性向上をはかり，食中毒を防止し，同じ料理は同じように，つまり常に一定品質の料理を提供する必要があるので，新調理システム[*1]が注目されている。新調理システムは，メニューの多様化・食事サービスの向上・衛生管理の徹底・効率のよい調理工程の標準化[*2]を可能にする。

３）衛生管理

　大量調理施設では，食中毒の発生を未然に防止するため，厚生労働省の大量調理施設衛生管理マニュアルによるHACCP[*3]方式の衛生管理が行われている。

　1997（平成９）年以降，集団給食だけでなく家庭の食事が原因の腸管出血性大腸菌O157による食中毒が散発的に発生し，死亡例も報告されている。食中毒は家庭の食事でも発生する危険性が潜んでいる。ただ，家庭での発生は症状が軽く，発症が１人や２人のことが多いため風邪や寝冷えと思われ，食中毒と気付かれず重症化したり，死亡したりする例もある。したがって，少量調理においても厚生労働省が公表している「家庭でできる食中毒予防の６つのポイント[*4]」を守るのが望ましい。とくに，体力の弱い乳幼児や高齢者のいる家庭では衛生管理を徹底し，食中毒を

＊１　新調理システム
第２章第３節第４項「新調理システム」参照。

＊２　調理工程の標準化　大量調理では，喫食までに時間を要するので，料理の品質低下を招く場合が多い。そのため，調理工程や調理済み製品の品質管理が重要であり，各料理の品質基準を設定し，各調理工程中での処理量，調理手順，調理操作方法と所要時間などについて標準化を行う必要がある。

＊３　HACCP（ハサップ）　巻末の重要語句解説「HACCP」参照。

＊４　家庭でできる食中毒予防の６つのポイント　①食品の購入，②家庭での保存，③下準備，④調理，⑤食事，⑥残った食品。

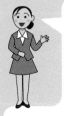

Column 「きれい」と「清潔」はどう違う？

　きれいな台所が必ずしも清潔で衛生的な台所とは限りません。外見的にピカピカに光っている真新しい台所でも，食中毒菌がいたとしたら，それは「きれい」なだけの台所です。それよりも，多少古くても食中毒菌がいない台所，これが「清潔」な台所です。きれいに見える食器や手指，ラップに包まれた食品なども必ずしも清潔ではなく，食中毒菌がいる場合があります。外見だけで安心せず，衛生的な管理，取扱いを心がけましょう。

　食中毒の予防には「きれい」なことよりも「清潔」で「衛生的」なことが大切です。食中毒は簡単で基本的な予防方法を守れば，防ぐことができます。HACCPは最新の衛生管理の考え方ですが，家庭でも実行できます。

予防する必要がある。

3 食事づくりと食料・環境問題

　人間は，献立の立案から供卓にいたる過程を経て，食品をおいしい食物に仕上げ食事として喫食する（図１−１−１参照）。この過程は，準備工程，調理工程，仕上げ工程からなっており，料理様式[*1]や喫食者数が違ってもこれらの工程は必ず行われる。しかし，各工程を構成している個々の調理操作は，食材の種類，調理形態，少量調理か大量調理かの規模によって異なる。

　いかなる食事づくりに際しても，食中毒の予防，食物アレルギー対応，喫食者たとえば乳幼児（摂食機能獲得期）や高齢者（摂食機能低下期）の摂食機能に合わせた食事の提供を常に心がけ，食事の安全性に配慮することが重要である。食の安全・安心という観点では，放射性物質やトレーサビリティ[*2]などの知識が必要とされる。さらに，栄養性・嗜好性・経済性・効率性・**食文化**的要素も食事づくりで求められる。そのほか，環境的な要素や食料自給率[*3]の向上を考慮する必要がある。現在，わが国は，諸外国に比べてフードマイレージ（巻末の「重要語句解説」参照）が高い。しかし，この値は，**地産地消**（コラム参照）の推進により低減できる。

　そこで，調理を担当する人は，食料自給率の向上，フードマイレージの低減，地産地消の推進，食品ロス[*4]（食べ残し・食品廃棄）の低減に努め，水質汚染などの**環境問題**にも配慮しなければならない。したがって，今後はエコクッキング[*5]を考慮した食事設計が必要である。

Column　地産地消

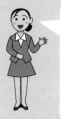

　地産地消（地域生産・地域消費の略）とは，地域で生産された物をその地域で消費することです。地産地消の利点は，①輸送距離や輸送時間が短いため，鮮度のよいものが入手でき，流通における環境負荷が減る，②生産者の顔がみえて安心感がある，③地域の産業が活性化するなどです。また，学校給食などでの地産地消の取り組みは，食教育に役立ちます。

2 食事設計の基礎知識

1 食事設計の意義・内容

　現代人は，畜産物や油脂などの摂取割合が増加し，栄養摂取のバランスが崩れがちである。このことが**生活習慣病**増加の一因といわれ，**食生活**による健康維持

＊1　料理様式　第4章第2節第1項「料理様式の特徴」参照。

＊2　トレーサビリティ　生産，加工および流通の全段階を通じて，食品の履歴に関する情報を得ること。

＊3　食料自給率　各国の供給食料に対して，国内生産量の割合を示す指標のこと。食料自給率には，①品目別自給率，②穀物自給率，③総合食料自給率の3種類がある。

＊4　食品ロス　本来食べられるにもかかわらず，食品が捨てられていること。食品ロスとなっているのが，売れ残り・期限切れの食品，食べ残し，余った食材などである。

＊5　エコクッキング　買い物から調理，片付けまでの一連の流れを通して環境に配慮すること。

第1章　調理学の基礎

が注目され，食事設計の果たす役割が重要性を増している。

　食事設計では，栄養素等の成分レベルを食事レベルに展開していく過程でさまざまな専門知識と技能が必要となる。すなわち，食生活指針*1，食事摂取基準*2，食事バランスガイド*3，食品群*4や食品構成*5などの食品レベルの知識，献立作成*6のための基礎知識，栄養評価のための食品成分表の理解*7，食事評価を行うための嗜好性評価の方法*8などについて学ぶ必要がある。さらに料理様式を学ぶことにより，おいしくて変化に富む健康維持・増進のための食事をつくることができる。

2 食事設計と嗜好性（おいしさ）

　食事は安全で，喫食者が必要とする栄養素を過不足なく充たすことが重要である。さらに，食べておいしく，嗜好を満足させることも求められる。それらの目的を達成するには，適切な食事設計が必要とされる。とくに嗜好に合わせ，おいしく快適に食べられるように設計した食事は，喫食者のQOL（Quality of Life 生活の質）を高めるものである。

　人は食物のおいしさを，味は**味覚**，香りは**嗅覚**，テクスチャー*9や温度は**触覚**，色や形は**視覚**，音は**聴覚**として，感覚器官で評価する（図1-2-1参照）。

1）おいしさとは

　私たちが食物を食べる際の行動をみると，まず盛りつけられた料理が目に入り（視覚），においを感じ（嗅覚），口に入れる。咀嚼しながら硬さや舌触り（触

＊1　食生活指針　第1章第3節「表1-3-1」参照。

＊2　食事摂取基準　第1章第3節第2項「食事摂取基準」参照。

＊3　食事バランスガイド　第1章第3節「図1-3-1」参照。

＊4　食品群　第4章第1節「表4-1-1」参照。

＊5　食品構成　第4章第1節第1項「食品構成」参照。

＊6　献立作成　第4章第1節第2項「献立作成条件と手順」参照。

＊7　食品成分表の理解　第1章第4節第2項「食品成分表の構成と内容」参照。

＊8　嗜好性評価の方法　第1章第2節「表1-2-8」参照。

＊9　テクスチャー　口ざわり，舌ざわり，歯ざわり，かみごたえ，飲み込みやすさなど，主として口腔内の触覚や圧覚によって感知される食品の物理的性質。

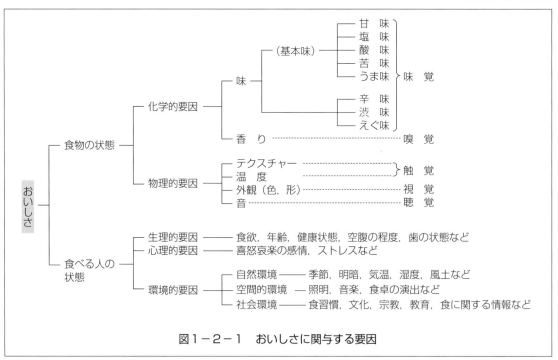

図1-2-1　おいしさに関与する要因

覚），味（味覚），咀嚼音（聴覚）などを感じ，「おいしい」「まずい」などを総合的に判断する。すなわち，人は主に5つの感覚器官の働きによって，食物のおいしさを感知しており，そのほか温度感覚や痛覚などもおいしさの判断に関与する。「おいしさ」というのは，独立した感覚ではなく，さまざまな感覚情報が脳内で統合されて生じる快感・不快感である。

（1）おいしさに関与する要因

おいしさの評価は人の大脳による総合判断であり，おいしさに関与する要因としては図1-2-1に示すように，五感[*1]でとらえられる食物の状態（客観的要因）と食べる人の状態（主観的要因）がある。すなわち，五感すべてと，生理的・心理的状態や環境・文化などが相互にかかわって，おいしさは総合的に評価される。五感がおいしさにかかわる割合は食物の種類によって異なるが，もっとも大きく関与するのは味覚であるといわれており，多少触感が悪くても，見た目が悪くても，味だけはよかったという人がいる。したがって，食物自体の化学的な味は，おいしさを判断するもっとも大きな要因である。

（2）味を感じるメカニズム

食物が口の中で咀嚼されると，水や唾液に溶けた呈味物質のイオンや分子が，味蕾[*2]と呼ばれる微小器官に作用する。その後，味細胞[*3]表面の受容膜に接触して受容膜の活動を変化させ，神経伝達物質が放出されることになる。それが味神経を通じてパルス状の電気信号に変換され，脳に伝達され味として感じられる。

（3）味覚の生理的役割

味には，表1-2-1に示すように，生体に必要な栄養素の存在を知らせるシグナルとしての役割や有害であることを警告する機能がある。実際，私たちはエネルギーを消費し，疲れたときには甘いものを食べたくなり，汗をかいたときには塩味の強いものを食べたくなることを経験している。**甘味**は，糖類によるエネルギー源のシグナルであり，代表的な栄養物なので，動物に好んで摂取され

表1-2-1 味の役割

味の種類	役割（生体へのシグナル）
甘 味	糖（エネルギー源）の存在
塩 味	ミネラルの存在
酸 味	代謝を促進する有機酸の存在，未熟な果実・腐敗の信号
苦 味	体内に取り入れてはいけない物質（毒物）の存在
うま味	たんぱく質の存在

表1-2-2 5つの基本味の閾値（認知閾値）[*4]

味の種類	物質名	濃度（M）
甘 味	ショ糖	0.028
塩 味	食 塩	0.01
酸 味	酢 酸	0.0018
苦 味	カフェイン	0.0007
うま味	L-グルタミン酸	0.23

資料）渋川祥子，杉山久仁子『新訂 調理科学』同文書院，p.11，2011を一部改変

*1 **五感** 視覚，嗅覚，触覚，味覚，聴覚。

*2 **味蕾** 舌の乳頭（舌一面にある小さな粒状のもの）に存在するほか，軟口蓋，喉頭，咽頭などにも存在する。味蕾の数は出生時に最多で，乳幼児では約10,000個，成人では5,000～7,500個といわれている。味細胞が数十個つぼみ（蕾）状に集まった構造をしていることが名称の由来。

*3 **味細胞** 短期間のうちに死滅と新生を繰り返す細胞。細胞の新生に必要なたんぱく質の合成が盛んで，たんぱく質の合成に，亜鉛を含む酵素が重要な働きをしている。亜鉛が不足すると，味細胞がつくりかえられなくなり，味感受性の低下をまねく。亜鉛不足の原因は薬剤の使用や，若年層では食事の偏りもある。亜鉛を多く含む食品は，カキ（貝），牛肉，小麦胚芽，ゆでたけのこなどである。また，加工食品にはポリリン酸，フィチン酸など亜鉛と結合しやすい添加物が多く含まれるので，加工食品の摂りすぎには注意しなければならない。

*4 **閾値** 巻末の重要語句解説「閾値」参照。

る。**塩味**は，体液のバランスに不可欠なミネラルのシグナルとして働く。**酸味**は，代謝を促すクエン酸などの有機酸の存在を示すとともに，未熟な果実や腐った食物の信号である。**苦味**は，食べてはいけない有害物質のシグナルとして機能している。実際，苦味の**閾値**（いきち）が非常に小さいのは，有害物質のシグナルと関係するのかもしれない（表1－2－2参照）。うま味は，食物にたんぱく質が存在することを示唆する役割を担っている。たんぱく質そのものには一般に味はないが，たんぱく質（人体の細胞をつくる主要成分）を含む食物にはアミノ酸や核酸も同時に存在するため，うま味が感じられる。たんぱく質を構成するアミノ酸は，うま味のほかに甘味，苦味などのいろいろな味をもっている。とくにグルタミン酸は，もっとも多く存在するアミノ酸であり，たんぱく質の存在を教えるシグナルの役目を果たしている。

2）食べ物側の要因

おいしさの評価対象となる食物そのものの特性は，おいしさの客観的要因であり，化学的要因（味，香り）と物理的要因（テクスチャー，温度，外観，音）に分けられる（図1－2－1参照）。

（1）化学的要因

❶基本味とそのほかの味

味は食物のおいしさを左右する大きな要因であり，**基本味**（きほんみ）と基本味以外の味に分類される。前者には5つの基本味，すなわち甘味・塩味・酸味・苦味・うま味があり，後者には辛味・渋味・えぐ味・アルカリ味・金属味・油脂味・でんぷん味・こくなどがある。基本味はそれぞれが独立した味であり，味覚のみで感じることができ，動物が栄養を積極的に摂取することや有害物から身を守ることに役立ってきた。一方，基本味以外の味は，単独ではなく味覚・触覚・痛覚などを複合して感じる味である。

a．甘　味

糖類の甘味強度は分子構造によって異なり，ブドウ糖[*1]や果糖[*2]にはα型とβ型（異性体という）がある。ブドウ糖の場合，β型よりα型の方が甘く，甘味強度は1.5倍といわれる。果糖の場合はα型よりβ型の方が甘く，その強さは約3倍であり，高温でα型，低温でβ型が増えるので，低温の方が甘味が強い。果糖の多い果物を冷蔵庫で冷やして食べると甘く感じるのは，このためである。

一方，ショ糖（砂糖）は異性体が存在せず，温度による甘味の変化がないため安定した甘味を呈する。これは，砂糖[*3]が調味料などとして調理に広く利用される主な理由である。ただし，140℃以上で加熱すると転化糖[*4]が生成され，甘味が1.2〜1.3倍強くなる。

b．塩　味

塩味は調味の基本となる味で，人がおいしく感じる食塩濃度の範囲は狭く，0.8〜1.0％といわれている。塩味は，食塩[*5]が水溶液中でナトリウムイオン（Na^+）と塩素イオン（Cl^-）に解離することによって生じる陽イオンと陰イオンの存在に

*1　ブドウ糖　でんぷんやショ糖，乳糖の構成糖であり，自然界に多量に存在する単糖。巻末の重要語句解説「希少糖」参照。

*2　果糖　自然界に広く存在し，甘味の強い果汁（なし，すいかなど）や，花に含まれ，とくに蜂蜜に多い。巻末の重要語句解説「フルクトース」参照。

*3　砂糖　主成分はショ糖。第3章第3節第3項「砂糖」参照。

*4　転化糖　第3章第2節第2項「加熱による砂糖の変化」および側注参照。

*5　食塩　主成分は塩化ナトリウム。第3章第3節第3項「食塩」参照。

表1－2－3　食品に含まれる主な有機酸

種　類	主な所在	酸味の特徴
クエン酸	かんきつ類，梅干し	おだやかで爽快な酸味
酒石酸	ぶどう	やや渋味のある酸味
リンゴ酸	りんご，なし	かすかに苦味のある爽快な酸味
コハク酸	日本酒，貝類	うま味のある酸味
乳　酸	ヨーグルト，漬物	渋味のある温和な酸味
L-アスコルビン酸	野菜，果物	おだやかで爽快な酸味
酢　酸	食　酢	刺激的臭気のある酸味

資料）吉田恵子，綾部園子編著『調理の科学』理工図書，p.14，2012を一部改変

よるもので，主な要因はナトリウムイオンである。食塩は，純粋な塩味を呈し他の味との調和がよく，おいしさをつくる重要な役割を果たしている。したがって，調味料として最適である。

c．酸　味

酸味は塩味をやわらげ，うま味を引きたて，食欲を刺激する。無機酸や有機酸が水溶液中で解離して生じる水素イオン（H^+）によって引き起こされるさわやかな味で，水素イオンが口腔内の味細胞[*1]に吸着したときに感じられるが，酸味の強さは水素イオン濃度とは必ずしも一致しない。無機酸[*2]は渋味や苦味を含み不快なものが多いので，主に有機酸が好まれる。表1－2－3に示すようにクエン酸，酒石酸，リンゴ酸，L-アスコルビン酸などの有機酸は，果物や野菜に含まれ，清涼感のある酸味を呈する。食品中の有機酸含有量は0.02～1％程度であり，調理の際に調味料として用いられる食酢には酢酸が4％含まれている。食酢は，単独で味わうことは少なく，甘味や塩味と併用されることが多い。

d．苦　味

苦味は好まれる味ではないが，人にとって重要な**必須アミノ酸**の大部分は苦味を呈する。表1－2－4に示すように，苦味物質にはグレープフルーツに含まれ

＊1　味細胞　第1章第2節第2項「味を感じるメカニズム」および側注参照。

＊2　無機酸　炭酸やリン酸が酸味料として利用される。

表1－2－4　食品に含まれる苦味成分

分　類	種　類	主な所在
アルカロイド	カフェイン	茶，コーヒー
	テオブロミン	ココア，チョコレート
カテキン	カテキン	茶，ワイン
テルペン	リモニン	かんきつ類
	ククルビタシン	きゅうり，かぼちゃ，にがうり
	フムロン	ビール
配糖体	ナリンギン	かんきつ類（なつみかん，グレープフルーツ）
	ソラニン	じゃがいも
アミノ酸	バリン，イソロイシン	しょうゆ，みそ，肉類
ペプチド	ペプチド	チーズ
塩　類	カルシウム塩	にがり
	マグネシウム塩	にがり

資料）吉田恵子，綾部園子編著『調理の科学』理工図書，p.15，2012を一部改変

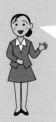

Column 調味料がナトリウム塩になっているのは，なぜ！？

　グルタミン酸（ナトリウム），イノシン酸（ナトリウム），グアニル酸（ナトリウム）は，酸の状態でもナトリウム塩の状態でもうま味をもっています。しかし，酸の状態の場合はうま味だけでなく酸味を伴っているためにうま味が感じられにくく，ナトリウム塩の状態の方がうま味を強く感じます。そのため，うま味調味料はナトリウム塩の状態で用いられます。

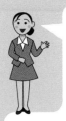

Column タマネギを炒めると甘味が増すのは，なぜ！？

　タマネギを加熱すると，香気成分（チオスルフィネート）が分解され，特有の加熱香気がもたらされます。同時に辛味が失われ，甘味が感じられますが，加熱後のタマネギは，未加熱のものに比べて遊離糖などの呈味成分の増加は観察されません。甘味が強く感じられる要因としては，加熱時の水分蒸発による糖濃度の上昇，辛味や刺激臭成分の減少，組織の軟化による糖の溶出，甘い香気成分の影響などが考えられます。タマネギを炒める際に鍋へ投入するタイミングをずらしながら数回に分けて入れると，辛味が残り甘味も感じられ，おいしい仕上がりになります。

表１－２－５　食品に含まれるうま味物質

種　類	呈味物質	主な所在
アミノ酸系	L－グルタミン酸ナトリウム	コンブ，チーズ，野菜，緑茶
	L－アスパラギン酸ナトリウム	みそ，しょうゆ
	L－テアニン*1	緑茶
核酸系	5'－イノシン酸ナトリウム	煮干し，カツオ節，肉類，魚類
	5'－グアニル酸ナトリウム	シイタケ，キノコ類
その他	コハク酸	貝類，日本酒

資料）吉田勉監修『調理学』学文社，p.7，2013を一部改変

るナリンギンやニガウリに含まれるモモルデシン（ククルビタシンの一種）のように食品自体を特徴づけるもの，コーヒーに含まれるカフェインやビールのホップに含まれるフムロン，チョコレートに含まれるテオブロミンのように嗜好食品にとって重要な役割を果たしているものがある*2。また，野菜・山菜などの苦味は，食品独自の味や風味として好まれる。

e．うま味

　うま味物質は表１－２－５に示すように，肉，魚，野菜など多くの食品に含まれており，代表的なものにL－グルタミン酸ナトリウム（アミノ酸系うま味物質），5'－イノシン酸ナトリウム（核酸系うま味物質），5'－グアニル酸ナトリウム（核酸系うま味物質）がある。L－グルタミン酸ナトリウムはコンブのうま味成分，5'－イノシン酸ナトリウムはカツオ節のうま味成分，5'－グアニル酸ナト

*1　テアニン（グルタミン酸エチルアミド）
　緑茶のうま味成分で，玉露などの良質茶に多いことから品質指標になる。第3章第3節第4項「茶」参照。

*2　カフェイン，テオブロミン，カテキンなどの苦味物質には，抗酸化作用，動脈硬化予防・抗ストレス効果等があると報告されている。

リウムはシイタケをはじめ，キノコ類のうま味成分であることがいずれも日本人によって発見された[*1]。アミノ**酸系**うま味物質と**核酸系**うま味物質が共存すると，うま味は著しく強められる（相乗効果[*2]）。だしをとるときに動物性食品と植物性食品を併用するのは，この効果を利用するためである。

❷ 味の基本的な性質

a．呈味物質の濃度と味の強さの関係

基本味の代表的な呈味物質では，味の強さは物質の濃度に比例するといわれている。ただし，勾配の大きさは呈味物質によって異なり，うま味物質は勾配が小さい。これは，希釈してもうま味が急激に減少しないことを意味しており，日常的に経験していることである。

b．ゲルにおける呈味

呈味物質の濃度が同じとき，水溶液よりゲル[*3]の方が味を弱く感じる。また，同種のゲルでは，硬い方が味を弱く感じる。

c．順応や慣れ

刺激を継続すると，感覚の強さは減弱し，これを「順応」という。一方，経験を繰り返すと，感覚の強さは弱まり，これを「慣れ」という。これらの現象は，味覚においても発現する。

d．持続性やあと味

味の発現速度・持続性・あと味は，呈味物質によって異なる。酸味は持続性が小さく，うま味はあと味が持続するのが特徴である。

❸ 味の相互作用

呈味物質はそれぞれ独立した味であるが，調理の際は1種類の味だけで調味することは少ない。食物の味は，多数の呈味物質が相互に関連し合って形成され，2種類以上の味が存在すると，互いに作用し，味質や味強度が変化する。その作用過程は同時と継時がある。調理の際に2種類以上の味で調味すると「同時作用」が起こり，菓子や果実を食べるときなどは「継時作用」が起こる。表1－2－6に味の相互作用を示す。

a．対比効果

異なる2種類の味が存在するとき，一方の味が強まったように感じられる現象を「対比効果」という。たとえば，しるこに少量の食塩を加えると甘味（多）が強く感じられ，だし汁に少量の食塩を加えるとうま味（多）が強く感じられるのは，同時作用の対比効果である。また，甘い菓子の後に酸っぱい果実を食べると酸味が強く感じられ，苦い薬の後に甘い菓子を食べると甘味が強く感じられるのは，継時作用の対比効果である。

b．抑制効果

異なる2種類の味を混ぜたとき，一方の味が弱まったように感じられる現象を「抑制効果」という。コーヒーに砂糖を加えると苦味が抑えられ，酢の物に食塩や砂糖を加えると酸味が弱められるのは，この例である。

c．相乗効果

*1 うま味成分の発見　1908（明治41）年，日本において池田菊苗氏がコンブからL-グルタミン酸を単離発見し，「うま味」と名づけた。その後，1913年に小玉新太郎氏がカツオ節から5'-イノシン酸を，1960（昭和35）年に国中明氏がシイタケから5'-グアニル酸を発見した。1985（昭和60）年には，「umami」が世界に通用する味覚として認められ，基本味の1つとなった。

*2 相乗効果　第1章第2節「表1－2－6」参照。

*3 ゲル　第3章第2節第1項「ゾルとゲル」参照。

表１－２－６　味の相互作用

分　類		味の組合せ	現　象	例
対比効果	同時作用	甘味（多）＋塩味（少）	甘味が強まる	あんやしるこに少量の食塩を加える
		うま味（多）＋塩味（少）	うま味が強まる	だし汁に少量の食塩を加える
	継時作用	甘味　→　酸味	酸味が強まる	菓子の後に果実を食べる
		苦味　→　甘味	甘味が強まる	苦い薬の後に飴をなめる
抑制効果		苦味（主）＋甘味	苦味が弱まる	コーヒーに砂糖を加える
		塩味（主）＋酸味	塩味が弱まる	古漬け（発酵して酸味が加わる）
		酸味（主）＋塩味，甘味	酸味が弱まる	酢の物に食塩，砂糖を加える
		塩味（主）＋うま味	塩味が弱まる	醤油，塩辛
相乗効果		うま味（MSG*¹＋IMP*²）	うま味が強まる	昆布（MSG*¹）とカツオ節（IMP*²）の混合だし
		甘味（ショ糖＋サッカリン）	甘味が強まる	砂糖（ショ糖）に少量のサッカリンを加える
変調効果		塩味　→　無味	無味の水が甘く感じられる	塩からい食物または濃い食塩水の直後に水を飲む
		苦味　→　酸味	みかんが苦く感じられる	するめの後にみかんを食べる
順応効果		甘味　→　甘味	甘味が弱く感じられるようになる	甘いケーキを続けて食べる
		塩味　→　塩味	塩味の感度が鈍る	吸物の塩味を繰り返し確認する

*¹L－グルタミン酸ナトリウム（mono-sodium glutamate,MSG）
*²5'－イノシン酸ナトリウム（inocinic mono-phosphate,IMP）

　同じ味の２種類の呈味物質を同時に味わうことによって，味が強められる現象を「相乗効果」という。たとえば，L－グルタミン酸ナトリウム（アミノ酸系のうま味物質）と5'－イノシン酸ナトリウム（核酸系のうま味物質）が共存すると，うま味が著しく強くなる。

ｄ．変調効果

　異なる２種類の味を続けて味わったとき，先に味わった呈味物質の影響で，後に味わう食物の味が異なって感じられる現象を「変調効果」という。塩からい食物を食べた後に，水を飲むと味のない水を甘く感じるのは，その一例である。

ｅ．順応効果

　ある強さの呈味物質を長時間味わっていると，ほかの味やその味に対して閾値*¹が上昇する現象を「順応効果」という。甘いケーキを続けて食べると，甘味の感度が鈍り，甘味を弱く感じるようになる。これは，その一例である。

❹香　り

　香りは，微量でも感知されるため，食物を口に入れる前から嗜好性を左右し，味覚にも影響を及ぼす大切な要因である。香りの主成分はアルコール類，アルデヒド類，酸類，エステル類，含窒素化合物，含イオウ化合物などであり，これらの混合物が食品の香りを形成している。調理の際には，食品のよい香りを生かし

＊１　閾値　第１章第２節「表１－２－２」参照。

たり，魚介・肉類の生臭いにおいなどをマスキング[*1]したり，香辛料や香草を利用しよい香りを付加したりするなど，工夫される。香りは気化して嗅覚で感じられるものであり，食品をたたく・すりつぶす・切る・加熱するなどの調理操作によって気化が促進され，香りが強められる。食品の香りの生成過程は，酵素反応による場合とそうでない場合に分けられる。

a．非加熱調理と香り

水に浸す・切る・すりつぶす・混ぜるなどの調理操作により細胞が破壊されて香りが揮発する場合と，食品中の無臭の前駆物質から酵素作用で香気成分が生成される場合がある。また，漬け物などのように保存することによって微生物が関与する場合もある。

b．加熱調理と香り

加熱による香り[*2]の生成経路は，糖，アミノ酸，たんぱく質，脂質の加熱分解によるものと，アミノ酸と糖のアミノ・カルボニル反応[*3]によるものに大別される。たとえば，糖を160℃以上で加熱するとカラメル化[*4]が起こり，さまざまな揮発性成分が生成されて香りが生じる。アミノ酸は，加水分解によって脱炭酸され，アミン類を生成する。さらにアルデヒドそのほかの分解物も生じるが，アミン類は不快臭をもつことが多い。油脂を加熱すると複雑な化学反応により匂いが生じる。この匂いは，油脂を構成している脂肪酸の種類や加熱温度の違いによって異なる。170～180℃の加熱では好ましい香りを生じるが，200℃以上では不快臭になる。揚げる調理は，加熱温度が170℃位なので，油の香りに加えて食欲をそそる香りを生じるが，蒸す調理では加熱温度が100℃以上にならないため香りが不足することがある。このような場合には，香りの強いユズやレモンを入れて蒸したり，調理後に香辛料を使ったりして香りを補給するのがよい。

アミノ・カルボニル反応は，アミノ酸のアミノ基と還元糖などのカルボニル基が縮合して褐色の色素（メラノイジン）を生じる反応であり，その反応過程でさまざまな香気成分が生成される。醤油とみりんを混ぜたタレで漬け焼きしたときに生じる香りは，この反応によるものである。

（2）物理的要因

味や香りが「おいしさ」の化学的要因であるのに対し，食物のテクスチャー，温度，色，形，音などは物理的な刺激によって感知されるので物理的要因という。たとえば，舌ざわり・かみごたえなどの食感は，おいしさにかかわる要因で，とくに半固体・固体食品において重要であり，この物理的特性が食品のおいしさを決める。そのほか，食物の温度や色などもおいしさを左右する。

❶テクスチャー[*5]

食品のテクスチャーとは，口ざわり，舌ざわり，歯ざわり，かみごたえ，飲み込みやすさなどをいい，主として口腔内の触覚や圧覚によって感知される食品の物理的性質である。おいしさに関与する要因のうちテクスチャーは，おいしさに影響を与える割合が高い。たとえば，めん類のゆで加減，肉や魚の焼き具合，茶碗蒸しや卵豆腐の軟らかさ加減などは，そのでき具合がおいしさを大きく左右する。

*1 マスキング 巻末の重要語句解説「マスキング」参照。

*2 加熱による香り 巻末の重要語句解説「加熱香気」参照。

*3 アミノ・カルボニル反応 第3章第2節第2項「色素成分の調理操作による変化」，巻末の重要語句解説「アミノ・カルボニル反応」参照。

*4 カラメル化 第3章第2節第2項「加熱による砂糖の変化」，第3章第2節「表3－2－4」参照。

*5 テクスチャー 第3章第2節第1項「テクスチャー・レオロジーの調理操作による変化」参照。

第1章 調理学の基礎

表1−2−7　食物のおいしい温度

温かい食物（℃）		冷たい食物（℃）	
コーヒー	65〜73	水，冷茶，麦茶	8〜12
牛　乳	58〜64	コーヒー	6
みそ汁	60〜68	牛　乳	10〜15
スープ	60〜65	ジュース	10
しるこ	60〜65	サイダー	5
かけうどん	58〜70	ビール	10〜13
天ぷら	64〜65	アイスクリーム	−6

資料）木戸詔子，池田ひろ編『調理学 第2版』化学同人，p.5，2010を一部改変

❷温　度

　飲食物にはそれぞれ適温があり，その適温は喫食者の個人差や環境条件により異なるが，一般には「ヒトの体温±25〜30℃前後がおいしいと感じる温度」といわれている。表1−2−7に示すように，温かくして食べる飲食物は60〜65℃，冷たくして食べるものは5〜10℃が適温とされる。

❸外　観

　「料理は目で食べる」といわれるように，外観は食物の第一印象を決定し，喫食者に対しておいしさにかかわる先入観をもたせる。したがって，食品の色・形・大きさや料理の盛り付け方などの外観は，重要な要素である。また，食欲を刺激するなどの役割を果たし，食品の熟度・鮮度・そのほかの品質の判別に役立つ。

ａ．色

　食品は種々の天然色素を含み，特有の色を呈している。食品の色[*1]は，保存や調理の過程で酸化作用，pH，酵素作用，金属イオンなどによって変化する。とくに調理操作の過程では，しばしば褐変反応[*2]が起こる。食物の色に対する**嗜好性**は，地域，風土，民族，習慣，季節などに影響を受けるが，一般的には「赤，黄，オレンジなどの暖色系は食欲を増進させ，寒色系は減退させる傾向がある」といわれる。食物のおいしさは，食品単独の色でなく，ほかの食品や器との配色にも影響される。

ｂ．食物の形や盛り付け

　調理では，たとえば，めでたい雰囲気を表現するために，ニンジンを梅型に切ったり，飾りとして松葉を使用したりするなど，切り方や盛り付け方でさまざまな形がつくられる。美しく盛り付けられた料理は，見ただけでおいしそうに感じる。とくに日本料理では，盛り付けの際に空間を大切にし，季節感を出し，自然を演出すると嗜好性が高まる。

❹音

　食物のおいしさは，喫食者の記憶にある音から連想されることが多い。たとえば，たくあんやせんべいをかみ砕く音（咀嚼音）は，おいしさに影響する。また，天ぷらを揚げる音，肉を焼く音など調理の過程で発生する音は，食欲を増進させ，嗜好性を高める。

＊1　食品の色　第3章第2節「表3−2−12」参照。

＊2　褐変反応　第3章第2節第2項「色素成分の調理操作による変化」「図3−2−5」参照。

3）食べる人側の要因

　おいしさの感じ方は，食べる人の生理的な状態（年齢，健康状態，空（満）腹の度合い，食欲の有無など）や心理状態（喜怒哀楽の感情，ストレスの有無など）に大きく影響される。さらに，喫食環境[*1]や食習慣などの環境的な要因もおいしさの判断にかかわっている（図１－２－１参照）。

（1）生理的要因

　人の生理機能は，おいしさの感じ方に影響を与えている。たとえば，入院中に食べる病院給食は「おいしくない」という人が多い。この理由としては，薬による味覚の変化もあるが，食べる人の健康状態もある。一般的には健康状態のほか，年齢，摂食状態（食欲の有無や空腹の程度など），歯の状態，栄養素の欠乏などもおいしさの感じ方に影響を与える。

　学童期や思春期は基礎代謝量や生活活動量が大きく，何を食べてもおいしく感じることが多いが，高齢期では唾液や胃液の分泌量が減少し身体機能も衰え，食物に対する欲求も変化する。味蕾[*2]の数は，年齢とともに減少し味覚に影響を与えるという研究もあるが，個人差が大きいといわれる。そのほかの要因も加わり，おいしさの感じ方は加齢にともない変化する。

　食欲や空腹・満腹の状態は，食欲中枢[*3]に支配されているため，空腹時には摂食中枢が促進され，血糖値も低下し，甘い食物が苦手な人でも甘いものを，おいしく感じる場合がある。また，人は特定の栄養素が著しく欠乏した時その栄養素に対して要求が高まり，それを摂取した時おいしさを強く感じるといわれている。

（2）心理的要因

　おいしさの感じ方に影響を与える心理的要因として，喜怒哀楽の感情やストレスなどがある。たとえば，極度の緊張や怒り，不安を感じると，交感神経の働きが活性化され，胃の活動，胃酸や唾液の分泌が抑制される。すなわち，強いストレスがあると食欲は減退するので，ストレスはおいしさの判断にも影響を与える要因である。また，食事を一緒に食べる相手は，心理的影響が大きくおいしさの感じ方を変化させる。

（3）環境的要因

　おいしさの感じ方は，喫食場所の明るさ・温度・湿度・におい・音・景色・食卓の演出などに影響される。また，食習慣，宗教（食物禁忌[*4]），食文化，食情報などは，おいしさの評価の背景になりやすい。

❶自然環境，空間的環境

　寒い季節には温かい飲み物がおいしいと感じられ，逆に暑い季節には冷たい飲み物がおいしく感じられるなど，おいしさの感じ方は季節によって異なる。また，同じ料理でも食卓の演出（盛り付け，食器）・照明・音楽などでおいしさの判断が違ってくる。

❷社会環境

　おいしさの判断は，喫食者がもっている食情報に影響される。食情報には，異

＊1　喫食環境　第4章第1節第3項「食事環境」参照。

＊2　味蕾　第1章第2節第2項「味を感じるメカニズム」参照。

＊3　食欲中枢　間脳の視床下部にあり，食欲を支配する中枢。脂肪細胞から分泌されるレプチン，動静脈血のブドウ糖濃度，血中遊離脂肪酸濃度，グルカゴンやインスリン，消化管ホルモンが関係し食欲を調節している。

＊4　食物禁忌　たとえば，ヒンズー教では牛を聖なるものとして食べないし，イスラム教の戒律では豚を食べることは食物禁忌（タブー）になっている。

文化との交流により得られる情報，学習により得られる情報などがある。たとえば，濃い味を好む高齢者でも「塩分の過剰摂取は高血圧症に影響する」という情報を学習すると，塩分量の多いものを食べた場合に不安を感じ，おいしさの感じ方が変わる。また，個人的な食体験や**食嗜好**，その人が生まれ育った環境（時代・宗教・教育）なども，おいしさの評価に影響する。

4）嗜好性（おいしさ）の評価

　科学技術が発達した現在でもおいしさの評価の決め手は，食べる人の嗜好・感情・感覚・感性であるため，官能評価[*1]がもっとも優れており不可欠といえる。しかし，官能評価（**主観的評価**）は，パネルが心理的な影響を受けたり，個人差が出たり，再現性に問題を生じることがある。そこで，官能評価を補足し裏付けるために，**機器測定**（**客観的評価**）が利用される。すなわち，食物のおいしさを評価するためには，主観的評価法と客観的評価法を併用するのが望ましい。

（1）主観的評価法

　主観的評価の代表的なものが官能評価で，嗜好調査による評価もある。

❶官能評価

　官能評価は人の五感や感性に頼って，食物の特性を調べたり，人の嗜好などを調べたりする方法である。官能評価には，人の感覚をとおして製品（ここでは食物）の特性を評価する「**分析型官能評価**」と，製品（食物）に対する消費者の嗜好を評価する「**嗜好型官能評価**」がある。官能評価を実施する際は，両者の違いを理解し，科学的かつ適切に行うことが重要である。また，官能評価実施に先立ち，パネルに目的や方法などをよく説明し，これから行う官能評価についての理解を得ておく必要がある。

a．パネルの人数

　特定の目的のために選別された集団をパネル，その一人ひとりのことをパネリストという。分析型官能評価を実施する場合には，パネルに専門的知識が要求され，妥当で安定した評価基準を確立させるための訓練を行う必要がある。このように訓練されたパネルの場合，人数は5～20人程度でよいが，嗜好型官能評価の場合は，一般パネル[*2]または消費者パネルによる嗜好を問うための評価が行われるので，人数は最低30人必要である。

b．実施場所および実施時間

　分析型官能評価は，官能評価室のような専用設備がある部屋で行うのが基本であるが，官能評価室がない場合には明るさ，照明，換気などに配慮する必要がある。一方，嗜好型官能評価は，官能評価室で行う必要がないため，食堂などのようなリラックスできる場所で行うこともある。官能評価を実施する時間は，空腹時と満腹時を避け，午前10時または午後2時頃がよいとされる。

c．試料および評価用紙

　試料は再現性のある方法で調製し，パネリスト全員に同一条件の試料を提供することが重要であり，その特性により提供する温度・容器・量・方法などを考慮

*1　官能評価　JIS規格では「官能検査法」と定義されているが，おいしさの評価に対しては嗜好を優先するので，官能評価という用語がふさわしい。

*2　一般パネル　専門パネルと消費者パネルの中間的性質をもつ。

表1−2−8　官能評価の主な手法

目　的	手　法	特　徴
差の識別	2点識別法	2つの試料AとBをパネルに提示し，どちらが刺激（特性）をより強く感じるかを評価させる方法
	1対2点識別法	2つの試料AとBを識別するのに，AまたはBを1つ標準品Sとして提示して，別にAとBを提示して，どちらがSと同じかを選ばせる方法
	3点識別法	2つの試料を識別するために，どちらか一方を2個，他方を1個，合計3個をパネルに提示して，異なる1個を選ばせる方法
	1点識別法	2つの試料AとBの一方だけをランダムな順序でパネルに提示して，AかAでないかを回答させる方法
順位付け	順位法	3種以上の試料を提示して，特性の大きさや嗜好の順位をつけさせる方法
	一対比較法	異なる3種以上の試料から2つずつ組み合わせて，すべての組み合わせについて特性の強弱や嗜好程度を判断させ，各試料を相対的に比較させる方法
評点化	評点法	1つ以上の試料について，特性の強弱や嗜好の程度を点数によって評価させる方法
特性の描写	SD（semantic differential）法	試料の特性を5〜9段階で判定し，特性を描写して記録させる方法

資料）吉田勉監修『調理学』学文社，p.16，2013を一部改変

しなければならない。試料の提示は，記号効果[*1]，順序効果[*2]，位置効果[*3]を避けるため，パネリストごとにバランスをとり，ランダムにする必要がある。

　評価用紙の作成に際しては，評価の目的や評価する食物の特徴によって質問項目を選定し，項目数を適切にする必要がある。その理由は，質問項目が多すぎると，パネルが疲労し，正確な評価が得られないためである。

d．手法の選択

　官能評価の手法は，表1−2−8に示すように差の識別（比較して選ぶ），順位付け（順位をつける），評点化（評点をつける），特性の描写[*4]（特性を記述する）など種々用いられている。したがって，評価の目的・試料の種類や数・手間や費用などを考慮し，最適な手法を選択することが重要である。

❷嗜好調査による評価

　嗜好調査には，アンケート方式とインタビュー方式がある。アンケート方式は，多数の人の嗜好を調査したい場合に用いられ，調査用紙の作成，集計，統計学的解析を経て，結果が得られる。一方，インタビュー方式は，個々人に対して聞きとりを行うため，調査人数が限定される。また，調査用紙は記述形式を含むほうがよい。病院などで患者を対象に実施する嗜好調査は，ベッドサイドで行うことも多いので，インタビュー方式が適している。これらの調査で得られた評価結果は，対象者の食事計画に活用することが重要である。

（2）客観的評価法

　おいしさの客観的評価（機器測定による評価）には，化学的要因の測定，物理的要因の測定，組織の観察がある。食品産業の大部分では，機器測定による品質管理が行われている。

＊1　記号効果　試料につける記号から先入観をもち，評価に影響を与えること。

＊2　順序効果　試料を提示する順序が評価に影響すること。

＊3　位置効果　試料を提示する位置が評価に影響すること。

＊4　特性の描写　特性を記述する方法は記述法と呼ばれ，その代表としてSD法がある。

❶化学的要因の測定

ａ．呈味成分の測定

　食品の呈味成分は，水や唾液に溶けて味蕾に達するので水で抽出または水分の多い食品はそのまま測定する。有機酸，糖，核酸関連物質の測定には高速液体クロマトグラフィー，エキス成分の遊離アミノ酸にはアミノ酸分析計，ミネラルには原子吸光分光分析計が用いられる。簡易の測定機器としては，糖度を測る糖度計，塩分を測る塩分濃度計，酸味を測るpHメーター・pH試験紙があり，複合型の測定機器としては味覚センサー*1がある。また，市場に流通させる前の食品を破壊せずに測定する近赤外線成分分析計もある。

ｂ．香り成分の測定

　食品中の香り成分は揮発性で，分子量が300以下と小さい。香り成分の測定にはガスクロマトグラフィーなどが用いられ，定性または定量分析が行われる。

ｃ．水分の測定

　食品中の水分は，食感などと深くかかわっており，その測定法としては加熱乾燥法*2などがある。

❷物理的要因の測定

ａ．色の測定

　食品の色は，鮮度や熟度などを示し，おいしさにつながる重要な要素である。その色を客観的に表現する方法として，標準色票により標準色と対比させて記号で表現する方法（マンセル表色系）と，光学的に測定して表現する方法（ハンター表色系）がある。

ｂ．温度の測定

　食物の味やテクスチャーは温度に左右されることが多い。温度の測定には，接触型温度計や非接触型温度計が用いられる。接触型温度計として，液体温度計（アルコール・水銀），熱電対温度計などがある。非接触型温度計には，赤外線エネルギー量から温度を測定する放射温度計，表面温度の分析を色で示すサーモグラフィーなどがある。

ｃ．テクスチャー*3の測定

　テクスチャーは主観的に評価されることが多いが，機器を用いて硬さや粘性などを数値化し，客観的な評価とする測定も行われる。たとえば，食感を数値化する方法としては，圧力センサーを歯や口蓋にセットし咀嚼中の咀嚼力や口蓋圧を測定する方法，咀嚼中の咀嚼筋の活動を筋電位として測定し運動量として表す方法などがある。

❸組織の観察

　食品は，磨砕や加熱などの調理操作により，一般的に組織構造が変化する。微細な組織構造の変化を顕微鏡で拡大し視覚的に把握することによって，食品の物理的変化などを理論的に裏づけることができる。

ａ．光学顕微鏡による観察

　光学顕微鏡は，可視光線をあてて組織構造を観察するものであり，偏光顕微鏡

---

*1　味覚センサー　味細胞の生体膜を模し，膜の外側と内側で生じる電位差を利用し味覚を数値化したもので，5基本味のほかに渋み・こくなども測定できる。

*2　加熱乾燥法　古くから食品の水分測定に適用されている方法。

*3　テクスチャー　第1章第2節第2項「テクスチャー」，第3章第2節第1項「テクスチャー・レオロジーの調理操作による変化」参照。

や位相差顕微鏡などがある。

b．電子顕微鏡による観察

　野菜やゲル状食品の組織を観察するには，電子顕微鏡が必要である。調理や加工の際に物理的・化学的要因により組織的な変化が生じることや，さらに食味との関連性なども電子顕微鏡観察によって明らかにされている。

❸ 食事設計の実際

　食物の要素は，栄養素等の成分レベル，食品構成などの食品レベル，主食・主菜・副菜といった料理レベルに分類できる。さらに，食事レベルに展開していく際の基本的基準として，食生活指針*1（表1−3−1参照），食事摂取基準*2，食事バランスガイドなどが必要である。食生活指針では，わかりやすい言葉で望ましい食生活のポイントが提示されており，これを踏まえて献立作成*3を行うことが大切である。このように食生活指針は，定性的な言葉によるメッセージであるが，食事摂取基準は必要な栄養素を定量的に数値で示している点が特徴である。一方，食生活指針を具体的な行動に結びつけるものとして，厚生労働省と農林水産省は食事バランスガイドを公表した。これは，食事の望ましい組み合わせやおおよその量をわかりやすくコマのイラストで示したものである。

1 食生活指針からの提言

　わが国では，**生活習慣病**の増加，食生活の乱れによる栄養素摂取の偏り，食品ロス*4，食料自給率の低下*5などが問題となっている。これらの問題点に向けて，国民の健康維持・増進，QOL（生活の質）の向上，食料の安定供給などを目的として，2000（平成12）年に「健康づくりのための食生活指針」が提唱され，2016（平成28）年6月に内容が改定された（表1−3−1参照）。食生活指針は，健康な成人を対象として文部省（現文部科学省）・厚生省（現厚生労働省）・農林水産省が合同で策定したものである。栄養士などの専門家でなくても，食生

表1−3−1　食生活指針（2016年）

①食事を楽しみましょう
②1日の食事のリズムから，健やかな生活リズムを
③適度な運動とバランスのよい食事で，適正体重の維持を
④主食，主菜，副菜を基本に，食事のバランスを
⑤ごはんなどの穀類をしっかりと
⑥野菜・果物，牛乳・乳製品，豆類，魚なども組み合わせて
⑦食塩は控えめに，脂肪は質と量を考えて
⑧日本の食文化や地域の産物を活かし，郷土の味の継承を
⑨食料資源を大切に，無駄や廃棄の少ない食生活を
⑩「食」に関する理解を深め，食生活を見直してみましょう

資料）文部科学省，厚生労働省，農林水産省

第1章　調理学の基礎

*1　食生活指針
項目①と②はQOLの向上を目的とした項目，③〜⑦は栄養学の立場から健康生活をめざす項目，⑧と⑨は食文化や食料資源の立場からよりよい食生活をめざす項目，⑩は健康が個人で食べることから始まるという食習慣の項目。

*2　食事摂取基準
指標は，平均的な「1日当たりの摂取量」である。真の望ましい摂取量は個人により違いがあり，個人内でも変動するという考えから，摂取量は確率論的な考え方をベースに策定された。

*3　献立作成　第4章第1節第2項「献立作成の実際」参照。

*4　食品ロス　第1章第1節第3項「食事づくりと食料・環境問題」参照。

*5　食料自給率の低下　低下の原因として，米消費減少，畜産物・油脂類消費の増加に伴う原料や飼料の輸入，食の外部化による安価な外国原材料の需要増，水産資源枯渇による輸入依存，輸入自由化などが指摘される。

表１－３－２　食生活指針の項目④～⑦の要点

項目④	主食，主菜，副菜を基本に，食事のバランスを	・主食，主菜，副菜の組合せが食事構成の基本であることを示唆しており，食事バランスガイドの基本概念になるものである
項目⑤	ごはんなどの穀類をしっかりと	・ごはんなどの穀類は主食になる食品であり，穀類を充分に摂取することは，脂肪の過剰摂取を防ぎ，結果的にはPFC比を良好に保つことになる ・この項目は，生活習慣病予防のために重要であり，米が自給できる作物であるため食料の安定供給確保という点でも大切である
項目⑥	野菜・果物，牛乳・乳製品，豆類，魚なども組み合わせて	・これらの食品は，カルシウム・食物繊維の供給源として健康増進のために欠くことのできないものであり，具体的な食品が強調されているので実践しやすい ・日本人がもっとも不足しやすい栄養素であるカルシウムを多く含む食品が提示されている
項目⑦	食塩は控えめに，脂肪は質と量を考えて	・過剰摂取が問題となっている食塩を控えるよう提案されている ・脂肪については，食品に含まれる脂肪酸の種類が動物・植物・魚類で異なるため，質とバランスに注意するよう促されている

活をどうしたらよいかがわかり，食生活を幅広くとらえて「食料生産→流通→食事→健康」という流れになっている。また，この指針は10項目[*1]からなり，項目ごとにその実践のために取り組むべき具体的内容が定められている。このうち，食事設計や献立作成に直接かかわるのは項目④～⑦であり，④は料理レベル，⑤と⑥は食品レベル，⑦は栄養素レベルと，階層的にポイントが示されている（表１－３－２参照）。

2　食事摂取基準

　厚生労働省は，国民の健康を保持・増進し生活習慣病を予防するために「日本人の食事摂取基準」[*2]を公表し，5年ごとに改定を行っている。2020年度より使用されるものが「日本人の食事摂取基準（2020年版）」である。

　エネルギーの指標は，エネルギー摂取の過不足の回避が目的であるため，エネルギーの摂取量と消費量のバランス（エネルギー出納バランス）の維持を示すBMI[*3]が用いられた。エネルギー必要量については，個人差があるため，参考として推定エネルギー必要量が提示されている。

　栄養素の指標は，推定平均必要量[*4]，推奨量[*5]，目安量[*6]，耐容上限量[*7]，目標量[*8]から構成されている。このうち「推定平均必要量」と「推奨量」は，摂取不足の回避を目的とし，これらを推定できない場合「目安量」が設定されている。「耐容上限量」は過剰摂取による健康障害の回避を，「目標量」は生活習慣病の予防（発症，重症化）を目的としている。重症化予防を目的とした場合には区別して，目標量が設定されている。

*1　10項目「表１－３－１」参照。

*2　日本人の食事摂取基準　巻末の重要語句解説「食事摂取基準」参照。

*3　BMI body mass index 体格指数。

*4　推定平均必要量 estimated average requirement：EAR

*5　推奨量 recommended dietary allowance：RDA

*6　目安量 adequate intake：AI

*7　耐容上限量 tolerable upper intake level：UL

*8　目標量 tentative dietary goal for preventing life-style related diseases：DG

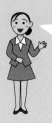

Column 食事摂取基準って何？？

わが国では，野菜摂取量の不足，若年者の欠食，高齢者の低栄養などが問題となっています。そのため，厚生労働省は，「健康で長生きするために，何をどれだけ食べたらよいか」の指標となる「日本人の食事摂取基準」を公表しているのです。これは科学的根拠に基づく1日に必要なエネルギー・栄養素の量であり，国民の健康の保持・増進，生活習慣病の発症予防および重症化予防が期待されています。

1）食事摂取基準の特徴・目的・対象

食事摂取基準（2020年版）の特徴は，生活習慣病の発症予防および重症化予防に加え，高齢者の低栄養予防・フレイル[*1]予防を視野に入れて策定されたことである。その際に高齢者の年齢区分が65～74歳と75歳以上に見直された。また，科学的根拠に基づく栄養政策の立案を推進するため，とくに目標量を設定している栄養素については，根拠レベルが記載された。

食事摂取基準は，基本的には健康な個人や集団を対象とした健康の保持・増進，生活習慣病の発症予防および重症化予防を目的としている。2020年版は，さらに高齢化の進展や糖尿病等有病者数の増加を踏まえ，高齢者の低栄養やフレイルの予防も追加された。そのため，食事摂取基準を適用する対象は，健康な個人や集団だけでなく，生活習慣病を有する者やフレイルを有する高齢者を含む。なお，治療を目的とした個人および集団の場合は，食事摂取基準の基本的な考えを基に，各種疾患ガイドライン等の栄養管理指針を用いることとされた。

2）食事設計における食事摂取基準活用の注意点

食事摂取基準の数値は「1日当たり」である。これは，習慣的な摂取量[*2]を1日当たりに換算したものであるため，短期間の基準ではなく，すぐに実現を要する基準でもない。数値の活用に際しては，①エネルギー・栄養素の摂取量評価に基づき食事計画を立案し（Plan），②計画を実施し（Do），③エネルギー・栄養素の摂取量が計画どおりであったかなどを評価・検証し（Check），④検証結果に基づき計画を改善する（Act）のPDCAサイクルが基本である。

食事設計で食事摂取基準を利用する場合は，個人・集団の健康状態や食事摂取状況，指標の特性などを総合的に把握する必要がある。併せて，食事摂取基準の数値は，算定に用いられた根拠レベルによって信頼度が異なることを知っておかなければならない。

対象とする食品は，日常摂取している食品と健康食品・サプリメントなどである。国民の健康に欠乏が影響する栄養素等としては，エネルギー・たんぱく質・不飽和脂肪酸・炭水化物・食物繊維・ビタミン類・カリウム・カルシウム・鉄などがあり，過剰が影響するものとしては，脂肪・飽和脂肪酸・コレステロール・

*1 フレイル 身体的機能や認知機能の低下がみられる状態。考え方として，
①健常状態と要介護状態の中間
②ハイリスク状態～重度障害状態を含む
があり，食事摂取基準（2020年版）では①が採用された。

*2 習慣的な摂取量 1か月間程度の摂取量。

糖質・ナトリウムがある。主な改定ポイントは，次のとおりである[*1]。

（1）高齢者の年齢が65〜74歳と75歳以上の2つに区分され，フレイル予防の観点から，たんぱく質の目標量が引き上げられた。

（2）生活習慣病発症予防の観点から，食塩の目標量が1日当たり男性7.5g未満，女性6.5g未満に引き下げられた。

（3）重症化予防を目的として，飽和脂肪酸の表の脚注にコレステロールが記載された。

（4）サプリメントの過剰摂取を考慮し，18歳以上のクロムの耐容上限量が1日当たり500μgと設定された。

＊1　厚生労働省主催「日本人の食事摂取基準（2020年版）」研修会（2019年10月19日）資料に基づく。

▷3　食事バランスガイド

　従来は食品群などを利用した食品構成[*2]によって栄養素レベル・食品レベルでの食事設計や食事評価が行われてきたが，日常の食卓に供されている料理や使用されている各食品の量を，喫食者が推し量ることは容易ではない。現代では，専門家が食事の栄養管理を行うだけでなく，個人が自身の適量を把握し，みずから食事を管理できることが**生活習慣病**予防の観点から重要である。このため，食事バランスガイド（図1-3-1参照）が2005（平成17）年に厚生労働省と農林水産省の共同で公表された。

＊2　食品構成　第4章第1節第1項「食品構成」参照。

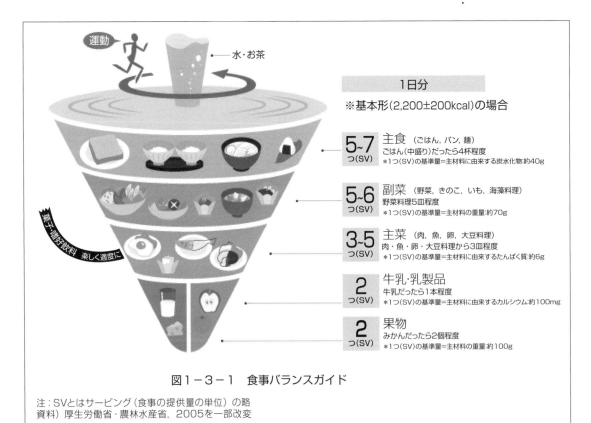

図1-3-1　食事バランスガイド

注：SVとはサービング（食事の提供量の単位）の略
資料）厚生労働省・農林水産省，2005を一部改変

食事バランスガイドは，健康な人が1日に「何を」「どれだけ」食べたらよいかの目安をコマのイラストでわかりやすく表現したものである。図1−3−1に示すように，コマ本体は1日分の適切な食事，コマの軸は人体に不可欠な水分を示している。また，伝統的な日本の食事形態を基本にして5項目の料理区分（主食，副菜，主菜，牛乳・乳製品，果物）が上部から下部へ摂取量の多い順に配置され，「何を」食べるべきかが提示されている。「どれだけ」食べるかという目安量については，重量ではなく，食卓でみる状態の「1つ（SV：サービング*1）」という新しい単位で示されている。菓子・嗜好飲料は，「楽しく適度に」ということでコマを回すための紐として表現されている。バランスがよいとコマは回り，バランスが崩れると倒れる。さらにコマの回転を運動に見立て，回転することでコマが安定するように，人も適度に運動することが欠かせないことを分かりやすく伝えている。

1) 食事バランスガイドの目的

食事バランスガイドは，食生活指針*2のメッセージを具体的な食行動に結びつけることを主な目的とし，1日に何をどれだけ食べればよいかがわかるように工夫されている。したがって，食品や栄養の専門知識が少ない人でも，自身の健康を維持するために栄養バランスのとれた1日分の食事を設計し，食事評価と食事改善を行うことができると期待されている。その際には，①規則的に食事をとる習慣を身につける，②味付けに注意する，③**食事環境***3をよくする，などを心がける必要がある。

2) 特徴と利用上の注意点

コマを構成しているのは，主食，副菜，主菜，牛乳・乳製品，果物の5項目の料理区分である。食事バランスガイドは，具体的な食事のあり方の指標にすることができるように，食品区分ではなく，食べる状態に近い料理区分となっているのが大きな特徴である。また，牛乳・乳製品が果物と同様に単独区分となっているのも特徴である。これは，日本人の食事では牛乳・乳製品を料理にとり入れる頻度が少ないので，日本人に不足しがちなカルシウムを充分に摂取するためである。

菓子・嗜好飲料は，食生活の楽しみとしてとらえ，その摂り方を考える必要があるため，「楽しく適度に」というメッセージをつけている。また，コマの本体に含めず，紐として表わし目安量を示していないのは，これらを多く摂りすぎると栄養バランスを崩すおそれがあり，十分な注意を要するためである。

食事バランスガイドを利用する際には，「何を」に当たる料理区分の理解と，「どれだけ」を示す量の理解が必要となる。図1−3−1に示すコマの基本形は，2,200±200kcal（1日分）の場合の摂取目安であり，ほとんどの女性と身体活動レベルの低い男性がこの図に記載されている量に該当する。

*1 SV SVはServingの略で，1サービングは各料理の1皿分の標準的な量。1日分の摂取目安量が「○つ（SV）」で表される。

*2 食生活指針 第1章第3節「表1−3−1」参照。

*3 食事環境 第1章第2節「図1−2−1」，第4章第1節第3項「食事環境」参照。

4 食品成分表の理解と活用

1 食品成分表の役割

　食事設計に際しては，文部科学省が公表している食品成分表と厚生労働省が公表している「日本人の食事摂取基準」を理解し，活用することが大切である。また，健康を維持・増進するのに必要な栄養素等を日常の食生活のなかで充分摂取するためには，喫食する食品にどのような栄養素がどれだけ含まれているかを知る必要がある。

　これらを数値で表したものが食品成分表であり，学校給食，病院給食等での活用をはじめ，国民の健康への関心の高まりとともに，一般家庭における日常生活面においても利用されている。

　また，行政面でも食事摂取基準の策定，国民健康・栄養調査等の各種調査，食料需給表の作成等の基礎資料として活用されている。

　さらに，教育・研究分野においても幅広く利用されており，近年は加工食品等への栄養成分表示の基礎データとしても利用されている。

　このように，食品成分表は，国民が日常摂取する食品の成分に関する基礎データを関係各方面の人びとに幅広く提供する役割を果たしている。

Column 食品成分表って何？？

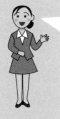

　正式名称は日本食品標準成分表です。私たちが日常摂取する食品の成分含量などが，可食部100 g当たりで示されています。わが国において食品成分表が初めて公表されたのは1950年で，その後も改訂が続けられています。2015年版（七訂）では収載食品数が増加され，調理方法も天ぷら・から揚げ等にまで拡大されました。さらに，たんぱく質・脂質・炭水化物の組成についての別冊も作成されました。加えて，食品成分表データベースが電子化され提供されていますので，活用してください（http://fooddb.mext.go.jp）。なお，2020年には八訂成分表が公表予定です。

2 食品成分表の構成と内容

食品成分表は，わが国において常用される食品の標準的な成分値を収載するもので，その成分値は品種等の要因によって変動する。加工品は原材料の配合割合や加工方法の相違等により製品の成分値に幅[*1]があり，調理食品は調理方法により成分値に差がでる。食品成分表では，これらの数値の変動要因を十分考慮し，分析値や文献値等をもとに標準的な成分値を定め，「1食品1標準成分値[*2]」が原則として収載されている。

1）収載食品

日本食品標準成分表2020年版（八訂）の収載食品数は，食品成分表2015年版より増加し，2,478食品となっている（表1-4-1参照）。これらは18群に分類され，植物性食品，動物性食品，加工食品の順に掲載されている。なお，食品成分表2015年版の「18 調理加工食品類」は，2020年版では「18 調理済み流通食品類」に名称を変更している。食品群は，それぞれ大分類，中分類，小分類，細分の4段階に配列されている（表1-4-2参照）。また，食品ごとに5桁の食品番号[*3]がつけられている。

一方，アミノ酸成分表2020年版に収載された食品数は1,953食品であり，脂肪酸成分表2020年版の収載食品数は1,921食品となっている。炭水化物成分表2020年版に収載された食品数は1,075食品，うち有機酸を収載している食品数は409食品である。これらの成分表における食品群の分類および配列は，日本食品標準成分表2020年版（八訂）に準じている。

*1 成分値の幅（一例）第3章第1節第1項「ヒジキ」参照。

*2 標準成分値 国内において年間を通じ普通に摂取する場合の全国的な平均値を表すという概念に基づき求められた値。

*3 食品番号 最初の2桁は食品群に，次の3桁は収載順位（小分類または細分）にあてられている。

表1-4-1 食品群別収載食品数

食品群	食品数
1 穀　類	205
2 いも及びでん粉	70
3 砂糖及び甘味類	30
4 豆　類	108
5 種実類	46
6 野菜類	401
7 果実類	183
8 きのこ類	55
9 藻　類	57
10 魚介類	453
11 肉　類	310
12 卵　類	23
13 乳　類	59
14 油脂類	34
15 菓子類	185
16 し好飲料類	61
17 調味料及び香辛料類	148
18 調理済み流通食品類	50
合　計	2,478

表1-4-2 食品の分類・配列・食品番号（一例）

食品番号	食品群	区　分	大分類	中分類	小分類	細　分
01002	穀　類 01	－ －	あ　わ －	－ －	精白粒 002	－ －
01020	穀　類 01	－ －	こむぎ －	[小麦粉] －	強力粉 －	1等 020
10332	魚介類 10	（かに類） －	がざみ －	－ －	生 332	－ －

表１－４－３　成分値の単位および表示方法

項　目	単　位	最小表示の位
廃棄率	%	1の位
エネルギー	kcal, kJ	1の位
水分, たんぱく質, 脂質, 炭水化物, 灰分	g	小数第1位
ナトリウム, カリウム, カルシウム, マグネシウム, リン	mg	1の位
鉄, 亜鉛	mg	小数第1位
銅, マンガン	mg	小数第2位
ヨウ素, セレン, クロム, モリブデン	μg	1の位
ビタミンA[*1]	μg	1の位
ビタミンD	μg	小数第1位
ビタミンE[*2]	mg	小数第1位
ビタミンK	μg	1の位
ビタミンB1, B2, B6, パントテン酸	mg	小数第2位
ナイアシン	mg	小数第1位
ビタミンB12, ビオチン	μg	小数第1位
葉酸	μg	1の位
ビタミンC	mg	1の位
脂肪酸（飽和, 一価不飽和, 多価不飽和）	g	小数第2位
コレステロール	mg	1の位
食物繊維（水溶性, 不溶性, 総量）, 食塩相当量, 備考欄	g	小数第1位

[*1]レチノール, α-カロテン, β-カロテン, β-クリプトキサンチン, β-カロテン当量, レチノール活性当量[*1]
[*2]α-トコフェロール, β-トコフェロール, γ-トコフェロール, δ-トコフェロール

表１－４－４　収載値記号の意味

記　号	意　味
0	最小記載量の1/10（ヨウ素, セレン, クロム, モリブデンは3/10, ビオチンは4/10, ただし, 追補2016年においては3/10）未満である[*1], または検出されなかった
Tr	微量（Tr=Traceの略, トレース）を意味し, 最小記載量の1/10以上, 5/10未満である
(数字)	（　）つきの成分値は, 類似食品の収載値から推計や計算により求められた値であり, 穀類・果実類・きのこ類の一部にある
(0)	推定値[*2]が0である
(Tr)	推定値[*2]がTr（微量）である
－	未測定である

[*1] 食塩相当量の0は, 算出値が最小記載量（0.1g）の5/10未満である。
[*2] 文献等により含まれていないと推定される成分については測定されていない場合が多いが, 何らかの数値を示して欲しいとの要望も強いため推定値として表示されている。

２）収載成分値

　食品成分表の各成分値は, 可食部[*2]100g当たりの数値で表示されている。その表示方法を表１－４－３に, 収載成分値の記号を表１－４－４に示す。廃棄率は原則として, 通常の食習慣において廃棄される部分を食品全体あるいは購入形態に対する重量の割合（%）で示され, 廃棄部位が備考欄に記載されている。

＊1　レチノール活性当量（Retinol activity equivalents：RAE）
　日本食品標準成分表2010では「レチノール当量」と表記されていたが, 日本人の食事摂取基準（2015年版）において「レチノール活性当量」と単位の名称変更があったので, 日本食品標準成分表2015年版（七訂）においても名称が変更された。

＊2　可食部　食品全体あるいは購入形態から廃棄部位を除いたもの。

3　食事設計における食品成分表の活用

1）収載食品の調理条件

　食品成分表には，調理された食品の成分値も収載され，その調理方法や調理による重量変化率が併記されている。調理に関しては，一般調理（小規模調理）が想定され，基本的な調理条件が定められた。調理に用いる器具はガラス製等とし，食品への無機質の影響がないように配慮されている。

　加熱調理は，「ゆで[*1]」「水煮[*2]」「炊き」「蒸し」「焼き」「油いため」「素揚げ」に加え，今回の改訂で「魚介類のフライとから揚げ」「肉類のとんかつとから揚げ」「さつまいも・なす・魚介類の天ぷら」「スイートコーンの電子レンジ調理」「にんじんのグラッセ」が新たに収載された。非加熱調理は，「水さらし」「水戻し」「塩漬」「ぬかみそ漬」が収載されている。また，市販されているそう菜類のうち，家庭や給食で常用されることの多いそう菜が収載された。

　通常は食品を調理するとき調味料を添加するが，収載食品の場合は，使用する調味料の種類や量を定めるのが難しかった。そのため，「マカロニ・スパゲッティのゆで」「にんじんのグラッセ」「塩漬」「ぬかみそ漬」以外は，調味料が添加されていない。

2）栄養価計算およびそのほかへの活用

　食品の調理に際しては，水さらしや加熱により，食品中の成分が溶出したり変化したりする。一方，調理に用いる水や油の吸着により，食品の重量が増減する。食品成分表に収載された調理食品の成分値は，調理前の食品の成分値との整合性が考慮され，原則として調理による成分変化率を求めて，これを調理前の成分値に乗じて算出されている。それゆえ，この調理食品の成分値を用いて栄養価計算を行うと，実際に摂取した栄養素量に近似した値を得ることができ，食事評価に役立つ。

　栄養価計算に当たっては，食品成分表に記載されている「調理した食品の成分値（可食部100ｇ当たり）」と「調理による重量変化率」，さらに「調理前の食品の可食部重量」が必要である。次式により計算すると，調理した食品全重量に対する成分量（栄養素摂取量）が算出される。

＜調理した食品の栄養素量の算出式＞

　調理した食品全重量に対する成分量（g）＝

　調理した食品の成分値(g/可食部100g) $\times \dfrac{\text{調理前の可食部重量(g)}}{100\ \text{(g)}} \times \dfrac{\text{重量変化率(\%)}}{100}$

　食事設計に際して食品材料購入量が必要となるが，これは「成分表に記載された廃棄率」と「調理前の可食部重量」を用いて算出できる。計算は次式により行

第1章　調理学の基礎

*1　ゆで　調理の下ごしらえとして行い，ゆで汁は廃棄する。和食の料理では，それぞれの野菜に応じゆでた後の処理を行っている。その処理も含めて食品成分表では「ゆで」とした。たとえば，未熟豆野菜及び果菜はゆでた後に湯切りを行い，葉茎野菜ではゆでて湯切りをした後に水冷し，手搾りを行っている。

*2　水煮　煮汁に調味料を加え，煮汁も料理の一部とする調理であるが，本成分表における分析にあたっては，煮汁に調味料を加えず，煮汁は廃棄している。

い，廃棄部を含めた原材料重量（食品材料購入量）が求められる。

<原材料重量（食品材料購入量）の算出式>

$$廃棄部を含めた原材料重量(g) = \frac{調理前の可食部重量(g) \times 100}{100 - 廃棄率(\%)}$$

3）食品成分表の利用における注意点

　食事設計などで食品成分表を利用する際には，次のような注意が必要である。

（1）栄養価を計算する場合，ビタミンAはレチノール活性当量，ビタミンEはα－トコフェロール，ナイアシンはナイアシン当量の数値をそれぞれ用いる。

（2）肉類については，種類，部位，脂身の有無などに留意する。牛肉および豚肉は原則として「脂身つき」「皮下脂肪なし」「赤肉」が収載され，部位によっては「脂身」が収載されている。

（3）野菜類や果実類については，食習慣などによって皮の利用や食べ方が異なるので，実態に合わせた食品成分表の活用が重要である。

（4）緑黄色野菜として取り扱うものは，生の状態で可食部100g当たりのカロテン（β–カロテン当量をさす）含量が600μg以上の野菜と，トマト，ピーマンなどのようにカロテン含量が600μg未満であっても摂取量や摂取頻度が多く，実際に有効なカロテン源となっている野菜である。

（5）生しいたけは，栽培方法別（原木栽培・菌床栽培）で収載されているが，ほとんどが菌床栽培品である。品質表示基準で栽培方法の表示が義務付けられているので，その表示に合わせて食品成分表を利用する。

（6）食品成分表2015年版（七訂）には，家庭や給食でよく食べられる市販のそう菜41種類が収載されている。各そう菜100g当たりのエネルギーおよび栄養素の平均値・最大値・最小値が記載されているので，これらの数値を参考にすることができる。

参考文献
・文部科学省　科学技術・学術審議会資源調査分科会編『日本食品標準成分表2015年版（七訂）』全国官報販売協同組合，2015

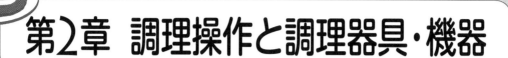

第2章 調理操作と調理器具・機器

学習のポイント

□調理操作の種類とその目的や特徴を理解する。

□調理過程で行われる非加熱調理操作および加熱調理操作の原理・要点を理解し，再現性のある調理操作ができるようになる。

□非加熱調理操作に使用される器具・機器についての知識を修得する。

□加熱調理操作の分類・種類・目的などについて学び，熱の伝わり方を理解し，効率的な加熱条件を設定できる。

□加熱機器の構造，加熱方法，調理に使われる熱源の特徴を理解する。

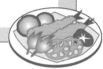

1 調理操作の分類

　一連の調理過程[*1]では，主となる操作以外にも，準備段階や下ごしらえにおける操作など種々の調理操作が行われる。この調理操作は，非加熱調理操作と加熱調理操作，調味操作に大別される（表2−1−1参照）。一般に，加熱調理操作は主操作となる場合が多いが，さしみやサラダのように非加熱調理操作だけでつくる料理もある。非加熱調理操作は，加熱調理操作の準備操作として用いられるほか，和え物などのように加熱後の仕上げに行われる操作もある。調味操作[*2]は，

＊1　調理過程　第1章第1節「図1−1−1」参照。

＊2　調味操作　詳細は第3章第3節第3項「調味料」参照。

表2−1−1　調理操作の分類と内容

分 類	操作の種類	具体例
非加熱調理操作	計量・計測	重量，体積，温度，時間，濃度を測定する
	洗浄	洗う
	浸漬	もどす，浸す
	切断	切る，きざむ，むく，削る
	粉砕・磨砕	おろす，する，つぶす
	ろ過・圧搾	裏ごしする，こす，絞る
	混合・撹拌・混ねつ	混ぜる，かき混ぜる，泡立てる，こねる，練る
	伸展・成形	伸ばす，包む，丸める，型に入れる
	冷却・冷蔵・冷凍	さます，冷やす，凍らせる
	解凍	もどす
加熱調理操作	湿式加熱	ゆでる，煮る，蒸す，炊く，加圧加熱
	乾式加熱	焼く，炒める，揚げる
	誘導加熱（電磁誘導加熱）	電磁調理器
	誘電加熱（マイクロ波誘電加熱）	電子レンジ
調味操作[*2]	調味	甘味をつける，塩味をつける，酸味をつける等

非加熱調理操作および加熱調理操作の各段階において随時行われ，食材が本来もっている味を生かしておいしく食べられるようにする操作である。

2 非加熱調理操作と非加熱用器具・機器 》

1 非加熱調理操作の原理・種類・特徴

1）計量・計測

　調理に科学性と再現性をもたせるための基本操作であり，食材や調味料の重量・体積，調理温度，加熱時間などを測定する。計量すると過不足や無駄が減り，つくる料理の再現性も高くなるため，初心者でも失敗が少なくなる。

　計測器としては，はかり・計量スプーン・計量カップ・温度計・タイマー・塩分濃度計などが使われ，調理機器にタイマーや温度表示がついているものもある。計量スプーンや計量カップは，はかり方で1杯の重量が変動するので，粉状・粒状食品は塊をなくしてから山盛りにすくい，すり切った状態で計る。その際，押さえたり，ゆすったりしないように注意する必要がある。液状食品は，計量スプーンなどの縁いっぱいに満たし動かしてこぼれない程度とする。計量に関しては，各食品の重量と体積の関係を理解しておくことが重要である。

2）洗　浄

　洗浄の主な目的は，衛生上の安全性を確保するために食品・食器・器具などから細菌・寄生虫・土・ほこり・農薬などの有害物や汚れを除去することである。水洗いが基本であるが，洗剤・食塩水・酢水・氷水を用いる時もある。洗い方は，振り洗いだけですむ場合と，こすり洗いが必要な場合がある。たとえば，葉菜類は振り洗い，根菜類・イモ類・果実類はこすり洗いした後に流水で洗うのがよい。

　沿岸に生息する海水魚は，腸炎ビブリオ[*1]による食中毒を予防するため，水道水（真水）で十分に水洗いをする必要がある。

　食器・器具の洗浄では，汚れの種類によって適切な洗浄方法を選ぶことが大切である。たとえば，油脂の汚れは紙などで拭き取った後，洗剤で洗うと洗剤の使用量が少なく，環境にやさしい洗い方となる。

3）浸　漬

　浸漬の目的は，乾物の吸水・膨潤，うま味成分の抽出，アク抜き，褐変防止，テクスチャーの変化，塩出し，臭み抜き，血抜き，砂出し，下味つけなど数多くある。

（1）乾物の吸水・膨潤

　乾物は調理前に浸漬し，吸水・膨潤させて用いる。吸水後の重量は，食品の種

＊1　腸炎ビブリオ
海水中に生息する好塩菌。海水温度が20℃以上になると大量に増殖する。塩分のない水道水中では死滅する。

類や戻し条件によって差があり，2〜10倍に増加する*1。吸水速度は一般に，水温が高いほど速いが，水戻し温度は，食品によって適正温度*2がある場合もある。カンピョウを戻す場合は，塩もみしてから浸漬すると吸水しやすくなる。

（2）うま味成分の抽出

食材のうま味成分を抽出したものをだし*3といい，日本料理の代表的な出し材料としてコンブ*4がある。コンブは水浸漬だけでも上品なうま味が抽出される。中国料理に用いられる干し貝柱や干しエビなども水に浸漬して，うま味成分を溶出する。

（3）アク抜き*5

食品に含まれる不味成分などを取り除くことをアク抜きという。この不味成分は，大部分が水溶性であるため，水に浸漬して溶出するのが一般的である。具体例としては，ウド・ゴボウ・レンコン・ナスを切った後などに水浸漬することがあげられる。アクの成分には不味成分だけでなく無機質（ミネラル）や風味成分も含まれており，長時間浸漬すると風味成分等まで除去されるので，浸漬時間に注意する必要がある。

（4）褐変防止

褐変とは，一般に調理や保存の際に酸化酵素が関与して起こる食品の色の変化（酵素的褐変*6）をさす。この食品の褐変は，酵素が水溶性であることや浸漬によって空気を遮断することを利用して，防止できる。たとえば，ジャガイモは切ってすぐ水に浸漬し，リンゴやモモは1％食塩水，レンコンは1〜3％の酢水に浸漬すると酵素反応が抑制されるため，褐変を防ぐことができる。

（5）テクスチャーの変化

野菜や果実の細胞膜は半透性であり，細胞内外の浸透圧を等しくするため水の移動が起こる。細胞外の浸透圧が低い場合には細胞内へ水が入ってくる。たとえば，生野菜を水に浸けると歯切れがよくなり，シャキッとなるのは，この現象による。逆に細胞外の浸透圧が高い場合には，細胞内の水が外へ出て脱水される。この例としてはキュウリの塩もみがあり，酢の物などの下処理として利用される。

（6）塩出し

塩蔵食品の塩分を抜くために浸漬を行うことであり，クラゲや数の子などの塩蔵品の塩抜きに際しては，浸漬水に少量の食塩を加えるとよい。これは**呼び塩**（迎え塩）といわれる手法で，水よりも塩水の方が食品との塩分濃度の差が小さいため，うま味成分の流出は少なくなる。

（7）臭み抜き・血抜き・砂出し・下味つけ

浸漬の手法は，臭み抜きや下味つけにも用いられ，たとえば，レバーを牛乳に漬けて臭み抜きをすることがある。これは，臭い成分が，牛乳たんぱく質のコロイド粒子に吸着される性質を利用した方法である。レバーは牛乳を利用する方法以外にも，冷水にさらすことによって血抜きをすると，臭みを抑えることができる。また，アサリなどの砂出しを行う際には，水ではなく約3％の食塩水に浸漬するのがよい。

*1 乾物の戻し倍率（重量変化）

食品名	重量変化
ダイズ	2倍
はるさめ	3倍
切干しダイコン	4〜5倍
干しシイタケ	4〜6倍
凍り豆腐	6〜7倍
カンピョウ	6〜7倍
干しワカメ	10倍

*2 適正温度 乾燥シイタケは，低温戻しの後に加熱すると，うま味成分が著増する（第3章第1節「図3−1−11」参照）。

*3 だし 第3章第3節第3項「だし」参照。

*4 コンブ 第3章第3節「表3−3−1」参照。

*5 アク抜き 第3章第2節第2項「アク成分の調理操作による除去」および「表3−2−14」参照。

*6 酵素的褐変 第3章第2節「図3−2−5」参照。

第2章 調理操作と調理器具・機器

4）切断（切る）・粉砕・磨砕

切断は，食品の不可食部を除き，形状や外観を整え，加熱しやすく，食べやすくするために行う操作で，切り方によって食感が異なるものもある。たとえば，野菜や肉類は繊維と平行に切ると歯ごたえが残り，繊維と直角に切ると軟らかな食感になる。

粉砕は炒った種実類を砕く操作であり，磨砕はさらに細かくすり鉢などですりつぶすことをいう。これらは，組織を破壊して，粒状や粉状，ペースト状にするための操作で，わさび・こしょう・山椒などは，辛味酵素が活性化して辛味が強くなり，食材の利点を引き出すことができる。

5）混合・攪拌・混ねつ・伸展

混ぜたり，かき混ぜたり，こねたり，伸ばしたりする操作は，単独で行うことより同時に行うことが多い。混合は，温度や味の均質化などを目的として，2種類以上の食品材料を合わせることで，酢の物や和え物，浸し物の操作に用いられる。攪拌は，混合より速い速度でかき混ぜる操作であり，妙め物などに用いられる。また，卵や生クリームで空気を含ませて泡立てるときにも用いられる。混ねつは粘弾性を増すためにこねる操作で，例としては団子やドウ*1をつくるときに用いられる。伸展は，混ねつしたドウにねかしや発酵を行い伸ばす操作であり，混ねつ後30分以上ねかしておくと伸展しやすくなる*2。

＊1 ドウ (dough)
第3章第1節第1項「ドウ」参照。

＊2 第3章第1節「図3－1－6」参照。

6）ろ過・圧搾・成形

ろ過や圧搾は，磨砕・混合・攪拌などと併用されることが多い。ろ過は，こし器や茶こし，ふるいなどを通すことであり，固体と液体，必要な部分と不必要な部分に分けたり，粉類をふるって空気を含ませたりすることができる。ほかにも，水気を切ったり，組織を壊しなめらかで食べやすくすることなどの効果がえられる。圧搾は，おにぎりなどのように食品に外部から圧力を加えて，成形（型や器具などを用いて形を整える操作）することに用いられる。

7）冷却・冷蔵・冷凍・解凍

冷却は，加熱したものを冷やすときや寄せ物*3をつくるときに利用する操作で，①室温に放置する，②送風する，③水で冷やす，④冷蔵庫に入れる，などの方法がある。とくに，寄せ物はゾル状のものをゲル化*4するために，冷却が重要な操作になる。ゼラチンゼリーや寒天ゼリーも同様である。また，加熱したものを適温に冷却することで色・味・香り・食感がよくなるのは，食品の酵素作用などが抑えられるためである。常温以下に冷却すると，微生物（細菌・カビなど）の増殖を抑制することができるため，保存性が向上する。

冷蔵（低温貯蔵）は，腐敗または品質劣化の防止・食中毒の予防を目的として，肉や魚の保存に利用される。冷蔵の定義は，食品が凍結しない程度の低温で保存

＊3 寄せ物 寒天やゼラチンなどを利用し，ほかの材料を混ぜ合わせて固める料理。

＊4 ゲル化 第3章第2節第1項「ゾルとゲル」参照。

することで，温度帯は－1～10℃付近である。冷蔵庫の温度は自動制御されているので，保存する食品によって適する温度帯の冷蔵室を利用できる[*1]。冷蔵のうち，食品が凍る寸前の低温（－1～0℃）で保存することを，チルド保存という。

冷凍は，食品を0℃以下で凍らせる操作で，冷蔵と同様に食品の保存や品質保持が目的である。冷蔵に比べて温度帯が低いため，食品を長く保存できる[*2]が，できるだけ早目に使用するのがよい。冷凍食品の温度に関しては，食品衛生法では冷凍食品の保存基準が－15℃以下，日本冷凍食品協会の冷凍食品自主的取扱基準が－18℃以下となっている。食品を冷凍する場合，図2－2－1に示すように，食品中の水分の大部分が氷結晶となる「**最大氷結晶生成帯（－1～－5℃）**」をできるだけ速く通過させることが重要である。「急速凍結」では最大氷結晶生成帯の通過時間が短いため，食品の組織が破壊されにくい。市販冷凍食品は，この急速凍結でつくられる。一方，「緩慢凍結」ではこの通過時間が長いため食品の組織内に大きな氷の結晶ができ，それが解凍時のドリップ[*3]となり食感が低下する。家庭用の冷凍庫で冷凍すると一般的には緩慢凍結になるが，最近の冷凍冷蔵庫では，急速凍結に近い冷凍機能をもった機種もある。ホームフリージングの際に，最大氷結晶生成帯の通過時間を短くする工夫として，①薄く均一に包装する，②空気を入れないように密閉する等がある。

解凍は，凍結した食品の氷結晶などを融解し，冷凍前の状態に戻す操作で，表2－2－1に示すように解凍速度の違いにより緩慢解凍と急速解凍がある。室温・流水中・冷蔵庫内でゆっくり解凍する緩慢解凍は，凍結したものを生鮮状態に戻すのに用いられることが多い。一方，急速解凍は，熱湯・蒸気・熱した油・電子レンジなどで解凍と調理が同時に行われる方法で，調理済み冷凍食品や冷凍野菜などに用いられる。この際，ドリップの流出を少なくするためには凍結状態のまま加熱する方がよい。

＊1　第2章第2節「図2－2－3」参照。

＊2　冷凍の場合，細菌やカビは増殖できないが，死滅しない。魚や肉を冷凍すると，冷凍焼け（巻末の重要語句解説「冷凍焼け」参照）の現象が起きる。

＊3　ドリップ　冷凍した食品を解凍するとき，食品中の水分が組織破壊などに伴い分離して流出する液汁のこと。

第2章　調理操作と調理器具・機器

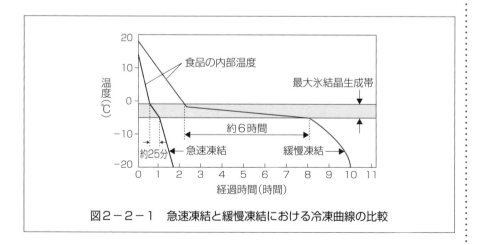

図2－2－1　急速凍結と緩慢凍結における冷凍曲線の比較

表2-2-1　解凍方法と使用例

解凍の種類	解凍方法	解凍温度	使用例
緩慢解凍	自然解凍	室温（常温）	生鮮食品（魚介，畜肉，野菜，果実），菓子等
	水中解凍	水温	
	低温解凍	冷蔵庫庫内温度（5℃以下）	
	氷水中解凍	0℃前後	生鮮食品（魚介，畜肉）
急速解凍	ボイル（煮熟）解凍	熱湯（80〜100℃）	真空包装のミートボール・酢豚・うなぎのかば焼き等，豆類，ロールキャベツ，野菜類，麺類等
	スチーム（蒸煮）解凍	水蒸気（80〜120℃）	シュウマイ，餃子，まんじゅう，茶碗蒸し，真空包装食品，野菜類等
	フライ解凍	加熱油（150〜180℃）	フライ，コロッケ，天ぷら，から揚げ，フレンチフライポテト等
	ホットプレート（鉄板）解凍	加熱鉄板（120〜300℃）	ハンバーグ，餃子，ピザ，ピラフ等
	オーブン解凍	加熱空気（150〜300℃）	グラタン，ピザ，ハンバーグ，ロースト品等
	電子レンジ解凍	マイクロ波	生鮮食品，煮熟食品，真空包装食品，野菜類，米飯類，調理食品

資料）（一社）日本冷凍食品協会『冷凍食品取扱マニュアル　基礎知識と解凍・調理のポイント』を改変

2　非加熱用器具

　最新技術の開発により非加熱調理操作用器具の種類や材質は多様化している。これらの器具を適切に，合理的に，安全に使用することで調理の仕上がり効果が高まるため，使用目的に合ったものを選択する必要がある。非加熱調理操作でよく用いられる器具を表2-2-2に示す。

表2-2-2　非加熱調理操作に用いる器具・機器

操作の種類	調理器具・機器
計量・計測	計量カップ，計量スプーン，すりきり，はかり（台ばかり，自動ばかり），温度計（アルコール温度計，熱電対温度計など），タイマー，塩分濃度計，糖度計
洗浄・浸漬・乾燥	洗い桶，水切りかご，ざる，たわし，スポンジ，ふきん，ボウル，バット，食器洗浄機，食器乾燥機
切断・削る	包丁，まな板，砥石，スライサー，ピーラー，調理バサミ，缶切り，卵きり，芯抜き，鰹節削り
粉砕・磨砕	おろし器（ステンレス，銅，竹，鮫皮，プラスチック），チーズおろし，ポテトマッシャー，フードプロセッサー，ミキサー，ジューサー，ミル，すり鉢，すりこ木
混合・撹拌	菜ばし，ヘラ類，ターナー（フライ返し），ゴムベラ，レードル，泡だて器，ハンドミキサー，シェーカー
成形	ライス型，すし枠，流し箱，菓子型，抜き型，すだれ，絞り袋・口金，めん棒，のし板，肉たたき
ろ過	裏ごし器，粉ふるい，万能こし器，味噌こし，シノア（スープこし），茶こし，ザーレン，油こし，コーヒードリッパー，フィルター
保存	密閉容器，ラップ，包装材料，温蔵庫，冷蔵庫，冷凍庫

1）包 丁

　包丁の種類は，和包丁，洋包丁および中華包丁に大別され，材質は鋼・ステンレス・セラミックなどがある。刃は片刃と両刃があり，片刃と両刃では押す力が同じでも包丁に加わる力は異なる。片刃では押し下げた力が一方向に集中するが，両刃では両側に均等に分散する（図2－2－2参照）。したがって，片刃は切れたものが刃から離れやすく，かつらむきや皮むきに適する。両刃は左右均等に力が加わるため，食品を垂直に切りやすく野菜などに適する。表2－2－3に示すように，包丁は用途や材質により多様な種類があるので，食品に応じて使い分ける必要がある。

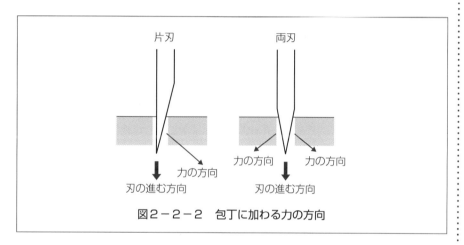

図2－2－2　包丁に加わる力の方向

表2－2－3　包丁の種類と特徴

種　類	和包丁		刺身包丁		三徳包丁	洋包丁				中華包丁
	菜きり包丁	出刃包丁	柳刃（関西）	蛸引（関東）	文化包丁（万能包丁）	牛刀	ペティナイフ	パンきりナイフ	冷凍用ナイフ	
形	（両刃）	（片刃）	（片刃）		（両刃）	（両刃）	（両刃）	（波形刃）	（のこぎり刃）	（両刃）
用途	主として野菜用	魚をさばいたり，硬いものを切る	刺身用		野菜,魚,肉など多目的使用,牛刀と菜きり包丁の長所を生かした折衷型	野菜,肉,魚など	牛刀の小型版,小さな材料の細工,果物など	パン用	冷凍食品用	強度が高く,頑丈,1本で何役もこなす

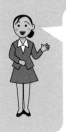

　和食器の皿は，大きさで大皿，中皿，小皿に分かれます。形は丸型が基本であり，角型，八角型，六角型，菊型，扇型，舟型などバラエティーに富みます。そのほかに大鉢，小鉢，椀，碗，猪口，蓋物などがあります。夫婦茶碗のように男性用と女性用に分かれているのは和食器だけです。材質も陶磁器，漆器，竹，ガラス，木など種類が豊富で，とくに漆器はJapanと呼ばれ海外でも広く知られています。漆器は，陶磁器に比べ熱伝導率が小さく保温性に優れている上，軽く，手になじみ，口当たりが優しいので，器を手に持って食べる日本人の食事様式に適しています。和食器は，料理を盛りつけた様子をイメージして選ぶことが大切です。

　洋食器は，サービス皿30cm，ディナー皿25〜27cm，ミート皿23cm，デザート皿21cm，ケーキ皿18cm，パン皿16cmと，大きさで何に使うかが決まっています。絵柄は同一デザインのものを用います。家庭ではディナー皿，デザート皿，スープ皿，ティー・コーヒー兼用カップ＆ソーサー（下図）をそろえると，さまざまな場面に対応できます。材質は陶磁器が多いですが，銀製やガラス製もあります。磁器のうちボーンチャイナと呼ばれるものは，イギリスで19世紀の初めに開発され，牛の骨を灰にして原料の中に入れて焼かれた乳白色の軟質磁器のことをさします。

　以上のように，和食器と洋食器には大きな違いがあります。それは，食物，生活習慣，環境，料理内容や食べ方，ナイフ・フォークと箸などの違いによります。

| ディナー皿 | デザート皿 | スープ皿 | ティー・コーヒー兼 |
| (27cm) | (21cm) | (19cm) | 用カップ＆ソーサー |

資料）食空間コーディネート協会 編『TALK　テーブルコーディネートテキスト』p.117，2003を改変

2）まな板

　材質は，木製・プラスチック製などがある。木製は，軟らかいので包丁傷が深くなるため表面を削る必要がある。それに対し，プラスチック製は比較的包丁傷がつきにくく，塩素系の漂白剤で殺菌することができる。近年は抗菌剤をポリエチレン[*1]に混ぜ込んだ抗菌まな板なども市販されている。中国料理では，厚みや重みのある円柱形のまな板が用いられる。

　まな板は**食中毒**の二次汚染の原因となりやすいので，洗浄・消毒など衛生面での注意が必要である。そのため，加熱済み食品用と未加熱食材の下ごしらえ用の区別，肉・魚用と野菜・果物用の区別などを工夫しなければならない。

＊1　ポリエチレン
プラスチック素材の中で最も原料価格が安く，加工しやすい素材の1つ。

3 冷蔵庫, 冷凍庫

　家庭用の冷凍冷蔵庫内は，図2－2－3に示すように，食品保存に適した温度帯に分かれており，冷凍室・パーシャル室・チルド室・冷蔵室・野菜室などがある。パーシャル室とチルド室は，新温度帯（－3～0℃）であり，これらを上手に利用することによって食品の鮮度が保持される。冷蔵庫の使用に際しては，扉の開閉により庫内の温度が変化することに注意し，低温でも増殖する**細菌**が存在することを念頭において冷蔵保存を過信しないことが大切である。

　冷凍冷蔵庫は，冷蔵・冷凍機能のみならず，食品の鮮度保持や解凍時のドリップ量の軽減などが各メーカーにより工夫されている。また，生鮮食品の品質低下を防ぐための急速冷凍（瞬間冷凍）機能が搭載されたり，省エネ設計が取り入れられたりして時代に即した技術開発が行われている。

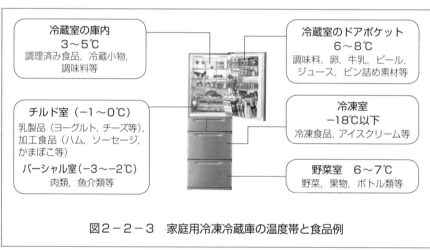

冷蔵室の庫内
3～5℃
調理済み食品，冷蔵小物，
調味料等

冷蔵室のドアポケット
6～8℃
調味料，卵，牛乳，ビール，
ジュース，ビン詰め素材等

チルド室（－1～0℃）
乳製品（ヨーグルト，チーズ等），
加工食品（ハム，ソーセージ，
かまぼこ等）

冷凍室
－18℃以下
冷凍食品，アイスクリーム等

パーシャル室（－3～－2℃）
肉類，魚介類等

野菜室　6～7℃
野菜，果物，ボトル類等

図2－2－3　家庭用冷凍冷蔵庫の温度帯と食品例

参考文献
・山崎清子他『NEW 調理と理論』同文書院，2012
・学校法人後藤学園，武蔵野調理師専門学校監修『包丁テクニック図解』大泉書店，pp.10-16，2006
・和田淑子，大越ひろ編著『三訂 健康・調理の科学』建帛社，pp.132-133，2013

3 加熱調理操作と加熱用器具・機器

1 加熱調理操作の原理

1）加熱の目的

　加熱は，調理における主要な調理操作である。その主な目的は，食品衛生上の安全性を高めること，食品をおいしく食べることのできる状態にすること，体内での消化吸収率を高めることである。

　食品の組織や成分は，加熱によって変化する。たとえば，でんぷんの**糊化**，たんぱく質の熱**変性**，結合組織や脂肪組織の軟化，脂肪の融解，水分の減少または増加，無機質（ミネラル）の減少，ビタミンの減少などがある。また，調味料や香辛料は，加熱により浸透・付与されやすくなり，食味が向上する。食品をおいしく調理するには，加熱の温度や時間，加熱方法などを適切にしなければならない。

2）熱の伝わり方と効率的な加熱条件

　熱の伝わり方には「対流伝熱」「伝導伝熱」「放射伝熱」の３種類がある。実際に食品へ熱が伝わるときには，これら３種類が組み合わされた状態で伝わることが多いが，どの伝熱法が主となるかは，加熱方法で異なる。効率よく加熱するためには，熱の伝わり方を理解し，加熱機器と受熱器具の種類，材質，大きさなどを適切に選択する必要がある。

（1）対流伝熱

　対流とは，流体（液体や気体）が部分的に加熱されると熱膨張して軽く（比重が小さく）なって上昇し，冷たい流体（比重の大きな低温部）がそのあとに流入する現象（**自然対流**）である。対流によって流体から個体（食品など）の表面に熱が伝わることを熱伝達といい，空気中や水中で食品が加熱されるのはこの熱伝達によるものである。熱伝達率[*1]は流体の性質や流れの状態で定まる値であり，水は気体より値が大きく熱を伝えやすい。また，同じ流体でも強制的に撹拌し流速を速くする（**強制対流**）と，さらに熱を伝えやすい。対流による伝熱は，ゆでる，煮る，揚げる，蒸す，オーブン加熱調理でみられる（図２－３－１参照）。

（2）伝導伝熱

　伝導とは，固体間で，または固体の内部や静止した液体・気体で高温部から低温部へ熱が伝わる現象である。熱伝導率[*2]は温度によって変わるほか，物質の種類によって変化する。たとえば，金属では非常に大きく，液体は金属より小さく，気体はさらに小さい。このように，熱伝導率は物質に固有の値という特徴がある。伝導伝熱とは，熱せられた鍋から，鍋に接触している食品へ熱が伝わり，熱せられた食品表面の熱が食品内部へと順次伝わる熱移動をいう。伝導による伝熱

*1　**熱伝達率**〔W/(m²・K)〕　気体は3〜29（自然対流）と10〜120（強制対流），水は120〜700（自然対流）と580〜1,200（強制対流）。

*2　**熱伝導率**〔W/(m・K)〕　熱の移動速度の指標。鉄（金属）は84，水（液体）は0.6，空気（気体）は0.0241。

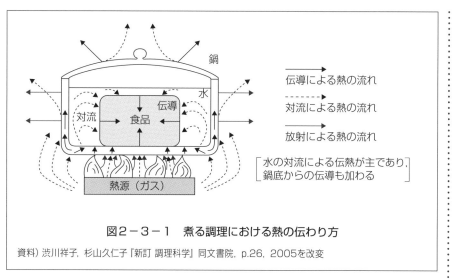

図2－3－1　煮る調理における熱の伝わり方

資料）渋川祥子，杉山久仁子『新訂 調理科学』同文書院，p.26，2005を改変

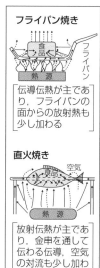

は，フライパンや鉄板で焼く，炒める，煎る調理などにみられる（側注の図参照）。食品内部は，ほとんどが伝導伝熱で，熱の伝わり方があまり速くないため，調理の際は食品外部を焦がし過ぎないように注意し，食品内部まで火を通す工夫が必要である。

（3）放射伝熱

　放射伝熱とは，熱源から放出される赤外線のエネルギーが，熱媒体を介することなく直接，食品に吸収され熱エネルギーに変化して伝わる現象である。赤外線は電磁波の一種であり，真空でも熱が伝わる。放射伝熱は，直火焼き（炭火）や自然対流式オーブンによる加熱で主にみられる（側注の図参照）。

❷　加熱調理操作の種類と特徴

　加熱調理操作は，表2－3－1に示すように湿式加熱（水を熱媒体として使用），

表2－3－1　加熱調理操作の分類

分　類	種　類	主な伝熱媒体	主な伝熱法	温度（℃）
湿式加熱	ゆでる	水	対流	100
	煮る	水	対流	100
	蒸す	水蒸気	対流（凝縮）	100, 85～90
	炊く	水・水蒸気	対流	100
	加圧加熱（圧力鍋）	水・水蒸気	対流	115～125
乾式加熱	焼く 　直火 　間接 　オーブン	空気 金属板など 空気・金属板など	放射 伝導 対流・伝導・放射	200～300 200～300 130～280
	炒める	油・金属板など	伝導	150～200
	揚げる	油	対流	120～200
電磁誘導加熱 （電磁調理器）	煮る・蒸す・焼く（間接）・揚げる	電磁調理器のコイルに高周波電流を流し，磁力線を発生させる→磁力線が鍋底を通るときに渦電流を発生させ，電流が流れる時の電気抵抗で鍋底自体が発熱する→食品が加熱される
誘電加熱 （電子レンジ）	煮る・蒸す・焼く	食品にマイクロ波を照射する→食品内部の分子が回転摩擦し，熱エネルギーとなる→食品の内部温度が上昇する→食品自体が発熱し加熱される

第2章　調理操作と調理器具・機器

乾式加熱（水を使用しない），電磁誘導加熱（電磁調理器を使用），誘電加熱（電子レンジを使用）に分類される。

1）湿式加熱

水や水蒸気を熱の媒体とする加熱方法であり，熱は主に対流によって食品に伝わる。加熱温度は100℃以下（圧力鍋を使用した場合は約120℃）である。

（1）ゆでる

食品を多量の水の中で加熱する調理操作である。そのまま食べる場合と料理の下処理として利用する場合があり，ゆで水は再利用しないことが多い。ゆでる操作は，細胞組織の軟化，アク*¹の除去，酵素作用の抑制，色をよくする，たんぱく質の熱変性，でんぷんの糊化，吸水，脱水，油抜きなど，さまざまな目的で利用される。ゆでる操作の分類を表2－3－2に示す。

＊1 アク 第3章第2節「表3－2－13」および「表3－2－14」参照。

＊2 焼きミョウバン
一般にミョウバンと呼ばれているのは，アルミニウムの硫酸塩とカリウム塩が結合して複塩をつくったカリウムアルミニウムミョウバンのこと。ミョウバンを約200℃に加熱し，結晶水を除いたものが焼きミョウバン。

表2－3－2　ゆでる操作の分類

分類	添加するもの	食品	主な目的
水から入れる場合	なし（水だけ）	イモ	煮崩れ防止
		ニンジン・ダイコンなどの根菜類	組織が硬く色の変化しないもので，軟化促進
		豆類	アズキ以外は浸漬後，ゆでて吸水促進
		殻つき卵	卵内外の温度差を少なくし，殻割れ防止
	食酢（0.5～3%）	レンコン・ゴボウなどの褐変する根菜類	褐変防止
	ぬか（10～20%），米のとぎ汁	皮付きタケノコ・ダイコンなどえぐ味のある根菜類	でんぷん粒子が付着し酸化を防止して白く茹で上げるぬか中の酵素（アミラーゼ・セルラーゼ）で軟化し，えぐみ除去
	焼きミョウバン*²（0.5%）	サツマイモ，クリ	アルミニウムイオンがペクチンの分解を抑制し，煮崩れ防止
沸騰してから入れる場合	なし（水だけ）	緑色野菜	加熱時間を短縮し，緑色保持
		魚，貝，肉	表面のたんぱく質を固め，うま味保持
		卵	早く熱凝固させる
		めん類	中心部まで早く加熱
	食塩（0.5～1%）	ホウレンソウなどの緑色野菜	ビタミンCの酸化を抑制
		サトイモ	糖たんぱくの一種であるぬめり成分の凝固を促進し，ぬめり除去
		魚，卵	たんぱく質の変性促進
		野菜	ペクチンの分解を促進し軟化
		パスタ類	こしのある茹で上がり
	食塩（1～2%）	ホウレンソウなどの緑色野菜	緑色保持
	酒，香辛料	魚，肉	生臭み除去，香り付与
	食酢（0.5～3%）	卵	たんぱく質の変性を促進し，卵白の散らばり防止
		レッドキャベツ，ビート	アントシアン色素の色出し
		カリフラワー	フラボノイド色素を含む野菜の色を白く仕上げる
		レンコン，ゴボウ	pH4付近でペクチンの分解を抑制し歯ざわりをよくする
	小麦粉（1%以上）	カリフラワー	うま味の溶出防止
	重曹（0.2～0.3%）	ワラビ・ヨモギ・フキ・ゼンマイなどの山菜	ペクチンが分解し組織が軟化，アクの除去促進クロロフィルがアルカリ性で安定したクロロフィリンとなり濃い緑色の保持
	焼きミョウバン（0.5%）	ナス	アルミニウムイオンと安定した錯塩を形成し色の保持

　ゆで方にはいろいろな方法があるが，たっぷりの湯を沸騰させてから食品を入れることが多い。多量の湯は，食品投入後の温度低下を小さくし，ゆで時間を短縮するため，食品成分の変化を少なくする効果がある。また，動物性食品では，表面のたんぱく質を早く固めることにより，うま味成分の溶出を抑えることができる。

　ゆで水は真水（まみず）を基本とするが，調理効果を高めるために食塩，食酢，重曹（じゅうそう）（炭酸水素ナトリウム），酒などを添加することがある。ゆでる際に，鍋に蓋をしないことが多いが，蓋をしないことで水蒸気とともに好ましくない成分を排除することができる。たとえば，緑色野菜をゆでる[*1]場合，野菜に含まれる有機酸を水蒸気とともに追い出すことにより，ゆで汁が酸性になって野菜が黄褐色になるのを防ぐことができる。また，肉やエビなどの動物性食品は，生臭いにおいを水蒸気とともに追い出すことができる。

　野菜に含まれる水溶性成分は，ゆでる操作により溶出しやすい（第3章第2節「表3-2-10」参照）。とくにアルカリ性では不安定となるため，重曹を用いる場合は，ビタミンやミネラルの溶出が大きくなることに注意しなければならない。ゆでた後，アク抜きが必要な野菜や加熱しすぎてはいけない食品は，冷水に放つ。めん類は水洗いし表面のでんぷんを除くが，スパゲティは水洗いしないなどの注意が必要である（第3章第1節第1項「めん類」参照）。

＊1　緑色野菜のゆで方　たっぷりの沸騰水に野菜を投入し，蓋をしない。ゆでた後すぐ冷水にとり変色を防ぐ（色止め）。長時間加熱したり，酸性に保つ（蓋をする）と，クロロフィルはフェオフィチンとなり，色が悪くなる（第3章第2節「図3-2-4」参照）。

> ゆでる操作の特徴（調理への対応）
> 　a．調理温度は100℃以下であり，ゆで水の**対流**により熱が伝わる。
> 　b．ゆで水に食品の水溶性成分が溶出する。

（2）煮　る

　だし汁や調味液の中で食品を加熱する調理操作であり，加熱と同時に調味できる。日本料理ではもっとも利用されている調理操作である。煮る操作の種類を表2-3-3に示す。

　煮えにくい食品や乾物類を煮る際は，比較的薄味の煮汁を多めに用い，加熱後も煮汁中に放置し十分に味を浸透させる。逆に煮えやすい食品や水分が多い野菜類は，煮汁を少なめにし，煮汁がほとんど残らないように煮あげる。この場合，

第2章　調理操作と調理器具・機器

表2-3-3　煮る操作の種類

種　類	調理前の煮汁量	方　法	調理後の煮汁量	食品および調理の例
含め煮	材料が十分浸る程度	煮崩れやすい材料の色や形を保ちながらゆっくり味を含ませる	適量残す	イモ類，凍り豆腐，豆類
煮込み	たっぷりの調味液	比較的大きく切った材料を用い，長時間じっくり煮る	適量残す	おでん，シチュー
煮浸し	材料が浸る程度	材料をさっと煮て，改めて煮汁に浸す	適量残す	青　菜
煮付け	材料の1/3〜1/4	調味料を煮立てた中で短時間煮る	少量残す	魚
煮しめ	材料の1/3〜1/4	主に野菜類を煮汁がなくなるまでゆっくり煮て味をつける	ほとんど残さない	根菜類
いり煮	少量の調味液	炒りつけながら水分を蒸発させて煮上げる	ほとんど残さない	おから
照り煮	少量の調味液	調味液に加熱した食品を加え，照りを出す	ほとんど残さない	ごまめ

煮汁に浸した部分と煮汁から出ている部分で味の浸透や熱の伝わり方に違いが生じる。そのため，均一に味が浸透し熱が伝わるように，食品の上下を返したり，落とし蓋*1・紙蓋を用いたり，調理の途中で煮汁をかけたりするなどの工夫が必要となる。

調味は，調味料を加えた煮汁の中に食材を入れる場合と，煮る途中で調味料を加える場合がある。凍り豆腐の煮物や魚の煮付けは前者，根菜類や豆類などの煮物は後者にすることが多い。途中で調味料を加える場合には，分子量が大きくて浸透しにくい砂糖は，分子量の小さい塩より先に加える。醤油や味噌など加熱によって風味が失われやすいものは，後で加えるなどの工夫が必要となる。また，食酢は，褐変防止や食感を目的として利用する場合は先に，味や風味付けとして利用する場合は後で加えるとよい。

材料の切り方は，料理の仕上がりに影響を与える。たとえば，小さく切ったり繊維に直角に切ったりすると，味の浸透はよいが煮崩れしやすく，水溶性成分の溶出も大きくなる。調味料が浸透しにくいものは乱切り，たづな切り*2，かくし包丁*3など表面積が広くなる切り方をするとよい。また，煮崩れ防止のために面取り*4をすることもある。

使用する鍋は，少量の煮汁で短時間に仕上げたい場合（煮魚など）は，食品が重ならないように，浅くて内径の大きい平鍋を用いる。多量の煮汁で長時間加熱する煮込み（シチューやおでんなど）には，熱容量の大きい厚い深鍋を用いる。また，硬い肉や豆類，根菜類を短時間で軟らかく煮るために，圧力鍋を用いると便利である。

煮る操作の特徴（調理への対応）

a．調理温度は100℃以上にならず，煮汁の**対流**により熱が伝わる。ただし，鍋に直接接触した部分は鍋からの**伝導**により熱を受ける。

b．食品の水溶性成分が煮汁へ溶出する。

c．加熱しながら調味ができる。

d．煮汁中の水分が蒸発し，煮汁の味は濃縮される。

e．煮汁から出ている部分は，蓋があると蒸気により蒸される。

（3）蒸 す

食品を水蒸気の中で加熱する調理操作である。水蒸気の対流と，水蒸気が冷たい食品に接触して水に戻る（凝縮*5）際に，食品表面で放出される凝縮熱*6（潜熱*7）によって食品を加熱する。蒸す操作の分類を表2−3−4に示す。

火力は蒸し器の水が沸騰するまでは強火とし，蒸気が十分に出てから食品を入れる。食品を入れると温度が下がるので，蒸し器内が100℃になるまでは強火にして，蒸し物が水っぽくなるのを防ぐ。再沸騰後は，強火のまま100℃を維持するか，中火にして100℃を維持するか，弱火にして蓋をずらし85〜90℃を維持するかなど，調理する食品に応じて火力を調節する必要がある。こわ飯は蒸す途中で振り水をして水分を補給し，好みの硬さに仕上げるとよい。

*1 落とし蓋 鍋の内径より小さい蓋を，材料の上に直接置いて用いる。煮汁に浸っていない部分も調味できるので味が均一になり，煮くずれを防止できる。

*2 たづな切り コンニャクの切り方の1つ。短冊に切り，中央に切り目を入れて，一方の端を切り目にくぐらせる。

*3 かくし包丁 目立たないように入れた切り込みのこと。形を損なわずに早く味をしみ込ませる。

*4 面取り 切った野菜（主に根菜類）の角を薄くそぎとり，なめらかにすること。煮崩れを防ぎ，形を美しく保つ。

*5 凝縮 気体が液体に変化する現象。

*6 凝縮熱 気体が液体になるときに放出する熱のこと。100℃の水蒸気（気体）は，100℃の水（液体）に変化する時，2.3kJ/g（539cal/g）の熱を放出。

*7 潜熱 物質の状態変化のためにのみ費やされる熱量のこと。気化熱（液体→気体），凝縮熱（気体→液体），融解熱（固体→液体），凝固熱（液体→固体）などがある。

表2−3−4 蒸す操作の分類

蒸す温度	方 法	食品および調理の例
100℃	強火を継続する	イモ類，野菜類，団子，もち，冷や飯，冷凍食品
	再沸騰後，中火にする	魚介類，肉類，蒸しカステラ，蒸しパン，まんじゅう
	振り水や霧吹きをし，水分を補給する	こわ飯，硬くなったパン・もち・冷や飯
85〜90℃	弱火にしたり，蓋をずらす	希釈卵液の調理（卵豆腐・茶碗蒸し・プディング）
		加熱により膨張しすぎるもの(山かけ蒸し・しんじょう蒸し)

蒸す操作の特徴（調理への対応）

a．調理温度は100℃以下で，水蒸気の**対流**と凝縮により食品を加熱する。

b．水中での加熱ではないため，食品の**うま味成分**や栄養成分は保持されやすいが，アクなどの不味成分を除去できない。

c．加熱中に調味ができない。

d．85〜90℃の調理（希釈卵液，膨張しすぎるもの）ができる。

e．静置した加熱のため食品の形が崩れにくく，成形したもの・膨化させるもの・容器に入れたものを加熱できる。

（4）炊 く

主に米の加熱調理[*1]時に使用される言葉である。水分約15％のうるち米に加水して，水分約60％の米飯に仕上げる。炊飯初期には水が十分あるが，途中で米粒に吸収され蒸発も起こるので，水分は減少し，蒸し煮の状態となる。でんぷんを十分に**糊化**させた後，米粒表面の水分を完全に吸収させ，ふっくらとしてべとつかない飯を炊き上げるには，「洗米→加水→浸漬→加熱→蒸らし」の過程が重要である。

*1 米の加熱調理
第3章第1節第1項「炊飯」参照。

（5）加圧加熱

水は，大気圧以上の圧力を加える（加圧）と沸点が上昇する。その性質を利用した調理器具が**圧力鍋**であり，食材を高温（約120℃）・高圧（2気圧）で調理するため，時間が短縮される。野菜類は細胞壁が早く破壊され，肉類の場合たんぱく質や繊維が早く分解される。加圧加熱は，硬い食品（乾燥豆類，玄米など）の調理に適しているが，加熱の途中で簡単に蓋を開けることができないのが短所である。

2）乾式加熱

空気や金属板，油を熱の媒体とする加熱方法である。熱の伝わり方は，**放射**で直接伝わる場合，フライパン・オーブン皿などの金属板から**伝導**で伝わる場合，油の**対流**で伝わる場合がある。乾式加熱は，湿式加熱に比べて調理温度が高温であるため，温度管理がとくに重要である。

（1）焼　く

　焼く操作は，表2－3－5に示すように直火焼きと間接焼きに大別される。直火焼きは，熱源からの**放射熱**で食品を直接加熱する最古の調理法である。赤外線や遠赤外線を多く放射する熱源は，放射熱が大きいため，遠赤外線の多い炭火は熱源として好まれる。また，焼き魚は「強火の遠火」で焼くのがよいといわれる。これは，強火によって，魚表面のたんぱく質を熱凝固させ，うま味を閉じ込めるとともに，環境温度を高め，鉄弓^{*1}を用いて遠火にすることで，表面の焦げ過ぎを調節し，魚内部まで火を通すためである。

　間接焼きは，熱源で加熱された媒体（鉄板，鍋など）からの**伝導熱**を利用する調理法であり，直火焼きに比べて軟らかな熱が伝わる。この場合，媒体に接触する食品部分の温度は高くなるが，上面からは熱を受けないため，食品を裏返す必要がある。また，蓋をすることによって内部に蒸気を充満させ，蒸し焼きにすることもできる。

　オーブンの場合は，オーブン庫内の壁からの**放射**，空気の**対流**，オーブン皿からの**伝導**による熱が組み合わさって加熱される。密閉された庫内で調理されるため，食品から蒸発した水分によって蒸し焼き状態となり，うま味が閉じ込められる。また，全方向から熱が加わるので食品を裏返す必要はない。そのため，軟らかい食品，大きな食品，型に入れて固める食品，膨化する食品などの調理に適し，利用範囲が広い。

＊1　鉄弓　焼き網や金串を支えるための鉄製の用具。熱源と食品の間に一定の距離（8～10cm）をつくる。コンロの上に置いて用いる。

┌─ 焼く操作の特徴（調理への対応）──────
│　a．焦げ色と特有の風味が付き，嗜好性は向上する。
│　b．ほかの加熱操作に比べ調理温度が高い。
│　c．食品表面と内部の温度差が大きいため，表面を適度に焦がし内部を必要
│　　　な温度まで加熱するための温度管理が難しい。
└──────────────────────────

表2－3－5　焼く操作の分類

分類	種　類	調理器具	食品および調理の例
直火焼き	串焼き	串	魚（塩焼き，つけやき），肉（バーベキュー，焼き鳥）
	網焼き	網	魚介類，肉，もち，せんべい
	機器焼き	グリル	焼き魚
		トースター	パン，もち，ミニグラタン
間接焼き	鍋焼き	フライパン	魚（ムニエル，照り焼き），肉，野菜，卵
		卵焼き器	卵
	鉄板焼き	鉄板，ホットプレート	お好み焼き，鉄板焼き（肉，エビ，貝，野菜），ホットケーキ，クレープ
		焼き型	ワッフル，たこ焼き，たい焼き
	ほうろく焼き	ほうろく	魚介類，ギンナン，キノコ
	石焼き	小石	サツマイモ，栗
	包み焼き	アルミホイル，硫酸紙，和紙	魚介類，キノコ
	機器焼き	オーブン	魚，肉（ローストチキン，ローストビーフ），グラタン，洋菓子，パン

（2）炒める

　少量の油脂で食品を加熱する調理操作であり，熱は主に媒体（中華鍋，フライパン，鉄板など）からの**伝導**で伝わる。油脂は，食品と媒体，食品相互の付着を防止するとともに，食品に油脂の風味を付ける。近年，樹脂で加工されたフライパンの使用が増え，油脂の使用量を減らした炒め調理も可能となった。

　炒め調理は，鍋底温度を常に高温に保ち短時間で炒める必要があるため，火力は強火を基本とする。鍋は空のまま十分に熱してから油脂を入れ，油脂を熱した後で材料を入れる。絶えず撹拌することで食品表面に熱が均一に伝わり，焦がさずに加熱することができる。鍋の材質は，熱伝導のよい鉄などが適しており，厚みがあって温度変化の少ないものがよい。油脂の適量は，水分の多い食品は3〜5％，油を吸収しやすい食品は7〜10％である。一度に炒める食品の分量は，食品を動かしやすく短時間に仕上げるため，鍋の1/2容量以下が望ましい。

> 炒める操作の特徴（調理への対応）
> 　a．高温短時間調理であるため，食品の色や味の変化，栄養成分の溶出が少ない。
> 　b．油脂の風味が加わるとともに，焦げ目を付けると焦げの風味も加わる。
> 　c．加熱中の調味が可能である。

（3）揚げる

　食品を多量の油脂の中で加熱する調理操作で，加熱中に食品の水分は減少し油脂が吸収される。揚げる操作の分類を表2−3−6に示す。揚げ物の調理温度は120〜200℃であり，120〜160℃は主に食品の予備加熱（油通し[*1]）に利用され，160〜200℃は仕上げ操作に利用される（油の温度の見わけ方[*2]）。適正調理温度は食品によって異なり，一般には170〜180℃が適温とされるが，表面の加熱だけでよいものは高温（190〜200℃）で短時間加熱する。でんぷん性食品は**糊化**の時間が必要なため，比較的低温で長時間加熱するが，たんぱく質性食品は高温で短時間加熱する場合が多い。ポテトチップスのように脱水を目的とするものは，長時間かかるため低温で揚げる必要がある。低温で揚げ操作を行う場合は油切れがわるいため，揚げ鍋から取り出す直前に高温にして，二度揚げ[*3]を行う。油は，比熱が小さく温度変化が大きいので，揚げ油の温度を一定に保つためには，火加減や一度に投入する食品量を考慮しなければならない。

　揚げ物に同じ油を繰り返し使用すると，油は劣化（酸化）して油切れがわるくなるため，からっと揚がりにくい。使用後の油は，熱いうちに漉し，光を通さない容器に入れて蓋をし，冷暗所に保管するのがよい。

＊1　油通し　120〜140℃の油の中をくぐらせる程度で取り出す。主に中国料理で炒め物の下処理として行う操作。

＊2　揚げ油の温度の見わけ方　小麦粉を倍量の水で溶き，熱した油中に一滴落とし，その様子で判断する。
a．150℃以下：底に着く。
b．150〜160℃：底に着いて浮き上がる。
c．170〜180℃：底まで沈まずに浮き上がる。
d．190℃以上：表面で広がる。

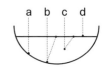

＊3　二度揚げ　中まで火を通すのに時間がかかる揚げ物を，二度に分けて揚げる方法。一度目は150〜160℃の低温で長時間，二度目は180〜190℃の高温で短時間揚げる。

表2-3-6 揚げる操作の分類

分 類		特 徴	食品および調理の例	適温（℃）	吸油率（%）
素揚げ		・食品に衣をつけずに揚げるため，水分の蒸発が多い	ポテトチップス （二度揚げ）	130～140 180	5～10
			青　菜	140～160	
			根菜類	160～170	
			ナス，シイタケ	180	
			クルトン	170～180	
			ドーナツ	160～170	
から揚げ		・でんぷんや小麦粉をまぶして揚げる ・からっとした歯ざわりと風味がある	魚の丸揚げ （二度揚げ）	140～150 180～190	6～8
			鶏骨なし	160～170	
			鶏骨付き （二度揚げ）	160 180～190	
衣揚げ	天ぷら	・水分の多い衣（小麦粉と卵水）を使用 ・内部の食品は蒸し煮状態 ・衣は水と油の交換が起こるため，からっとしたテクスチャーになる	魚介類	180～190	15～25
			根菜類	160～180	
			かき揚げ	180～190	
			青シソ，のり	140～150	
	フリッター	・泡立てた卵白を衣に混ぜた揚げ物なので，口当たりがよい ・材料は味の淡白なもの，軟らかいものが適する	白身魚，バナナ	160～170	15～25
	フライ	・水分の少ない衣（パン粉）を使用 ・焦げ色がつきやすいため短時間加熱に適する	肉類（カツレツ）	160～170	10～20
			魚介類	170～180	
			コロッケ	180～200	
	変わり揚げ	・粉と卵白をつけた後，はるさめ，道明寺粉，そうめん，ゴマなどを表面にまぶす	肉　類	180～190	はるさめ揚げは35，道明寺粉やそうめんは12～15
			魚介類	180～190	
			野菜類	180～190	

揚げる操作の特徴（調理への対応）

a．熱媒体が油脂であるため，使用温度範囲が120～200℃と広く，**対流**により熱が伝わる。

b．食品表面で脱水が起こって油が吸収され，油と水の交換が起こるため，油脂の風味が加わる。

c．高温短時間調理であり，栄養成分の溶出が少ない。

d．油の比熱[*1]は水の1/2（0.48cal/g・℃）と小さいため，適温を保持するのが難しい。

e．加熱中は調味できない。

*1 比熱 ある物質1gの温度を1℃高めるのに要する熱量のこと。水の比熱は1cal/g・℃。

3）誘導加熱（電磁誘導加熱）

　誘導加熱は**電磁調理器**を用いる加熱方法であり，熱の発生が鍋自体なので，熱効率は非常に高い。図2-3-2に示すように，加熱の原理は，磁力線に変換さ

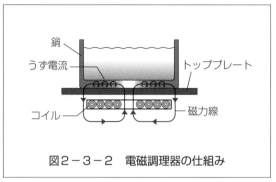

図2-3-2　電磁調理器の仕組み

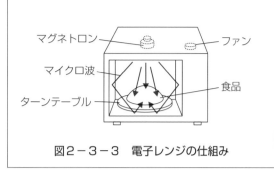

図2-3-3　電子レンジの仕組み

せた電気エネルギーで鍋底を発熱させ，鍋の中の食品・水・油が鍋底からの**伝導熱**で加熱される仕組みである。調理に際しては，使用する鍋の形状（底が平らなもの）と材質（鉄を含むもの）を選択しなければならない。

4）誘電加熱（マイクロ波誘電加熱）

　誘電加熱は，電子レンジを用いて食品にマイクロ波を照射し，食品自体を発熱させる加熱方法である。加熱の原理を図2-3-3に示す。その仕組みは以下の通りである。まず，電子レンジに内蔵されたマグネトロンという発振管からマイクロ波（周波数2,450MHzの超短波）が発生する。次に，マイクロ波が食品に入ると，食品中の水の分子が振動回転し，分子相互の摩擦が激しく起こる。このとき生じる**摩擦熱**によって，食品の内部温度が上昇し，食品自体が発熱して加熱される。

3　加熱用器具・機器

1）熱　源

（1）ガ　ス

　家庭で使用されるガスには，都市ガスとプロパンガス*[1]がある。都市ガスは地下に埋設されたガス管によって供給され，現在では天然ガスが95％以上使われている。天然ガスはメタンを主成分とし，不純物をほとんど含まないクリーンなエネルギーである。

　プロパンガスは，主に都市ガスの届かない地域で燃料として用いられている。天然ガスは空気より軽い（比重約0.65）が，プロパンガスは空気より重い（比重約1.5）ので，プロパンガスが漏れると下の方に滞留する。

（2）電　気

　電気は熱源としてだけでなく，冷蔵庫や各種調理機器のエネルギー源として広く利用されている。排気ガスが出ないためクリーンであり，温度調節などが簡単である。日本の家庭では主に100Vの電圧で使用されているが，近年大容量の電気を必要とする機器が増え，200Vの配線需要が高まっている。

*1　プロパンガス
プロパンを液化し，ガスボンベに詰めて供給される液化石油ガス（Liquefied Petroleum Gas）。頭文字をとってLPガス。

第2章　調理操作と調理器具・機器

電気を利用した加熱には，電気抵抗のジュール熱を用いる方法，電磁調理器のように**誘導加熱**を用いる方法，電子レンジのように**誘電加熱**を用いる方法の３種類がある。多くの加熱用器具には電気抵抗のジュール熱を用いた電気ヒーターが利用されている。その用いられ方はさまざまで，発熱体のニクロム線を金属パイプで覆ったシーズヒーターや，ガラス管に発熱体とハロゲンガスを封入したハロゲンヒーターなどがある。

電気ヒーターは放射熱が強く，オーブンやトースターなどの熱源としても使用されている。ヒーターによって加熱時に放射される赤外線の波長が異なり，遠赤外線領域の波長が多いと焦げ色は付きやすくなる。

２）加熱用器具・機器

（１）ガスコンロ

熱源をガスとし，五徳[*1]とバーナーからなり，ガスと空気を混合して燃焼させる。２口や３口のテーブルコンロが普及しており，グリルを備えているものが一般的である。ガスの炎は1,500〜2,000℃と高温になるが，放射熱が小さいので，グリルは放射熱を強くするように工夫されている。また，ガスコンロの熱効率は40〜50％である。

（２）電気コンロ

電気コンロに使用されるヒーターは，シーズヒーターを渦巻状に平板にしたタイプが一般的である。コンロ自体が発熱して伝導で鍋に熱を伝えるので，使用する鍋は，鍋底が平らなものが適している。電気コンロは炎が出ないため安全であるが，電圧100V用では出力が低く，温度の立ちあがりが遅い。

（３）電磁調理器（IHヒーター）[*2]

電気の**誘導加熱**を利用した機器で，電磁誘導加熱（Induction Heating）の頭文字をとって IHヒーターと呼ばれる。従来の電気コンロやガスコンロとは異なり，電磁調理器自体は発熱せず，鍋底を発熱させる。加熱の原理は，図２−３−２に示すようにトッププレートの下にコイルがあり，電流を流すと磁力線が発生する仕組みである。この磁力線が鍋底に誘導電流（うず電流）を起こし，その電流と鍋の抵抗により鍋底自体が発熱する。トッププレートに密着した部分だけが発熱するため，鍋の形状は平底でなければならない。電磁調理器は，発熱体が鍋底そのものであるため，熱効率が85〜90％と高い。

電磁調理器に使用できる鍋は，磁気を受けて電流の起こりやすい鉄を含む平底の鍋（鉄鍋，ホーロー鍋，ステンレス鍋）であり，土鍋の底に鉄を埋め込んだものなどもある。現在は，電磁調理器の開発がすすみ，アルミニウムや銅の鍋も使用できる機種があるが，加熱速度は劣るといわれている。

（４）電子レンジ[*3]

電気の**誘電加熱**を利用した機器で，庫内のマグネトロンからマイクロ波が照射され，食品中の水分子が激しく回転運動を起こす。このときに発生する水分子同士の**摩擦熱**によって，食品は内部から発熱し加熱される。食品の外から熱を伝えるほか

[*1] 五徳 火鉢や炉などで炭火の上に立て，鉄瓶ややかんなどを置く鉄製・陶製の道具。ガスコンロのバーナーの上に鍋などを置くための爪のついた枠も五徳という。

[*2] 図２−３−２および本文「誘導加熱（電磁誘導加熱）」参照。

[*3] 図２−３−３および本文「誘電加熱（マイクロ波誘電加熱）」参照。

表2−3−7　加熱方法の違いによるサツマイモの麦芽糖生成量の比較

実験番号	生ショ糖量(%)	電子レンジ加熱						蒸し加熱					
		皮むき			皮つき			皮むき			皮つき		
		重量(g)	加熱時間(分)	糖量(%)	重量(g)	加熱時間(分)	糖量(%)	重量(g)	加熱時間(分)	糖量(%)	重量(g)	加熱時間(分)	糖量(%)
1	3.66	91	2.0	6.93	217	3	8.53	109	25	11.09	263	40	15.81
2	3.47	173	3.0	8.99	223	3	10.33	155	33	12.17	237	37	13.67
平均	3.57			7.96			9.43			11.63			14.74

資料）平山静子，松元文子「調理科学」6，p.21，1973を改変

表2−3−8　異なる加熱方法でつくった苺ジャムの官能評価の比較

項　目 ＼ 加熱方法	電子レンジ加熱	電熱器加熱
香りの高さ	17.5**	2.5
色鮮やかさ	20***	0
粘度の強さ	2	18***
酸味の強さ	13.5	6.5
甘味の強さ	5	15*
全体として好ましい	17*	3

注：*は5％，**は1％，***は0.1％の危険率で有意差あり
資料）平山静子，松元文子「調理科学」6，p.21，1973を改変

の加熱方法とはまったく異なる加熱方法である。

　加熱むらの原因としては，食品によりマイクロ波の吸収効率が異なることや，塩分の高い部分がとくに吸収効率が高く，温度上昇が速くなることなどがあげられる。また，電子レンジによる加熱は，温度上昇が速く適さない食品もある。たとえば，サツマイモを加熱する場合，蒸し加熱に比べて電子レンジ加熱では甘味が少ない（表2−3−7参照）。これは，蒸し加熱では酵素が長時間働いて麦芽糖を生成するのに対し，電子レンジ加熱では温度上昇速度が速いために酵素の失活が早く，麦芽糖の生成が少ないことによる。この生成される麦芽糖量の違いで，引き出される甘味も異なる。逆に，ジャムをつくる場合は，温度上昇が速い電子レンジ加熱を利用すると，酵素が早く失活するのできれいな色に仕上がる（表2−3−8参照）。

　電子レンジに使用できる器は，**マイクロ波を透過する**ガラスやプラスチック，陶器，紙などである。金属容器やアルミ箔は，マイクロ波を反射するため内部の食品が発熱しないので，電子レンジに使用できない。また，木製の器や漆器は，マイクロ波を吸収して高温になるため使用できない。

表2－3－9　鍋類の材質と特徴

	材　質	熱伝導率（W/m・K）*1	特　徴
金属	銅	398	・熱伝導が非常によい ・重くて緑青（さび）が発生しやすい
	アルミニウム	237	・熱伝導がよく，軽くて加工性に富む ・酸やアルカリに弱いため，酢や強い塩分の料理には使用しない （アルミニウムを酸化被膜で表面加工したアルマイトがある）
	鉄	80.3	・熱伝導がよい ・重くてさびやすい
	ステンレス	27.0	・熱伝導がわるく，焦げ付きやすい （熱伝導率の高いアルミニウムなどを挟んだ多層鍋がある）
セラミック	パイレックス （耐熱ガラス）	1.1	・熱伝導がわるく，保温性がある ・耐熱性（490℃）があり，衝撃に強い
	陶磁器	1.0～1.6	・熱伝導がわるく，保温性がよい ・衝撃に弱く，割れやすい
表面加工	ホーロー	78.7	・熱伝導がわるく，保温性があるため煮込み料理に適する ・酸やアルカリに強いが，衝撃に弱い
	フッ素系樹脂	－	・油なしでも焦げ付きにくい ・耐熱温度が低いため空焼きしてはいけない

*1 ホーロー以外は27℃の値。単位は「ワット毎メートル毎ケルビン」。

電子レンジ加熱の特徴（調理への対応）

a．食品自体が発熱するため熱効率がよく，ほかの加熱方法に比べて温度上昇速度が速い。

b．短時間加熱のため，栄養成分の溶出が少ない。

c．食品の水分が蒸発しやすく重量減少が大きいので，ラップフィルムで覆うなど蒸発を防ぐ工夫が必要である。

d．食品の量と加熱時間はほぼ比例し，量が多いと時間がかかる。

e．食品成分によって温度上昇速度が異なったり，マイクロ波の照射にむらがあったりするので，加熱むらができやすい。とくに，冷凍食品の解凍では，加熱むらができやすい。

f．表面に焦げ目が付かない。

g．器に入れたままの加熱が可能である。

（5）オーブン

　オーブンは，基本的には密閉空間を熱源で加熱し，高温の空気の中で食品を加熱する機器である。熱源はガスや電気で，**自然対流式**と**強制対流式（コンベクションオーブン）**がある。自然対流式オーブンは，熱せられた空気が自然対流することによって加熱する構造であり，温度むらが生じやすい。一方，強制対流式オーブンは，ファンで強制的に熱い空気を循環させるので，庫内の温度上昇が速く，温度むらも少ない。また，予熱の必要もないため，調理時間が短縮できる長所がある。

　近年，オーブン機能（加熱装置）に過熱水蒸気*1の噴出機能（蒸気発生装置）

*1　過熱水蒸気
100℃以上に加熱した水蒸気をさす。水蒸気は温度が100℃以上になる性質がある（水を沸騰させた時の水蒸気は100℃であるが，さらに水蒸気の分子を高速で摩擦すると100℃を超える）。

を追加搭載したスチームコンベクションオーブン*1が開発され，過熱水蒸気調理が可能となった。これは，オーブン加熱とスチーム加熱を組み合わせた調理方法で，高温の過熱水蒸気を利用するのが特徴である。この調理は，高温で加熱するため短時間で調理ができ，ヘルシーな料理をつくるのに適している。たとえば，焼き物の場合は，過熱水蒸気が食品表面で凝結して水になり食品の塩分や余分な油を取り除くので，減塩で低エネルギーの料理になる。同様に，鶏のから揚げなどは，油を使用せずに，食品自体に含まれる脂質で調理するため，エネルギーを減らすことができる。

（6）鍋　類

　鍋は，大きさや形状のほかに熱源や材質（表2－3－9参照）を考慮し，調理の目的に合った適切なものを選ぶ必要がある。熱伝導は銅がもっともよく，次によいのはアルミニウムである。ステンレスは熱伝導がわるく，鍋底の温度が均一になりにくい。陶磁器やホーロー*2は，熱伝導はわるいが保温性があり，弱火加熱では鍋底温度が均一になるので，調理に合わせて利用するのがよい。

　また，圧力鍋（表2－3－1および本文「加圧加熱」参照）や保温鍋などの特殊な鍋もある。圧力鍋は，鍋に蓋を密着させることで圧力をかけ，沸点を高くするので，硬い食品や煮えにくい食品（結合組織の多い肉，魚の骨，乾燥豆類，玄米など）の調理に適する。保温鍋は，二重構造で保温性を高め，短時間加熱後の余熱を利用した鍋である。エネルギーが節約され，煮崩れが少なく味のしみ込みもよいので，煮込み料理などに用いられる。

4　新調理システム

　集団給食施設やレストラン等では，大量の食材を調理*3するため作業工程に時間を要する。したがって，衛生管理や料理の品質低下を防ぐことが重要であり，新調理システムが注目されている。新調理システムは，従来の調理方式（クックサーブ*4）に加え，クックチルシステム，クックフリーズシステム，真空調理，外部加工品の活用を組み合わせ，システム化した集中生産方式である。新調理システムでは，おいしさと衛生的安全性を高めるためにT-T管理*5が必要である。

1）クックチルシステム

　クックチルシステムは，加熱調理（クック）した料理を急速に冷却（チル）して冷蔵保存し，提供時に再加熱を行う調理システムである。これは，1968年にスウェーデンで開発されたもので，加熱調理後に微生物の増殖を抑制するため急速な冷却を行い，冷蔵しておくのが特徴である。冷却の方法は2つあり，その違いによってブラストチラー*6方式とタンブルチラー*7方式に分類される（図2－3－4参照）。

（1）ブラストチラー方式

　加熱調理を行った料理に，ブラストチラーで冷却空気を吹きつけて急速冷却し，

*1 スチームコンベクションオーブン (steam convection oven) スチコンと略される。オーブンの一種で，スチーム（水蒸気）と熱風で調理を行う多機能加熱調理機器。過熱水蒸気は熱容量が大きいため熱の回りがよく，焼きムラも少ない。そのため大量調理に向く。湿度が高いので，食材から水分が抜けて縮んだり，表面が乾いたりしない。

*2 ホーロー 巻末の重要語句解説「ホーロー」参照。

*3 第1章第1節第2項「少量調理と大量調理」参照。

*4 クックサーブ 調理してすぐに提供することを前提とした調理方法。

*5 T-T管理 食品の安全性を含めた調理のマニュアル化のために，加熱調理を温度（Temperature）と時間（Time）に分けてデータ化し，管理する方法。

*6 ブラストチラー (blast chiller) 空冷急速冷却機。

*7 タンブルチラー (tumble chiller) 水冷急速冷却機。

第2章　調理操作と調理器具・機器

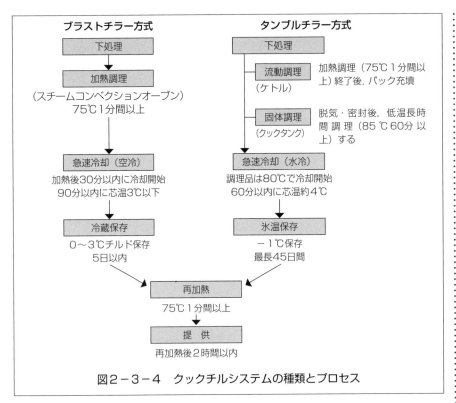

図2-3-4 クックチルシステムの種類とプロセス

チルド保存する方法である。これはパック充填されていない状態で空冷するため，保存期間は製造日と提供日を含めて5日間である。保存には，深さの浅いホテルパン*1などを使用することが多い。この方式は，焼き物・蒸し物料理に適している。

(2) タンブルチラー方式

タンブルチラー方式は図2-3-4に示すように，流動調理*2と固体調理で作業工程が異なる。シチューやスープ類は流動調理なので，まず専用のスチームケトルで加熱調理した後，ポンプを用いてパック充填する。次に，タンブルチラー（0～-1℃の冷却水）で急速冷却する。一方，肉・魚・野菜などは固体調理なので，下処理したものをパックして専用のタンクで低温加熱し，タンブルチラーで急速冷却する。この方式は，冷却効率が高く，加熱後の料理に直接触れることがないため，氷温冷蔵庫で20～45日間保存できる。

2) 真空調理

真空調理とは，熱伝導をよくするために包装内を真空にし，食材を低温で加熱する調理方法である。1974年にフランスで，フォアグラの加工に脂肪分の歩留まりをよくし，おいしさを保つために開発された。真空調理は，食材を生のまま，あるいは下処理をして調味液とともに真空包装し，T-T管理ができる加熱機器で袋のまま低温加熱する。加熱にはスチームコンベクションオーブンや湯せん器が用いられ，加熱温度は58～95℃*3である。

食肉のたんぱく質は，一般に60℃付近から凝固しはじめ68～70℃で肉繊維の

*1 ホテルパン 食材や料理を入れる容器（フードパン）のこと。ステンレスなどの素材からできており，加熱調理や料理の移動に使用される。

*2 流動調理 カレー・シチュー・牛丼などは，固形物の大きさを直径1インチ以下にすることで液状食品として扱う。

*3 95℃を超えると真空フィルム内の水分が蒸気となって袋を膨張させるため危険である。

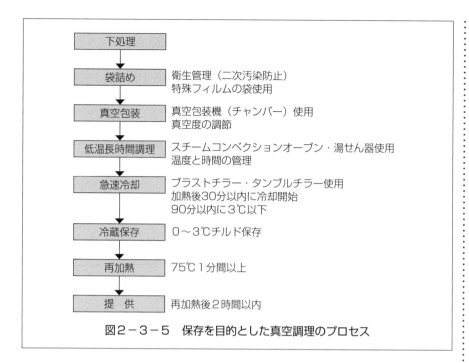

図2−3−5　保存を目的とした真空調理のプロセス

変性が起こり，保水性が失われてパサパサになる。しかし，真空調理は，この保水性が失われる直前の低い温度帯で調理するため，組織の過度の収縮がなく，肉類や魚介類はジューシーで軟らかな仕上がりとなる。また，真空パックの中で空気に触れず調理するので熱伝導がよく，食品本来の風味やうま味を逃がさず，均一に調理ができ，栄養価の損失も少ない。さらに，パック充填されているため衛生的であり，食品添加物（酸化防止剤）を使わずに保存できるなどの利点がある。保存を目的とした真空調理のプロセスを図2−3−5に示す。

参考文献
・吉田惠子，綾部園子編著『調理の科学』理工図書，2012
・和田淑子，大越ひろ編著『三訂 健康・調理の科学』建帛社，2013
・日本フードスペシャリスト協会編『調理学』建帛社，2015
・木戸詔子，池田ひろ編著『調理学 第3版』化学同人，2016

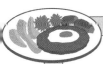

第3章 調理操作と栄養

学習の ポイント

□調理の過程で，加熱，pHの変化，食品自体に含まれる酵素により，たんぱく質などの高分子成分が低分子化される。これは，おいしくするためだけでなく，栄養効果も高いことを理解する。

□調理操作による食材の栄養成分および組織・物性がどのように変化するのかについて学び，対象者に適した栄養特性や嗜好性，形状を有する調理ができる。

□食品中の炭水化物やたんぱく質は，体内で消化され，単糖類やアミノ酸のような低分子成分となって吸収されることを理解する。さらに，単糖類やアミノ酸は，甘味やうま味などの呈味成分であることも理解する。

□調理操作により変化する成分抽出素材などの栄養や機能性について学び理解を深める。

□だし・代表的な調味料・香辛料の特徴と栄養学的・機能的利点について学ぶ。

1 食品の特徴に応じた調理の特性

1 植物性食品の成分特性・栄養特性・調理特性

　植物性食品は，エネルギー源となるだけでなく，身体の調子を整えるビタミン・ミネラル類などの微量栄養素，食物繊維の主要な供給源である。一次機能[*1]，二次機能[*2]，三次機能[*3]を有し，とくに注目されているのが，三次機能にかかわるがん・動脈硬化・高血圧などの**生活習慣病**の予防や，抗酸化作用[*4]などの老化抑制に働く成分である。

　植物性食品の特徴は，葉・茎・根・種子・果実などが可食部となり，細胞壁[*5]をもつことである。この細胞壁はセルロース・リグニン・ペクチンなどから構成され，二重構造になっている。なかでも，野菜類や果実類は水分含量が非常に多いが，その組織は硬い。これは，組織が細胞壁で区画された細胞からできているためで，細胞壁の特性が，調理操作や食感に影響を与える。たとえば，加熱により細胞壁が軟化し，細胞壁成分のペクチン質が煮汁中に溶出するので細胞間の結合力が失われ，細胞中に含まれるでんぷん質は糊化膨潤する（図3－1－1参照）。細胞壁の構造が壊れるとビタミン・ミネラル類などが煮汁中に流出するので，調理の際は，細胞壁の特性を考慮し，食品素材に応じた調理操作を行う必要がある。

*1　一次機能　栄養供給源としての機能（第1章第1節「図1－1－2」および側注参照）。

*2　二次機能　嗜好性としての機能（第1章第1節「図1－1－2」および側注参照）。

*3　三次機能　健康維持・増進にかかわる生体調節に関する機能（第1章第1節「図1－1－2」および側注参照）。

*4　抗酸化作用　生理活性の1つで生体内の余剰な活性酸素を取り除き，生活習慣病予防や老化抑制に寄与する作用。

*5　細胞壁　「図3－1－1」および巻末の重要語句解説「セルロース」参照。

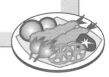

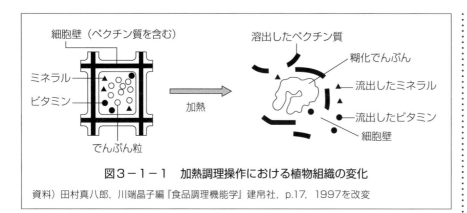

図3-1-1　加熱調理操作における植物組織の変化

資料）田村真八郎，川端晶子編『食品調理機能学』建帛社，p.17，1997を改変

1）穀　類

　穀類は植物の種子を食用としたもので，主成分はでんぷんである。なかでも米[*1]，小麦，トウモロコシは世界三大穀物と呼ばれ，主食として使用されるほか加工食品も多く，世界中で広く利用されている。

（1）米

❶米の種類と品種

　代表的な品種としては，ササニシキ，コシヒカリ，日本晴，あきたこまちがあり，気候等の地域特性に応じ，食味の良好な品種が開発されている。また，食生活が多様化し，発芽玄米，黒米，赤米，香り米，高アミロース米，低アミロース米などが市販されている（表3-1-1参照）。

❷米粒の構造と栄養特性

　玄米を搗精して，糠層[*2]と胚芽を除去したものが精白米である（図3-1-2参照）。精白米は，でんぷんを主とする炭水化物が77%を占めており，脂質は0.9%，たんぱく質は6%程度である。一般には精白米を炊飯し，主に胚乳部を食べる。しかし，最近では健康志向の高まりから，ビタミンB_1などの栄養成分が多い玄米・胚芽を残した胚芽精米・玄米を若干発芽させた発芽玄米などが食されるようになってきた。

＊1　米　種類は，丸みを帯び，炊くと粘りやつやがでる短粒種の「日本型（ジャポニカ，Japonica）」と，炊くと粘りが少なくパサパサとした食感の長粒種の「インド型（インディカ，Indica）」に大別される。

＊2　糠層　搗精のときとれる果皮，種皮，糊粉層の粉砕物を米糠という。

表3-1-1　米の種類と特徴

種　類	特　徴
発芽玄米	• 玄米をわずかに発芽（0.5～1mm）させた米 • 玄米よりも軟らかく，白米と同様に炊飯できる • 発芽の過程で増加するGABA（ガンマ-アミノ酪酸）が注目されている
黒　米	• 神事の際に利用されていた • アントシアニン色素により，炊飯すると紫っぽくなる
赤　米	• 種皮の色が赤い • 黒米と同様，神事の際に使用されていた
香り米	• 香りが強い米 • 通常の米と混ぜて炊くもの，そのまま炊くもの（サリークイーン）などがある
低アミロース米	• アミロースが10%前後しか含まれず，粘りが強く，冷めても食味が低下しない
低グルテリン米 （低たんぱく質米）	• たんぱく質摂取を制限されている腎臓病患者などのために開発された米 • 消化されやすいグルテリン量が少ない

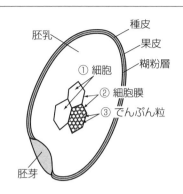

種皮
果皮
糊粉層
胚乳
① 細胞
② 細胞膜
③ でんぷん粒
胚芽

図3－1－2　米粒（玄米）の模型図

資料）山崎清子他『NEW 調理と理論』同文書院, p.73, 2011を一部改変

第3章 調理操作と栄養

米でんぷんは，ブドウ糖が α-1，4結合で直鎖状に連結したアミロースと，ブドウ糖が α-1，6結合で枝分かれしたアミロペクチンから構成される。もち米はアミロペクチンだけを含み，うるち米はアミロースとアミロペクチンの両方を20：80の割合で含んでいる。アミロペクチンは水に膨潤しやすく，粘りの強い特性があるため，アミロペクチンの多い米ほど粘りが強い米飯となる。

米のたんぱく質は，オリゼニンを主とし，**必須アミノ酸**のリジンが少ないが，穀類の中ではアミノ酸価[*1]や生物価[*2]が高く，栄養的に優れている。脂質含量は少ないが，貯蔵すると酸化が起こり，古米臭（不快臭）が増加する。

❸ 米の調理特性

a. うるち米の調理

i. 炊飯

炊飯とは，主に米を炊くことをいう。通常，水分15.5％の米に重量の1.5倍（容量の1.2倍）加水し，水分含有率が35〜40％になるまで浸漬したあと加熱して，水分60〜65％の米飯に仕上げる。炊飯では洗米，加水，浸漬，加熱，蒸らしの操作を行う（図3－1－3参照）。現在，火加減がマイコン制御された自動炊飯器が大部分の家庭で使用され，ヒーターや内釜の材質も工夫されている。精白米炊飯はもとより，玄米，無洗米[*3]，かゆ，おこわなど，多種類の炊飯が可能な機種や1.2〜1.7気圧程度の圧力を加えて炊飯できる機種が大半を占める。

洗米[*4]

　精白米の表面に付着している糠やゴミを取り除くことを目的に行う。水溶性成分の流出が少ないように，米に水を加えて軽く混ぜ手早く3〜4回ほど洗う。洗米により米重量の約10％の水が吸収される。無洗米は洗米せずに炊くことができる。

加水

　加水量は，米の重量の1.5倍（容量の1.2倍）が基準とされており，おいしいとされる飯の水分含量は約65％である。米の種類，搗精度，新古，洗米時の吸水状態などを考慮して加水量を加減する。

*1 **アミノ酸価（アミノ酸スコア）** たんぱく質の栄養価を表す指標の1つで，動物にとって必要なアミノ酸の構成比から各アミノ酸が基準値に対してどの程度含まれているかを示す。数値はもっとも不足しているアミノ酸（第一制限アミノ酸）の割合（％）で示す。

*2 **生物価（Biological value, BV）** アミノ酸価と同様にたんぱく質の栄養価を表す指標の1つで，体内に吸収された窒素の何％が体内保留（体たんぱく質合成）に利用されているかを示す。BV＝（体内保留窒素／吸収窒素）×100

*3 **無洗米** 洗米の手間を省くとともに水溶性成分の損失や研ぎ汁による環境汚染防止の面から，あらかじめ糠を取り除き，洗米せずに炊くことができるようにした米のこと。

*4 **洗米** 以前は，米に水を加え一度流してから，少量の水を加え手に力を入れて押さえながらかき混ぜ，米粒をこすり合わせる操作（「研ぐ」という）が行われていた。しかし，近年は，搗精技術が向上し付着する糠も少なく，研ぐ必要がないといわれている。

浸　漬

　米はあらかじめ水に浸漬し，吸水させておくと米粒が水を含んで膨潤し，加熱によるでんぷんの糊化が促進される。浸漬後，約2時間で飽和状態になるが，最初の30分間で急速に吸水が進み，飽和状態のほぼ50%を吸水する。吸水速度は水温や米の種類によって異なり，水温が高いほど吸水は速く，吸水率も高い。そのため，夏は冬より浸漬時間が短くてよい。常温で浸漬した場合，うるち米は20〜25%，もち米は32〜35%吸水する。

加　熱

　炊飯の加熱過程において，米でんぷんを完全に糊化するためには98℃の場合，少なくとも20分間加熱する必要がある。炊飯操作の中でもっとも飯の仕上がりに影響を及ぼす。

①温度上昇期

　10分程度で98〜100℃に温度を上げるのがよい。温度が60℃になるとでんぷんの糊化が始まるとともに酵素反応は60℃でもっとも進む。この時期が長いと糖の生成量が多く，甘みの多い飯に仕上がる。短時間に温度が上昇すると米粒の外側に近いでんぷんが糊化してしまい，水が内部に浸透しないので芯のある飯になりやすい。

　大量炊飯の場合は，この時間が長くなると煮くずれる場合があるので，沸騰水に洗米を入れ湯炊きにするとよい。

②沸騰期

　沸騰初期には吸水とでんぷんの糊化がさらに進む。米粒がフツフツと立つような火力で，蒸し煮期と合わせ98℃を保ちながら20分間加熱する（でんぷんのα化[*1]）。米粒内部の膨潤・糊化が進み粘りが出てくる。

③蒸し煮期

　米粒の表面にわずかに残っている水分が米粒の間を水蒸気として上下している。米は蒸されている状態で，焦がさないように弱火で加熱する。たんぱく質や脂質が変化し，米飯らしい香りが生成される。

蒸らし

　火を止めた後，10〜15分程度ふたを開けず，温度が下がらないようにそのままおく。その間，米粒表面上に残ったわずかな水分が吸収され，ふっくらとした飯に仕上がる。蒸らしが終わったら軽く混ぜ，余分な蒸気を逃がす。

*1　米粒でんぷんの
　　α化

加熱温度 （℃）	α化に要 する時間
65	16時間
75	8時間
90	2〜3時間
98	20分

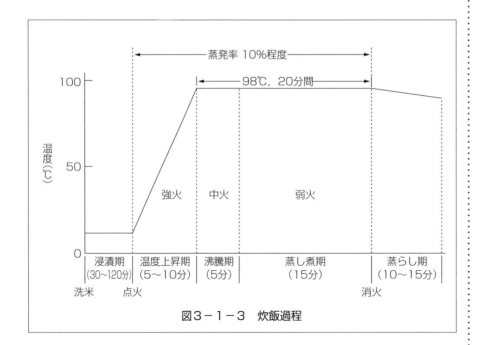

図3−1−3　炊飯過程

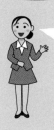

Column 米飯のおいしさ

　飯のおいしさの要素として，色，つや，口当たり，弾力性，粘り，甘味とうま味，香り，温度などがあげられます。粘りにはアミロペクチンとアミロースのバランスが大きく影響しており，アミロースの少ない方が食味はよいです。たんぱく質含量も味を左右し，多いと食味が落ちます。そのほか，マグネシウムとカリウムの比高い方が食味はよい），水分含量（低いと食味低下）などもおいしさに関与しています。

ii．粥（かゆ）

　米の容量の5〜20倍の水を加え，時間をかけて軟らかくなるまで加熱したものをいう。加える水の量で全粥，七分粥，五分粥，三分粥の区別がある[*1]。また，茶粥，牛乳粥，七草粥，小豆粥などさまざまな種類があり，粥は古くから**行事食**あるいは食事療法食として，消化吸収力の低下時，咀嚼（そしゃく）・嚥下（えんげ）困難時などに幅広く利用されている。

iii．味つけ飯

　米に調味料を加えて炊いた飯をいい，炊き込み飯やさくら飯（醤油で色をつけた変わり飯）などがある。食塩，醤油などの調味料を加えると米の吸水が妨げられるので，調味料は炊く直前に加えるとよい（図3−1−4参照）。特有の色や香りをつけたい場合は醤油を，風味や口触りを向上させたい場合には酒を用いる。

iv．炊き込み飯

　食塩，醤油などの調味料とともに魚介類，肉，野菜などの具材を味つけして炊

*1　粥の種類

種類	水	でき上がり量に対する米の割合
全粥	5倍	20%
七分粥	7倍	15%
五分粥	10倍	10%
三分粥	20倍	5%

第3章　調理操作と栄養

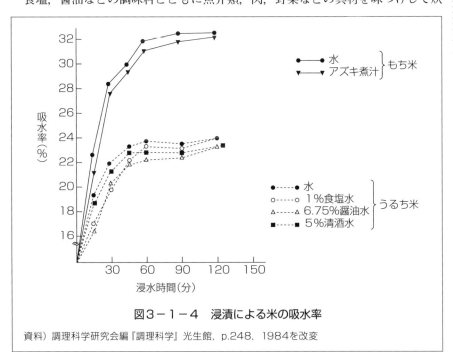

図3−1−4　浸漬による米の吸水率

資料）調理科学研究会編『調理科学』光生館，p.248，1984を改変

き込んだ飯をいう。かやく飯，菜飯，エンドウ飯，マツタケ飯など主材料により名称が決まる。塩分濃度は米重量の1.5％，炊き水の１％，炊き上がり飯の0.7％程度を基準とする。

ⅴ．炒め飯

白飯をさまざまな具材とともに油で炒めた料理をいい，焼飯，チャーハン（炒飯）*1とも呼ぶ。チャーハンは，強火で手早く炒めることにより飯の表面が急速に水分を失い，代わりに油を吸収するため，パラリと仕上がる。その反面，米を油で炒めると米粒表面の糊化が進み，米粒中心部への水の浸透を阻害するので硬く，芯のある飯になりやすい。余った飯および具材を用いて容易につくることができるので，家庭料理としての地位を確固たるものにしている。また，多種多様なチャーハン，ピラフ*2類が冷凍食品として市販されており，冷凍状態のまま電子レンジやフライパン加熱で簡単に調理できるものも普及している。

ⅵ．すし飯

すし用に米飯をすし酢（合わせ酢）で味つけしたものをいう。すしは，調理した魚貝類，干物，野菜とともにすし飯を食べる料理である。その種類としては，ちらしずし，握りずし，のり巻き，いなりずしなどがある。すし飯用に炊飯する際には通常の炊飯よりも加水量を減らし，米の重量の1.3倍または容量の1.1倍で炊く。蒸らし後の飯は熱いうちにすし桶に移し，合わせ酢をかける。その際，飯は広げず１カ所にまとめ，合わせ酢をかけた後１～２分おいてから，木じゃくしを立てるようにして，飯粒をつぶさないように混ぜ合わせる。このとき，うちわや扇風機を用いると表面の余分な水分が蒸発し，つやが出る。

b．もち米の調理

もち米はうるち米よりも吸水しやすく（図３－１－４参照），そのでんぷんはアミロペクチンのみで構成されているため，加熱すると強い粘りを生じる。うるち米は米飯として日常的に食べるが，もち米は祝いの席での赤飯，正月の雑煮用のもちなど，主に行事食として食べることが多い。

ⅰ．こわ飯

もち米は膨潤しやすく，うるち米と比較し吸水性が大である。２～３時間の浸漬で米重量の35％前後の水を吸収する。これはでんぷんの糊化*3が可能な水分量であるため，もち米は浸漬後，炊かずに蒸す場合が多い。しかし，浸漬による吸水量だけでは硬いため，40～50分間の蒸し加熱中に数回水を振りかけ，硬さの調節を行う。これを振り水といい，食塩水を使用すると軟らかく仕上がる。

ⅱ．も　ち

もち米を蒸してつき，丸めたり，のしたりして円形，板状に成形したものをいう。蒸し米をこねたり，ついたりすることでアミロペクチンが互いに絡み合い，もち特有の強い粘りが出る。もちを放置するとでんぷんが**老化**し，硬くなって弾力を失うが，焼く，煮るなどの加熱操作で再び**糊化**をうながすことができ，粘りも出る。水分を多く含み，カビが生えやすいので，長期保存の場合は冷凍保存が適している。

*1　チャーハン（炒飯）　炒め飯の中で，中華風の味つけをチャーハンと呼ぶ場合が多い。

*2　ピラフ　炒め飯の１つで，先に米を炒めて炊くものをピラフという。

*3　でんぷんの糊化・老化　生でんぷん（β-でんぷん）の状態では，アミロースとアミロペクチンが規則正しく配列しているが，加水・加熱によりここに水が入り配列が崩れる。これを「糊化でんぷん（α-でんぷん）」と呼ぶ。このα-でんぷんを放置しておくと粘りがなくなり，硬くなる。これを「老化」という。これはでんぷんが生の状態に戻ろうとしたために起こる現象であるが，β-でんぷんとは構造的に異なる。詳細は，第３章第２節「図３-２-１」および巻末の重要語句解説「老化でんぷん」参照。

c．米粉の調理

米粉[*1]とは，原料米を製粉したものをいい，うるち米，もち米いずれからもつくられる。原料米をそのまま製粉したもの（上新粉，白玉粉など）と，一度加熱糊化した後に乾燥させ，製粉したもの（上南粉，寒梅粉など）とに分類される。主として，団子，せんべい，和菓子などの原料として使われてきたが，最近では米粉の用途拡大からパン，めん，スポンジケーキ，唐揚げ粉など，小麦粉と同様の加工調理に利用されるようになってきた。

団子は，米粉に湯や水を加えてこねるが，こね回数が多いほど生地は軟らかく滑らかになる。もち種の方がうるち種よりも軟らかい。一方，老化速度はもち種の方が速いため，硬くなるのも早い。そのため，もちや団子類は老化遅延のために保水性のある砂糖やトレハロースなどが添加されている場合が多い。

（2）小　麦

米のように粒のまま利用されることはほとんどなく，粉（小麦粉）として，世界中でさまざまに加工され，利用されている[*2]。

❶小麦粉の種類と栄養特性

製粉した小麦粉は，たんぱく質含量の多い順に強力粉，準強力粉，中力粉，薄力粉，マカロニやパスタに適したデュラムセモリナ粉に分類される。小麦粉の種類と用途を表3－1－2に示す。

小麦粉の主成分は炭水化物で，その含量は70〜76％，大部分がでんぷんである。たんぱく質は7〜14％程度含まれ，アルブミン，グロブリン，グリアジン，グルテニンなどに分画され，グリアジンとグルテニンがたんぱく質の80％を占めている。アミノ酸組成はグルタミン酸含量がもっとも多く，米と同様にリジンが少ない。脂質は2％前後と少量である。水分含量は14〜15％であるが，温度や湿度により変化する。外皮，胚芽部分には鉄，亜鉛，マンガンなどのミネラルやビタミンB類，ビタミンEなどが含まれているが，胚乳部（小麦の約85％を占める）にはほとんど含まれていない。

❷小麦粉の調理特性

a．グルテン（gluten）

小麦粉に50〜60％の水を加えてこねた硬い生地（ドウ）を水中でもみ洗いすると，でんぷんが流出し，あとに黄色い粘弾性のある塊（湿麩）が残る。これを「グルテン」という。グルテンは，小麦たんぱく質の主成分で弾力性をもつグルテニンと伸長性をもつグリアジンから構成されている（図3－1－5参照）。小麦粉に水を加えると，グルテニンとグリアジンが吸水して膨潤し，混ねつするこ

[*1] 米粉　一般的には上新粉，白玉粉が多く使用される。上新粉はうるち米を製粉してつくられている。白玉粉はもち米を，吸水後，水挽きして沈殿乾燥させてつくられる。上新粉をこねる際には熱湯を加えるが，塊がある白玉粉は，塊をよくつぶした後に加水してしばらく置かなければ均一に吸水されない。そのため，白玉粉をこねる際には水を用いる。

[*2] 小麦粉の歩留まり　小麦粒を製粉すると外皮，糊粉層，胚芽はふすまとして除かれるため，小麦粉の歩留まりは70〜80％である。

第3章　調理操作と栄養

表3－1－2　小麦粉の種類と用途

種　類	たんぱく質含量（％）	グルテンの性質	原料小麦	用　途
強力粉	11〜13	強　靱	硬質小麦	食パン，フランスパン
準強力粉	10〜11.5	強	中間質小麦	中華めん・皮，菓子パン
中力粉	8〜10	軟	中間質小麦	和風めん類
薄力粉	7〜8	軟　弱	軟質小麦	菓子，天ぷらの衣
デュラムセモリナ粉	約12	柔　軟	デュラム小麦	パスタ類

資料）山崎清子他『NEW 調理と理論』同文書院，p.109，2011を一部改変

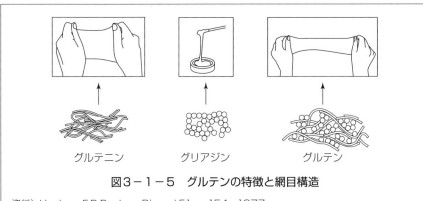

図3−1−5 グルテンの特徴と網目構造

資料）Huebner,F.R:Backers Dig.,vol.51, p.154, 1977

とによりこれらのたんぱく質の間でSH基とS-S結合が交換反応し，S-S結合が増加する。そこに架橋（かきょう）が形成され，両者が絡み合い網目構造を形成して，伸展性と粘弾性に富んだ生地となる。小麦粉中のたんぱく質含量が高いほど粘弾性は高くなる。グルテンの網目構造の中にでんぷん粒や混ねつ時の空気やガスが取り込まれ，めん類やパン生地の骨格が形成されるため，多様な調理特性があらわれる。

b．ドウ（dough）

　小麦粉にその50〜60%の水を加えて，混ねつし，手でまとめられる硬さにした生地を「ドウ」という。加水直後のドウはボソボソとしており，ちぎれやすいが，混ねつを続けることにより，生地は滑（なめ）らかになり，粘弾性と伸展性が増す。めんや餃子の皮などは生地をねかすことにより，軟らかく，さらに伸展性が増し，成形しやすくなる（エキステンソグラム[*1]：図3−1−6参照）。

c．バッター（batter）

　小麦粉にその100%以上の水を加えた生地を「バッター」という。流動性があ

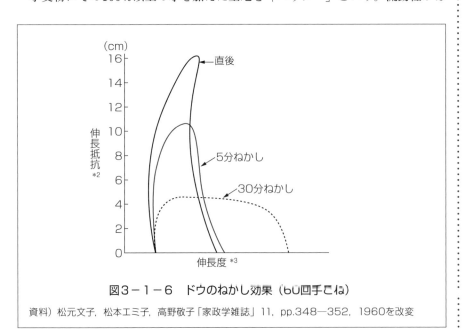

図3−1−6 ドウのねかし効果（60回手こね）

資料）松元文子，松本エミ子，高野敬子「家政学雑誌」11，pp.348—352，1960を改変

*1 エキステンソグラム　巻末の重要語句解説「エキステンソグラフ」参照。

*2 伸長抵抗　数値が大きいほど，引き伸ばす力を要する。

*3 伸長度　数値が大きいほど，伸びやすいことを示す。

り，スポンジ生地や天ぷらの衣などに用いられる。

❸小麦粉を利用した調理

小麦粉成分（たんぱく質，でんぷん）の調理形態によって分類した小麦粉の調理例を表3−1−3に示す。

a．膨化調理

小麦粉生地を膨化させて多孔質にし，食感，色，風味をよくする調理である。膨化調理は表3−1−4に示すように，酵母による「生物的膨化」，重曹[*1]やベーキングパウダーなどの膨化剤を利用した「化学的膨化」，気泡や蒸気圧を利用した「物理的膨化」に分類される。

b．ルー（roux）

ルーとは小麦粉を油脂（主にバター）で炒めたもので，それを牛乳やブイヨンで延ばし，ソース類，スープ類，カレーやシチューなどに用いると濃度やなめら

*1 重曹（炭酸水素ナトリウム）第3章第1節第1項「豆類の吸水性」，巻末の重要語句解説「重曹」参照。

第3章 調理操作と栄養

表3−1−3　小麦粉成分の調理形態による小麦粉調理の分類

小麦粉成分の調理形態			調理例
グルテン形成を利用	膨化させる	スポンジ状	パン類，中華まんじゅう，ピザ，発酵菓子（ピロシキ），かりんとう
	膨化させない	団子状	団子，すいとん
		紐（線）状	そうめん，うどん，中華めん，マカロニ，パスタ類
		うす板状	餃子，焼売，雲呑，春巻
		小麦たんぱく質	生麩，焼麩
グルテン形成を抑制	膨化させる	スポンジ状	スポンジケーキ類，バターケーキ類，マフィン，パンケーキ（ホットケーキ）類，たこ焼き，どら焼き，人形焼き
		空洞状	シュー類
		層状	パイ類
	膨化させない	バッター状	お好み焼き，クレープ
		ルー状	ソース類，グラタン類，コロックなどのつなぎ，スープ類，シチュー類
でんぷんの働きを主とし，グルテンの働きを副		水でとく	天ぷら
		粉をまぶす	から揚げ，ムニエル
		パン粉にしてまぶす	フライ（コロッケ，カツ類）
		小麦でんぷん	糊材料，菓子材料

資料）島田淳子，下村道子編『植物性食品Ⅰ』朝倉書店，p.66，1994を一部改変

表3−1−4　小麦粉の膨化調理の分類

種類	膨化の原理	生地の状態	調理例
生物的膨化	微生物によるガスの発生	・イーストを添加して発酵させた生地	パン，中華まんじゅう，ピザ，サバラン[*1]
化学的膨化	膨化剤によるガスの発生	・重曹（炭酸水素ナトリウム），ベーキングパウダー，イスパタ[*2]などを添加した生地	ドーナツ，クッキー，ケーキ類，まんじゅう
物理的膨化	気泡の熱膨張	・卵白，全卵，やまのいもなどを泡立てて，気泡を混ぜ込んだ生地	スフレ，スポンジケーキ，かるかん
		・バターを泡立てて，気泡を混ぜ込んだ生地	バターケーキ，ソフトクッキー
	水分の気化（水蒸気の発生）	・大量の水分を混ぜ込んだ生地	シュー生地
		・バターを薄い層状に折り込んだ生地	折り込みパイ

[*1]小麦粉・砂糖・卵・バターなどを混ぜ，イーストで膨らませて小型のドーナツ状に焼き，ラム酒入りのシロップに浸した洋菓子。
[*2]炭酸水素ナトリウムに塩化アンモニウムと助剤を配合したもので，炭酸ガスとアンモニアガスが効率よく発生する。
資料）河田昌子『お菓子「こつ」の科学』柴田書店，p.195，1991を改変

かさが出てくる。主としてでんぷんの糊化*1による**粘性**を利用した調理法であり、薄力粉が用いられる。

ルーの種類は加熱温度の違いにより、白色ルー（120〜130℃）、淡黄色ルー（140〜150℃）、褐色ルー（160〜180℃）の3種に分類される。もともと小麦粉は、加熱によってでんぷんの一部が分子の小さいデキストリンに分解され、粘性が減るため、だまになりにくい性質をもっている。しかし、ルーの粘度は、ルーを伸ばす液体の種類や調味料、温度などによっても異なり、一定ではない。たとえば、伸ばす液体が牛乳の場合は粘度が強まり、ブイヨンでは弱まる。調味料では、食塩や砂糖は粘度を上げ、食酢は粘度を下げる。

c. 天ぷらの衣

小麦でんぷんの吸水性や糊化性を利用した調理で、天ぷらの衣が材料と絡み合うためにはグルテンが必要である。しかし、グルテンは吸水性が大きいという性質があるので、量が多すぎると粘性が出てしまい、ベトッとした衣になる。そのため、天ぷらの衣をつくる際には、たんぱく質含量の少ない薄力粉を用い、グルテンが生成されるような操作を避ける必要がある。粉と粉重量の1.5〜2倍の冷水（15℃程度）を手早く混ぜてグルテンの形成を抑えると「油と水の交換*2」がうまく行われ、カラリと揚がる。

通常、水の代わりに卵水（卵：水＝1：2〜3）が用いられるのは、卵が熱変性して衣の脱水を促進し、歯ざわりがよくなるためである。

d. めん類

小麦粉のグルテン形成による粘弾性、伸展性を利用して、ドウを圧延*3し、細くカットしたものがめん類である。めん類はグルテン形成を必要とするため、中力粉や強力粉が使用される。めんの種類としては日本めん、中華めん、マカロニ類などがある。日本めんは、中力粉に食塩水を加えてこねたもので、めんの太さと形状からうどん、ひやむぎ、そうめんなどに分類される。めんをつくる際に食塩を加えるとグルテン形成が強化され、コシのあるめんに仕上がる。大量の水を沸騰させてめんをゆで、冷水にとって洗い、表面のでんぷんを除き、歯ごたえのあるうちに食べるのがよい。めん類はゆでた直後がもっともおいしく、時間の経過とともに老化し、食味が悪くなる。マカロニ類は吸水性、粘着性が強いため、ゆでた後は水洗いを行わず、ざるにあげたらすぐに油脂を絡めて相互付着を防ぐとよい。

❹小麦粉調理における添加材料の影響

a. 添加する食品の影響

i. 食 塩

グルテンの網目構造を密にし、グリアジンの粘性を増大させる。そのため、粘弾性や伸展性が増加する。

ii. 砂 糖

親水性が大きいため、生地の水分を奪い、グルテン形成を阻害する。そのため、粘弾性が低下してクッキーにショートネス（砕けやすさ）を付与し、食感を向上

＊1 でんぷんの糊化
第3章第2節第2項「調理操作によるでんぷんの糊化・ゲル化・老化」参照。

＊2 油と水の交換
第2章第3節第2項「揚げる」参照。

＊3 圧延 餃子やシュウマイの皮もドウを薄く延ばして作られる。

させることができる。

ⅲ．油　脂

疎水性のため，水とたんぱく質の接触を妨げてグルテン形成を阻害するが，生地にはなめらかさを与え，伸展性をよくする。

ⅳ．卵・牛乳

卵黄に含まれるレシチンが乳化剤の役割を果たすとともに，卵黄や牛乳は水中油滴型のエマルションであるため，材料を均一に分散させる。

ⅴ．アルカリ

グルテンの伸展性を増すため中華めんには鹹水（炭酸ナトリウム，炭酸カリウムなどが溶解した強アルカリ性の水）が添加される。その影響により，小麦粉中のフラボノイド色素が黄変する。

ｂ．添加材料を入れる順序の影響

添加材料を入れる順序は，グルテン形成に大きく影響するので注意が必要である。グルテン量は，小麦粉に砂糖や油脂を混ぜた後に水を加えると減少するが，グルテン形成後に砂糖や油脂を加えてもグルテン量に変化はない。したがって，スポンジケーキやクッキーなど，グルテン形成をあまり必要としない調理の場合は，すべての材料を混ぜ合わせた後に小麦粉を加える。しかし，パンやめんなどのようにグルテン形成を必要とする場合は，添加材料を加える前に，先に小麦粉と水を加え，よく混合する必要がある。

（3）雑穀

雑穀とは，一般に米，麦を除く穀類をさす。代表的な雑穀には，アワ，ヒエ，キビ，アマランサス，キノア，トウモロコシ，ライムギ，ハトムギ，ソバなどがある。また，米，麦，アワ，豆，キビ（またはヒエ）を日本では五穀と呼ぶ。

健康志向の観点から雑穀に含まれる豊富な食物繊維やビタミンB類などの栄養価が見直され，米と一緒に炊飯できる雑穀をブレンドしたものが市販されている。食物繊維は便秘解消のほか，動脈硬化・大腸がんの予防などの生理効果をもつことが明らかにされており，成人で1日に20〜25gの摂取を心がけたい。

❶アワ，ヒエ，キビ

アワとヒエは，かつての日本において主食穀物であった。これらの雑穀には，食物繊維やビタミンB_1，B_2，カルシウム，鉄が精白米よりも多く含まれている

表3-1-5　雑穀の注目される栄養成分（可食部100g当たり）

種　類	カルシウム (mg)	鉄 (mg)	ビタミンB_1 (mg)	ビタミンB_2 (mg)	食物繊維 (総量：g)
アワ（精白粒）	14	4.8	0.56	0.07	3.3
ヒエ（精白粒）	7	1.6	0.25	0.02	4.3
キビ（精白粒）	9	2.1	0.34	0.09	1.6
アマランサス（玄穀）	160	9.4	0.04	0.14	7.4
玄米（水稲穀粒, うるち米）	9	2.1	0.41	0.04	3.0
精白米（水稲穀粒, うるち米）	5	0.8	0.08	0.02	0.5

資料）文部科学省『日本食品標準成分表2015年版（七訂）』より抜粋

（表3－1－5参照）。近年，健康食品として見直され，食物アレルギーの代替食品としても利用されている。

アワ，キビには「うるち種」と「もち種」があり，そのまま炊いたり，かゆにして食べられていた。現在アワは，主として米に混ぜて炊いたり，粟おこしとして食べられている。キビは，かゆとして食べられる以外にも，粉にして，餅や団子，中国の黄酒などのようにアルコール飲料の製造にも利用されている。ヒエはアジア地域を中心に利用されており，とくに日本においてはかゆ，団子，飴，味噌，醤油などの原料として多様に利用されている。

❷大　麦

主成分はでんぷんで，たんぱく質はプロラミンとグルテリンである。グルテンを形成しないため粘性はなく，食物繊維が多い。大麦は主に，味噌，ビール，ウィスキー，焼酎などの原料になっている。そのほか，大麦を炒って熱湯で煮出したものが麦茶で，大麦を平たく圧したもの（押し麦）は米と一緒に炊飯する。また，大麦を炒ってこがし粉にしたものを麦こがし，またははったい粉といい，砂糖を混ぜ湯で練って食べる。

❸ソ　バ

主成分は炭水化物で，たんぱく質を12％程度含む。リジンやトリプトファンなどのアミノ酸も多く含まれる。ソバに含まれるビタミン様物質であるルチンは高血圧，動脈硬化の改善に効果があるといわれている。

ソバの種実を脱穀し，製粉したものがソバ粉で，独特の香りがある。ソバ粉をこねて薄くのばし，細く切ったものが蕎麦である。ソバ粉はグルテンを形成しないので伸びや粘りが出にくい。そのため，つなぎとして小麦粉や卵，ヤマイモなどが加えられる。

2）イモ類

植物の地下茎や根が肥大し栄養分を蓄積したもので，ジャガイモ（バレイショ）・サツマイモ・サトイモ・ヤマノイモ*1・キャッサバイモ*2などがある。主成分は炭水化物（13〜30％）で，ほとんどがでんぷんである。穀類や豆類に比べ水分含量が70〜80％と多く貯蔵性に欠けるが，吸水せずにでんぷんを糊化することができるため便利である。たんぱく質，脂質は少ないが，カルシウムやカリウムなどのミネラルに富み，食物繊維も1〜2％含まれている。また，ジャガイモ，サツマイモにはビタミンCも多く含まれており，このビタミンCはでんぷんに保護されているため加熱に対して比較的安定で，調理による損失が少ない。

（1）ジャガイモ

❶ジャガイモの特徴

甘味が少なく，淡泊な味のため幅広い調理に利用されている。でんぷんを14〜18％含み，ビタミンB1やビタミンCを比較的多く含む。含有量は品種，生育条件により異なるが，貯蔵および加熱によるビタミンCの残存率は野菜と比較すると高い*3。

*1　ヤマノイモ　野生種をジネンジョ，ヤマイモ，栽培種はナガイモといわれる。栽培種には1年イモ，イチョウイモ，イセイモ，ヤマトイモ，ツクネイモなどがある。

*2　キャッサバイモ　キャッサバイモのでんぷんを加熱・乾燥したものはタピオカパール。巻末の重要語句解説「タピオカパール」参照。

*3　第3章第2節「表3－2－9」参照。

でんぷん含量の違いにより，男爵や農林1号などの粉質イモと，メークインや紅丸などの粘質イモに分けられる。でんぷん含量が多いほど煮くずれしやすい。したがって，でんぷん量の多い粉質イモはマッシュポテト・粉ふきイモなどに適しており，粘質イモは煮くずれしにくいのでシチューなどの煮込み料理に適している。

ジャガイモは，光に当たることでポテトグリコアルカロイド（PGA）[*1]が生成・蓄積される。PGAは芽や緑色になった皮の部分に含まれるが，一般的な加熱調理では分解しないので，皮は厚くむき，芽を丁寧にとる必要がある。

ジャガイモの切り口を空気中に放置すると**褐変**するが，これはジャガイモに含まれるアミノ酸の一種チロシンが酸化酵素チロシナーゼによって酸化され，褐色の色素であるメラニンを生じるためである[*3]。褐変を防止するには，空気中の酸素を遮断する必要があるため，ジャガイモを切ったらすぐに水にさらすとよい。

❷ ジャガイモの調理特性

a．マッシュポテト

ジャガイモを軟らかくなるまで加熱した後，熱いうちに裏ごししたもので，でんぷん含量の高いジャガイモが適している。裏ごし操作[*4]は熱いうちに行うのがよい。熱い状態では細胞間を接着しているペクチンが流出し，細胞が分離するため，口当たりがよくなる。逆に冷めると細胞壁のペクチンの流動性がなくなり，細胞同士が接着し分離しにくくなる。また，冷めたところに強い力を加えると，糊化でんぷんが細胞から流出し，粘りを生じ食味が悪くなるので注意が必要である。マッシュポテトは，日本においてはサラダ・コロッケなどに利用される場合が多い。

b．フライドポテト

ジャガイモを切って水にさらした後，切り口のでんぷんや糖分を除いて褐変を防ぎ，水分が5％以下になるように揚げたものである。厚みを均一にし140〜150℃でゆっくりと揚げ，でんぷんを糊化させる。その後，色づけのために180℃の油に通し，二度揚げを行うとよい。イモを揚げた際にきつね色になるのは，イモに含まれるアミノ酸と糖との**アミノ・カルボニル反応**（メイラード反応）による。

c．煮込み料理（シチュー）

でんぷん含量の少ないジャガイモを用いると煮熟に伴う細胞間の分離が起こりにくいため，煮くずれしにくい。また，ジャガイモを牛乳や味噌汁などで煮ると水煮よりも硬くなることがある。これは牛乳などに含まれるカルシウムイオンがジャガイモのペクチン質と結合し，ペクチン質の分子間の結合が強化されるためである。

（2）サツマイモ

糖分が多く，甘味が強いため菓子類に利用されることが多い。**食物繊維**に富み，ビタミンB_1，B_2，ビタミンCを含んでいる。ミネラルではカリウム，カルシウム，鉄，マグネシウムなどが比較的多く含まれる。低温に弱く，9℃以下では腐りやすいので，冷蔵庫での貯蔵は避ける。

アミラーゼ活性が強いため，加熱調理をすると，その作用によりでんぷんから麦芽糖（マルトース）が生成され，甘味が増す。酵素反応は，50〜55℃程度で

*1　ポテトグリコアルカロイド（PGA）
主としてα-ソラニン，α-チャコニン。このPGAにより頭痛や吐き気，胃炎，さらには意識障害を引き起こすことがある。

*3　第3章第2節「図3-2-5」参照。

*4　裏ごし操作　サツマイモを使ってきんとんを作る際の裏ごしも熱いうちに行うことが重要。

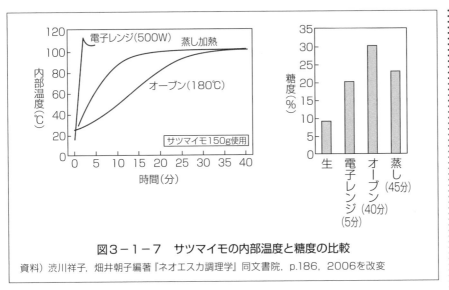

図3－1－7　サツマイモの内部温度と糖度の比較

資料）渋川祥子，畑井朝子編著『ネオエスカ調理学』同文書院，p.186，2006を改変

もっとも進み，約70℃まで続く。焼きイモの甘味が強いのは，ゆっくり加熱されることにより酵素反応が長時間継続し，生成される麦芽糖量が多くなるからである。一方，**電子レンジ加熱**を行うと急激にサツマイモの内部温度が上昇し，酵素が失活してしまうため甘さの増加が抑制される（図3－1－7参照）。

　サツマイモは皮をむいたり，切断したりすると褐変する。これはサツマイモに含まれる**クロロゲン酸**などのポリフェノール物質に酸化酵素である**ポリフェノールオキシダーゼ**が作用し，キノン体を経て，これが褐色物質となるためである[1]。このクロロゲン酸は，アルカリ性で緑色に変色するので，サツマイモの天ぷらの衣に重曹を入れると衣が緑色になることがある。ポリフェノール物質はサツマイモの表皮から内皮の部分に多く含まれているため，皮を厚めにむくと黒変を防ぐことができる。また，切断の際に切断面から**ヤラピン**[2]と呼ばれる樹脂を含む乳液が分泌されるので，切断後は十分に水洗して用いるとよい。

（3）サトイモ

　主に親イモを食べるもの，子イモを食べるもの，その両方を食べるものに分類される。親イモは粘性が少なく粉質で，子イモは粘性が高く軟らかい。えぐ味の少ない葉柄部（ようへいぶ）は，ズイキと称され生のままや乾燥して利用される。

　特有のぬめりはガラクタンを主とする糖たんぱく質で，加熱すると粘質物が煮汁に溶出し，ふきこぼれを起こす。これを防ぐには，加熱前に塩もみをして表面の粘質物を除くか，沸騰水で2分程度ゆでて表面の粘質物を洗い落としてから再び煮るとよい。サトイモは比較的火の通りが早いので，最初から醬油，味噌などの調味料と一緒に煮ることができ，この調味料の効果によって煮汁の粘性を防止することもできる。

　サトイモには針状結晶（しんじょうけっしょう）の**シュウ酸カルシウム**が含まれ，えぐ味を感じたり，皮膚が刺激されたりするので，皮をむいたり，食べたりしたときに手や口のまわりがかゆくなる。その場合には，酢水で洗うとかゆみを取り除くことができる。

＊1　第3章第2節「図3－2－5」参照。

＊2　ヤラピン　ヤラピノール酸とオリゴ糖からなる樹脂配糖体。

（4）ヤマノイモ*1

イモの形状により，ナガイモ（長形），ツクネイモ（球形），イチョウイモ（扇形）などに分類される。主成分はでんぷんで，13.5〜20％含まれる。粘りの成分である糖たんぱく質が含まれているため，すりおろすと粘性が増す。すりおろしたものは「とろろ」と呼ばれ，口当たりやのどごしなどの食感が賞味される（第3章第3節第1項「ヤマノイモの非加熱調理による栄養学的・機能的利点」参照）。イモ類で珍しく生食できるのも特徴である*2。

（5）コンニャクイモ

コンニャクの原料となるイモである。コンニャクは，コンニャクイモの主成分であるマンナン（多糖類）が石灰などのアルカリにより固まる性質を利用してつくられたもの（ゲル状）である。板状に固めたものを板コンニャク，玉状のものを玉コンニャク，熱湯中に細く絞り出したものを「しらたき」という。これらは現在，コンニャク精粉からつくられることが主流となっている。板コンニャクは使用する際に塩もみすると，石灰分が取り除かれ，口当たりがよくなる。煮物に利用する場合は，包丁を使わずにちぎって利用すると表面積が大きくなり，調味液がしみ込みやすい。

3）豆　類

（1）豆類の成分特性と栄養特性

豆類は表3－1－6に示すように成分の違いにより，たんぱく質と脂質に富むダイズやラッカセイ，でんぷんとたんぱく質を主体とするアズキ，インゲンマメ，ソラマメなどに分けられる。また，サヤエンドウ，エダマメ，グリンピースなどのように豆を未熟状態で食用とするものや，豆類の幼芽期を食べるモヤシなどがある*3。

豆類は「畑の肉」と呼ばれるダイズ*4に代表されるように栄養価が高い。たん

*1 ヤマノイモ シュウ酸カルシウム（針状結晶）が含まれるので，手につくと皮膚が刺激され，かゆみを感じる。この物質は酸に溶けるので，レモン汁や酢を手につけるとかゆみがおさまる。ぬめりの主体はムチン。巻末の重要語句解説「ムチン」参照。

*2 細胞壁が薄く，セルロース含量も少ないのでアミラーゼの作用を受けやすく[引用1]，多量の粘性物質の中にでんぷん粒が分散し，でんぷん固有の硬さを感じない[引用2]からではないかと考えられている。引用文献は次頁。

*3 サヤエンドウなどの未熟豆，モヤシは日本食品標準成分表2015年版（七訂）には豆類ではなく，野菜類の中に収載されている。

*4 ダイズ ダイズの貯蔵たんぱく質を凝固したものが豆腐。巻末の重要語句解説「豆腐」参照。

第3章　調理操作と栄養

表3－1－6　豆類の成分による分類

成分による分類	種類	利用形態		調理例
①たんぱく質，脂質を主成分とするもの	だいず	粒　状		煮豆，いり豆
		磨砕，粉砕		呉汁，きな粉
		豆　乳		豆腐，油揚げ，ゆば，凍り豆腐
		豆乳粕		うの花
		微生物を利用	粒　状	納　豆
			磨　砕	みそ，しょうゆ
	らっかせい	粒　状		いり豆
		磨　砕		ピーナッツバター，あえ衣
②でんぷん，たんぱく質を主成分とするもの	あずき，いんげんまめ，そらまめ，えんどう	粒　状		煮豆，フライビーンズ，甘納豆
		ペースト状		練りあん
③ビタミンCや無機質の供給源として未熟状態で食用にするもの	えだまめ（だいず），いんげん（さや），えんどう（さや）	未熟な豆，またはさやごと		塩ゆで，煮物，揚げ物，あえ衣，ポタージュ，いため物
④ビタミンCや無機質の供給源として幼芽期に食用にするもの	だいず，りょくとう	もやし		汁の実，ひたし物，あえ物，酢の物，いため物

資料）川端晶子，畑明美『調理学』建帛社，p.70，2002を改変

ぱく質含量は20～35％で穀類に比べて多いが、**必須アミノ酸のメチオニンは少**ない。しかし、豆類は穀類に不足するリジンを比較的多く含んでいるため、両者を一緒に食べると栄養価値を高めることができる（補足効果*1）。豆類の脂質にはリノール酸が多く含まれ、葉酸、ビタミンB₁、B₂などのビタミン類、カルシウム、鉄、マグネシウムなどのミネラルも含まれている。未熟豆、モヤシにはビタミンCが含まれる。とくにダイズは抗酸化作用、老化抑制、肝機能障害の改善などの生理活性作用をもつサポニン*2、血中コレステロール量を調節するレシチン、整腸作用にはたらくダイズオリゴ糖などを含み、豆腐や味噌、納豆など加工食品の種類も多い。

（2）豆類の吸水性

　乾燥豆類の水分は約15％で、調理する場合は、水に浸漬し吸水させてから使用する。軟らかい加熱豆に仕上げるには6～8時間の浸漬を必要とするが、図3－1－8に示すように、豆の吸水状態は種類によって異なる。たとえば、アズキは種皮が硬く、水に浸漬しても種皮からほとんど吸水しない。水に浸漬すると側面の胚座から少しずつ吸水し、先に内部の子葉が膨潤し胴割れを起こすので、アズキは吸水させずに加熱する。一方、ダイズは、浸漬水に1～2％食塩や0.2～0.3％**重曹**（巻末の「重要語句解説」参照）を添加すると、吸水が速やかに起こり、その後の加熱による軟化が速くなる。食塩添加により吸水が速くなり軟らかくなるのは、ダイズたんぱく質のグリシニンが塩溶性であり、内部が膨潤しやすくなるためである。重曹水などのアルカリ性溶液は、煮豆の軟化を促進するが、味は落ち、ビタミンB₁が損失するといわれている。

（3）豆類の調理特性

❶煮　豆

　アズキ以外の豆は、通常4～5倍の水に5～8時間浸漬し吸水させた後に加熱する。煮くずれがなく、ふっくらと軟らかくしわのない煮豆をつくるには、加熱

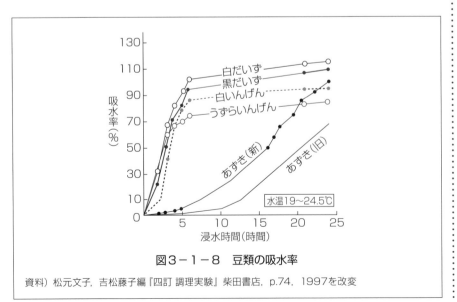

図3－1－8　豆類の吸水率

資料）松元文子、吉松藤子編『四訂 調理実験』柴田書店、p.74、1997を改変

＊1　補足効果　アミノ酸価が低い食品の場合、その低いアミノ酸を多く含む食品と食べ合わせることにより、アミノ酸価を高くすることができる。これをアミノ酸の補足効果という。米と大豆の組み合わせは、米に少ないリジン、大豆に少ないメチオニンを補足し合える。したがって、米飯と味噌汁は、理にかなった組み合わせといえる。

＊2　サポニン　第3章第3節第2項「豆類の加熱調理による栄養学的・機能的利点」参照。

p.69＊2の引用文献
1）大谷貴美子、三崎旭「日本栄養・食糧学会誌」38、pp.363-370、1985
2）日本植物生理学会、http://www.jspp.org/、みんなのひろば、登録番号：2773、2013.11.29

して軟らかくなった後，砂糖を3回程度に分けて加える。最初から砂糖を加えると，煮汁中の砂糖濃度が濃くなって浸透圧が高くなり，豆内部の水分が溶出する。その結果，豆が収縮してしわを生じ，硬い仕上がりとなる。

また，黒豆を煮るときに鉄鍋を使用したり，釘を入れて煮たりすると，黒豆の**アントシアニン系色素（クリサンテミン）**と鉄イオンが結合し，錯塩をつくるため，美しい黒色に仕上がる。圧力鍋を用いると，加熱時間が短縮でき，煮汁への水溶性成分の溶出が少ないため甘く，ねっとりとした仕上がりになる。

❷ あ ん

でんぷん含量の多いアズキやインゲンマメなどからつくり，種皮を含むものを粒あん，種皮を除いたものをこしあんと呼ぶことが多い[*1]。アズキでこしあんをつくる際には，まず豆を軟らかくゆでて裏ごしし，種皮と子葉部に分ける。次に子葉部を布袋でこして固く絞る。これを一般に生あんと呼んでいる。

アズキの細胞は，加熱によりでんぷん粒は膨潤するが，細胞壁が強いためでんぷん粒子が流出せず，粘りが出にくい[*2]。

4）種実類

（1）種実類の種類と栄養特性

種実類には，ゴマ・ヒマワリの種などの種子類やアーモンド・クリなどの堅果類がある。成分の違いで分類すると，アーモンドやクルミ，ゴマなどの脂質およびたんぱく質が多いタイプと，クリやギンナンなどの糖質が多いタイプに分けられる。種子類には，リノール酸やオレイン酸などの**不飽和脂肪酸**が多く含まれ，カルシウム・鉄などのミネラルやビタミンB_1・ビタミンEなども比較的多い。

（2）種実類の調理特性

ゴマはすりつぶして調味料と混ぜ合わせ，日本料理の和え物の衣として利用される。これは，脂質含量の多い種実が磨砕によってしっとりとしたペーストになる性質をもつためである。アーモンドやクルミなどは焙煎した香ばしい香りが好まれ，ケーキやクッキーなどの菓子類に用いられる。また，糖質を多く含むクリは，甘露煮などのように甘く煮て食べる。ギンナンはゆでて茶碗蒸しの具材に用いられる場合が多い。

5）野菜類

（1）野菜類の種類と栄養特性

種類が多く，可食部も葉茎，塊茎，根茎，鱗茎，種実，花など多様で，利用部位の特性に合わせた調理が行われる。一般に味は淡泊で，色彩，香り，歯触りなどが賞味される。水分含量が90〜95%と非常に高く，脂質やたんぱく質が少ないので低エネルギーである。ビタミンD以外のほとんどのビタミン類が含まれ，とくにビタミンCが多く，緑黄色野菜[*3]はビタミンA効力を示すカロテン[*4]の供給源となっている。また，カリウム，カルシウム，リンなどのミネラルの供給源で，これらは野菜から20%程度摂取されている。野菜は，微量栄養素の供給源とし

＊1 あんの種類 ①粒あん：豆の形のまま煮上げたもの。②つぶしあん：豆を煮てつぶし絞ったもの（種皮が残っている）。③こしあん：豆を煮てつぶし種皮を除いたもの（生こしあん）で，一般に生あんといえば生こしあんをさす。④さらしあん：こしあんを水にさらした後，脱水・乾燥したもの。⑤練りあん：生あんに砂糖を加え練ったもの。

＊2 あんの特性 アズキの細胞は，比較的大きいでんぷん粒子とたんぱく粒が強靭な細胞膜に包まれている。加熱すると，でんぷんは糊化して細胞内に充満し，たんぱく質は熱変性するので，細胞内物質が固定化される。この細胞はつぶされるとばらばらになるが，糊化したでんぷんが流れ出ることはない。このため，あん独特の口触りが形成される。

＊3 緑黄色野菜 厚生労働省によれば「原則として可食部100g当たりのカロテン含量が600μg以上の野菜」のことをいう。また，「カロテン含量が600μg未満であるが摂取量及び頻度等を勘案の上，栄養指導上緑黄色野菜とする」と規定されており，トマト，ピーマンなども緑黄色野菜に含まれる。

＊4 カロテン カロテンには活性酸素・フリーラジカルを消去するはたらきがある。第3章第2節「表3−2−12」参照。

ての利用価値が高いのも特徴である。

（2）野菜類の嗜好性

　緑・赤・黄などのカラフルな色，シャキッとした・プチッとはじけるような食感，ハーブ類などの香りは食欲増進に役立つ。ゆでる・煮るなどの加熱方法や切り方，切断後の保存方法は，栄養価・風味・食感を大きく左右し，**嗜好性**に影響する。野菜の呈味成分としては糖・微量のリンゴ酸やクエン酸などの有機酸・アミノ酸・核酸関連物質などがある。野菜にはシュウ酸・タンニン類・無機塩類が含まれ，これらは，アクと呼ばれるえぐ味・苦味・渋味などの不味成分となっている。

（3）野菜類の成分特性【色】

　色の濃い野菜にはカロテンやビタミンCが多く含まれ，栄養価の高いものが多い。

❶クロロフィル（葉緑素）[1]

　クロロフィルは野菜の葉緑体粒子中に存在し，たんぱく質と結合した安定な状態の緑色色素である。葉緑体では植物の生活に必要な光合成が行われ，クロロフィルは糖分の生成などに関与している。緑色野菜をゆでるとき，重曹（アルカリ）を加えるとエステル加水分解が起こり，フィトールやメタノールがとれて鮮緑色のクロロフィリンとなる（第3章第2節「図3-2-4」参照）。一方，長時間の加熱や酸（食酢）処理により酸の水素イオンとクロロフィルのマグネシウムイオンとの置換が起こり，フェオフィチンが生成され，褐色化する。この褐色化の例として，緑色野菜をゆでる際に誤って蓋をした場合や醤油・味噌で緑色野菜を煮る場合がある。この反応は加熱により促進されるので，緑色野菜をゆでるときは，野菜の有機酸によるゆで汁のpH低下を防ぐため，蓋をせず，有機酸を揮発させるようにする[2]。色よくゆでるには，ゆで水の量を多くし，加熱時間をできるだけ短くして，手早く冷却するのがよい。野菜をゆでるときに食塩を入れると緑色が鮮やかになるのは，食塩成分のナトリウムイオンがクロロフィル分子の一部と部分的に置き換わり，色が安定化するためである。また，緑葉や未熟果実などにはクロロフィルを分解する酵素クロロフィラーゼが含まれ，クロロフィリドの生成に関与している[3]。さらにクロロフィリドの分解が進むとフェオフォルバイド，ピロフェオフォルバイドに変換され，これらは光過敏症（皮膚炎など）の原因となる。

❷カロテノイド

　ニンジン・トマト・赤ピーマンなどに含まれる赤・橙・黄色の色素であり，水に溶けず，脂溶性である。熱やアルカリに安定な色素で，長時間加熱してもあまり変色しない。カロテノイドは緑葉の野菜にもかなり含まれ，クロロフィルと共存している。光線下で酸素があると酸化され，分解・退色してしまう。また，ペルオキシダーゼやリポキシゲナーゼなどの酵素が存在すると同様に分解されるため，酵素活性を低下させた低温状態で保存するのがよい。

❸フラボノイド（狭義）[4]

　タマネギやカリフラワーなどに含まれる無色から淡黄色の色素である。酸性

*1　第3章第2節「表3-2-12」参照。

*2　第2章第3節第2項「ゆでる」参照。

*3　第3章第2節「図3-2-4」参照。

*4　第3章第2節「表3-2-12」参照。

く白色，アルカリ性では黄色に変化する。カリフラワーをゆでるときに酢を入れると白く仕上がるのはこのためである。また，アルミニウム（Al）では黄色に，鉄（Fe）では青緑色に変色する（図３−１−９参照）。

❹アントシアニン*1

ナス・紫キャベツ・黒マメなどに含まれる水溶性の色素で，フラボノイドの一種であるアントシアニジンに，糖分子が結合して配糖体となったものである。図３−１−１０に示すように，pHによりアントシアニンの色調が変化し，酸性では赤色，アルカリ性では紫色から青色を呈する。さらに，Fe^{2+}・Al^{3+}などの金属イオンと結合し，錯体を形成することによって色が安定化し，赤紫〜紫色を呈する。たとえば，梅干しをつくるときに赤ジソを用い，梅汁の酸によって赤ジソのシソニンが赤くなるのは，この作用（酸を利用したもの）である。また，紫キャベツを酢漬けにすると美しい赤紫色に仕上がったり，ナスのぬか漬けにアルミニウムを主成分とするみょうばん*2や古釘を入れると，ナスの紫色がいっそう鮮やかになるのも同様である。アズキを鉄鍋で煮たとき，紫色を帯びたり，色が濃くなるのも鉄とアントシアニンの反応によるものである。

（４）野菜類の調理特性

❶生食調理

野菜類は生食することもあり，切断・水洗・水浸漬などの前処理の仕方によっては，栄養成分の損失や品質低下をまねくので，適切に処理する必要がある。たとえば，切断などの調理操作により，細胞壁に傷がつき，水の出入りが自由になると，水溶性ビタミンやミネラルなどが水分とともに流出する。

野菜の浸透圧は，0.85％の食塩水とほぼ同じなので，野菜よりも浸透圧の低い水の中に傷がついた野菜を浸すと細胞内へ水が吸収され，細胞が液で満たされ緊張した状態になる。たとえば，カットした野菜を水につけるとパリッとするのは，

*1 第３章第２節「表３−２−１２」参照。

*2 みょうばん 一般にはカリウムアルミニウムミョウバン（$Al_2(SO_4)_3$-K_2SO_4-$24H_2O$）をさす。

第3章 調理操作と栄養

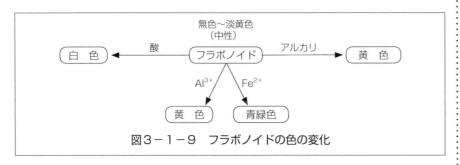

図３−１−９ フラボノイドの色の変化

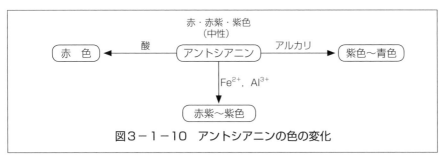

図３−１−１０ アントシアニンの色の変化

このためである。逆に食塩を振ったり，濃い食塩水に浸したりすると野菜の中の水分が外に出てしまい，細胞内の水分が減少するため，しんなりする。

❷加熱調理

　野菜類は，煮る・ゆでる・炒める・焼く・蒸すなどの調理操作を加えて食べることが多く，水溶性ビタミンやミネラル類の損失が大きい。しかし，加熱することで細胞壁が軟化して調味液が浸透しやすく，不味成分も除去されて食べやすくなり，消化も促進される。

　野菜が加熱により軟らかくなるのは，ペクチンが低分子化して煮汁（ゆで汁）中に溶出するためである。ゆで汁が中性（水など）またはアルカリ性（重曹添加など）の場合は，β-脱離反応によってペクチンの分解がおこる。その結果，細胞間の接着が弱くなり軟化[*1]する。しかし，ダイコンなどを60℃程度の低温で加熱した場合や，加熱の途中で火を止め再加熱した場合は，軟らかくならない（硬化[*2]）。これは，細胞壁の酵素が活性化し，ゆで汁（水道水）中の金属イオン（Ca^{2+}など）とペクチンが架橋構造を形成するためである。

（5）山菜類

　通常，栽培せずに山野に自生し，食用になる植物である。タケノコ・タラの芽・フキノトウ・ワラビ・ゼンマイなどは春の味覚として代表的であり，おひたし・サラダ・和え物・天ぷらなどにして食べる。山菜類は，ワラビやゼンマイなどのようにアクの強いものが多いので，重曹（巻末の「重要語句解説」参照）や木灰を加えた水で軟らかくなるまでゆで，十分にアク抜きをしてから利用する必要がある（第3章第2節「表3－2－13」「表3－2－14」参照）。

6）果実類

（1）果実類の栄養特性

　野菜類と同様に，ビタミン類・ミネラル類・食物繊維の供給源となる。果糖やブドウ糖などの糖分・クエン酸やリンゴ酸などの**有機酸**に富んでおり，果汁として水分を80〜90%含んでいる。ビタミン類としては，ビタミンC・カロテン・ビタミンB_1・B_2を含み，とくに風邪の予防・抗酸化作用・老化防止に効果的なビタミンCは，新鮮な果実ほど多く含まれている。ミネラル類ではカリウムが多く，カルシウムやマグネシウムなども含有されるが，野菜類に比較すると含量は少ない。

（2）テクスチャー

　リンゴやナシのサクッとした食感，バナナ[*3]の粘りのある口当たりなど独特のテクスチャーをもっている。そのテクスチャーは果実の熟度によっても異なり，未熟果は硬く，成熟するにつれて軟らかくなる。可食状態となっていく成熟の過程にはエチレン[*4]が関与しており，軟化とともに糖の集積・有機酸の減少・果皮の着色・香気成分の合成などの変化が起こる。また，成熟により，細胞保持や果実の肉質，硬度を支配するペクチン質が変化する（表3－1－7参照）。

（3）果実類の調理特性

❶生　食

＊1　野菜の軟化

中性・アルカリ性で加熱
⇩　β-脱離
軟化

＊2　野菜の硬化

60〜70℃で加熱
⇩　Ca^{2+}
硬化

＊3　バナナ　低温にした場合，品質が劣化する。巻末の重要語句解説「低温障害」参照。

＊4　エチレン　リンゴやセイヨウナシなどは，成熟・老化にエチレンが深くかかわるので，日持ち性を高めるためエチレンを制御する。果実の呼吸を低下させることで日持ち性が改善されるため，低温貯蔵 CA（controlled atmosphere）貯蔵が行われている。

表３－１－７　ペクチン質の種類と特性

ペクチン質の種類	特　性		
プロトペクチン	・未熟時のペクチン質 ・セルロースなどと結合して存在する ・水に不溶		
ペクチニン酸 （一般に<u>ペクチン</u>という）	・成熟時のペクチン質 ・プロトペクチンが酵素[*1]により分解されたもの ・カルボキシ基の一部がメチルエステル化している ・水に可溶	高メトキシペクチン	・エステル化度：42.9〜100％（メトキシ基率[*3]では7〜16.32％） ・糖と酸の存在下でゲル化する
		低メトキシペクチン	・エステル化度：42.9％未満（メトキシ基率[*3]では7％未満） ・Ca^{2+}の存在下でゲル化する
ペクチン酸	・過熟時のペクチン質 ・酵素[*2]がはたらいて，メトキシ基がすべてカルボキシ基になったもの ・1％程度なら水に溶ける		

[*1] ポリガラクツロナーゼ，ペクチンメチルエステラーゼ
[*2] ペクチンメチルエステラーゼ
[*3] メトキシ基の含量（重量％）
資料）今井悦子編著『－食べ物と健康－食材と調理の科学』アイ・ケイ コーポレーション，p.36，2012を改変

果実は生でそのまま食べることが多く，果実独特の食感・芳香・酸味・甘味などを生かす食べ方として生食がもっとも適している。そのほか，ジュース，フルーツポンチ・サラダなどに利用される。果実をジュースにすると組織が破壊され，ビタミンCの酸化やポリフェノール酸化酵素の作用が顕著となる。そのため，ジュースにする際に食塩やレモン汁を加えると酸化を抑制することができる。また，モモなども褐変しやすいので，シロップ漬けなどにして酸素との接触を避けるのがよい。生のパイナップル（ブロメライン）・パパイア（パパイン）・キウイフルーツ（アクチニジン）・イチジク（フィシン）・プリンスメロン（ククミシン）などには，たんぱく質分解酵素であるプロテアーゼ[*1]が含まれているので，肉の軟化を目的として料理に使用される。

❷加熱調理

果実の加熱調理には，コンポート・焼き物・フルーツソースなどがある。コンポートは，果実の形を損ねないようにシロップで煮たもので，消化がよく高齢者食や幼児食に適している。フルーツソースは，アイスクリームやヨーグルトなどの冷菓や菓子類に利用されることが多いが，肉料理のソースとしても利用される。また，果実中のペクチンを利用してジャム・マーマレード・ゼリーなどにも加工される[*2]。ペクチン含量は，果実の種類によって異なり，とくに柑橘類の皮に多い。ペクチンによりゲルを形成するが，その種類によってゲル化に必要な条件が異なる（表３－１－７参照）。果実類に含まれるペクチン質の種類は，熟度によって異なる。未熟果ではCa^{2+}やMg^{2+}と結合した不溶性のプロトペクチンとして存在し，過熟果にはペクチン酸が含まれ，ともにゲル化能はない。

マンゴー・リンゴ・モモなどの果実に酢・砂糖・香辛料を加えて煮たものは「チャツネ」と呼ばれ，カレー料理やドレッシングに利用される。

7）キノコ類

独特の歯触りとともに，「香りマツタケ，味シメジ」といわれるようにその味

*1 プロテアーゼを有する果実の比較

果実名	pH	肉5gから溶出したアミノ態窒素（mg）*
キウイフルーツ	3.2	1.7±0.36
イチジク	5.5	1.3±0.13
パイナップル	3.3	1.3±0.07
パパイア	5.5	0.8±0.11
ナシ	4.2	0.2±0.06

*肉から溶出したアミノ態窒素は肉たんぱく質が分解されたことを示す。
資料）山崎清子他『NEW調理と理論』同文書院，p.237，2011を改変

*2　果実類に含まれる高メトキシ（HM）ペクチンが，糖，有機酸の存在下でゲル化することを利用。

や芳香が賞味される。シイタケやエノキダケをはじめとして，栽培されている食用キノコは現在，20種類程度である。

（1）キノコ類の栄養特性

食用キノコには，生の状態で水分が90％程度，炭水化物が4〜5％，たんぱく質が2〜3％含まれている。また，ビタミンB_1・B_2・エルゴステロールが多く含まれ，食物繊維も豊富である。エルゴステロールは，紫外線に当たるとビタミンD_2に変化し，カルシウムの吸収を促進する。ミネラルではカリウムが比較的多い。

（2）キノコ類の嗜好性

食用キノコは特有のうま味や香りをもっている。キノコのうま味には，乾燥シイタケのグアニル酸をはじめ，グルタミン酸・遊離アミノ酸・トレハロースやマンニトールなどの糖類・有機酸などが関与している。

キノコ特有の香り成分としては，乾燥シイタケのレンチオニン・マツタケのマツタケオールや桂皮酸メチルなどがある。レンチオニンは，生シイタケを乾燥する際の加温時および乾燥シイタケを水戻しする際に，酵素が作用して生成される。

（3）キノコ類の成分特性と調理特性

キノコの香りと食感を賞味する場合は焼き調理が，また，味と食感を楽しむ場合には鍋調理・炒め調理・揚げ調理・炊き込み飯などが適する。うま味成分であるグアニル酸（核酸系）は，グルタミン酸（アミノ酸系）が加わると相乗効果[*1]により，うま味が増強される特性がある。

＊1　味の相乗効果
第1章第2節第2項
「味の相互作用」「表1
－2－6」参照。

❶シイタケ（第3章第3節第1項「キノコ類の非加熱調理による栄養学的・機能的利点」参照）

生シイタケと乾燥（干し）シイタケがあり，生シイタケは焼き調理・炒め調理・天ぷら・炊き込み飯などに利用される。乾燥シイタケは一般に水で戻して利用するので，浸漬条件（時間，温度）がうま味などを左右することを知っておく

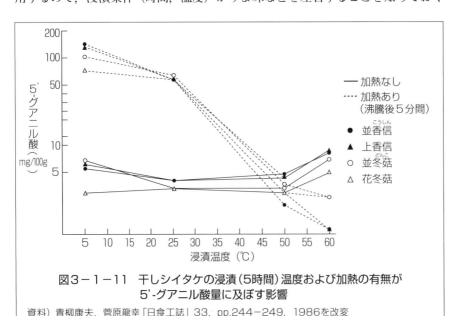

図3－1－11　干しシイタケの浸漬（5時間）温度および加熱の有無が
5'-グアニル酸量に及ぼす影響

資料）青柳康夫，菅原龍幸「日食工誌」33，pp.244－249，1986を改変

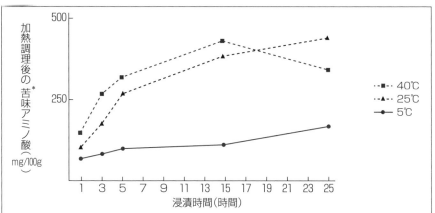

図3－1－12　干しシイタケの戻し温度および浸漬時間が苦味アミノ酸量に及ぼす影響
*アルギニン＋プロリン＋バリン＋イソロイシン＋ロイシン＋チロシン＋フェニルアラニン＋トリプトファン

資料）佐々木弘子他「日食工誌」36，pp.293－301，1989を改変

必要がある。冷蔵庫の中（低温[*1]）で戻して加熱すると，うま味成分であるグアニル酸量が増加するが，高温で長時間，水戻しすると苦味をもつ遊離アミノ酸が増える（図3－1－11・図3－1－12参照）。

シイタケに含まれるエリタデニンは，コレステロール値を改善し，動脈硬化を防止するとともに血圧を下げる効果が報告されている[*2]。

❷ マツタケ

香りが珍重される高級食材の1つである。香りの主成分はマツタケオールや桂皮酸メチルで，マツタケ特有の香りは桂皮酸メチルによる。香りを生かすために焼き物・土瓶蒸し・マツタケ飯として利用される。

❸ シメジ

一般的にはホンシメジをさすが，市場に出回っているのはブナシメジである。味シメジといわれるように美味であるが，天然物はほとんど入手が困難となっている。歯ごたえが好まれ，煮物・焼き物・炒め物に幅広く利用されている。

❹ エノキダケ

びん栽培により1年中出回るキノコであり，シイタケの次に生産量が多い。加熱すると粘りを生じ，鍋料理・炒め物・煮物に利用される。

❺ マイタケ

香りに優れ，歯切れもよいため炒め物・鍋料理・天ぷらなどに広く利用される。プロテアーゼを多く含んでいるので，卵と一緒に用いると卵の凝固を妨げる。そのため，茶碗蒸しのような卵を使う調理に利用する際には，マイタケを数分煮てから用いるとよい。

❻ そのほかのキノコ

ナメコ・エリンギ・キクラゲ・マッシュルームなどが煮物・炒め物・鍋料理に広く利用され，白キクラゲは，中国では白蜜に浸してデザートとして利用される。シイタケ，カワラタケ，スエヒロタケ[*3]からは抗腫瘍成分が抽出され，医薬品としても認められている。

*1　低温　料理人は一晩，冷蔵庫で乾燥シイタケを水戻しすることが多い。家庭料理の場合も低温で水戻しするのが望ましい。

*2の引用文献
Takashima K., et al., Biochem. Pharmacology, 23, pp.433-438, 1974

*3の引用文献
Borchers AT, et al., Proc. Soc. Exp. Biol. Med., 221, pp.281-293, 1999

第3章 調理操作と栄養

8）藻類

（1）藻類の栄養特性・成分特性

　藻類は，微量栄養素として重要なカルシウム・ヨウ素・鉄・カリウムなどのミネラル，カロテン，ビタミンB類，ビタミンCなどを豊富に含み，その重要な供給源となっている。また，粘性多糖類が多く含まれるため独特の粘りがあり，食物繊維量も多く整腸作用がある。

（2）藻類の嗜好性

　藻類は，クロロフィル（葉緑素）・β-カロテン・フコキサンチンなどの影響で鮮やかな緑色を呈するものもあり，独特の歯触りが賞味される。浅草のりや焼き干しのりなどの香りは，硫黄化合物・トリメチルアミン・アルデヒド類・アルコール類などが混ざり合ったものである。さらにアミノ・カルボニル反応[*1]による香りも加わり，独特の香りを呈する。藻類の中でもコンブは，うま味の主成分であるグルタミン酸を多量に含んでいるので，和風だし[*2]をとるために利用される。

（3）藻類の種類と調理特性

　藻類は色調から，褐藻類・紅藻類・緑藻類などに分類され，コンブだしをはじめ，酢の物・サラダ・煮物・佃煮などに利用される。

❶褐藻類

ａ．コンブ

　用途により，だし汁用・煮物用・加工用に区分されている。一般には真コンブ[*3]・羅臼コンブ[*4]・利尻コンブ[*5]・日高コンブ[*6]などが知られ，その9割を養殖物が占める。だしとして利用されるほか，とろろコンブ・おぼろコンブ・酢コンブとして幅広く利用されている。

ｂ．ワカメ

　乾燥や塩漬けによって保存性を高め，サラダや酢の物，味噌汁の具材として利用される。ワカメはクロロフィルのほかにフコキサンチンと呼ばれる赤色の色素を含み，生の状態では褐色である[*7]。水に浸漬しすぎるとぬめりが出て，食感が悪くなる。

ｃ．モズク

　食酢で和えて，モズク酢として食べるのが一般的であるが，汁物にも利用される。三杯酢などの合わせ酢で和えられ，そのまま食べられるタイプが市販されている。

ｄ．ヒジキ

　乾燥品を水で戻して使う場合が多い。生ヒジキは茶色〜褐色であるが，加工の過程で黒化する。砂糖や醤油でダイズ・ダイズ加工品とともに煮て食べるほか，鉄分[*8]の多い食品（乾燥ヒジキなど）なのでさまざまな料理に活用されている。

❷紅藻類

ａ．あまのり

　焼きのり・味つけのりなどに広く利用されている。一般には，浅草のりとして

＊1　アミノ・カルボニル反応　第3章第2節第2項「色素成分の調理操作による変化」，巻末の重要語句解説「アミノ・カルボニル反応」および「ストレッカー分解」参照。

＊2　和風だし　第3章第3節「表3-3-1」参照。

＊3　真コンブ　もっとも代表的な良質のコンブ。上品な甘みをもち，清澄なだしがとれる。主に津軽海峡〜噴火湾沿岸でとれる道南産のコンブ。

＊4　羅臼コンブ　香りがよく軟らかく，黄色味をおびた濃厚なだしがとれるが，だし汁がにごる。知床半島の根室側沿岸のみでとれる。

＊5　利尻コンブ　味が濃く香りも高い透明な澄んだだしがとれる。利尻島，礼文島，稚内沿岸でとれる。

＊6　日高コンブ　軟らかくなりやすいので，煮物の具材やコンブ巻きに適するとともに，だしコンブにも適している。太平洋岸，日高地方でとれる。

＊7　第3章第2節「表3-2-12」参照。

＊8　鉄分　日本食品標準成分表2010では「ほしひじき（煮熟後乾燥したもの）：鉄55.0mg/100g」という成分値であったが，2015年版（七訂）では「ほしひじき⇒ステンレス釜で煮熟後乾燥したもの：鉄6.2mg/100g，鉄釜で煮熟後乾燥したもの：鉄58.2mg/100g」となった。

出回っており，黒色の光沢があって，香りのよいものが良質とされる。たんぱく質含量が多く（100g当たり40g以上），カロテン・ビタミンB類・ビタミンC・ビタミンEなどに富み，カルシウム・カリウム・リンなどのミネラルも多い。うま**味成分**は，グルタミン酸・アスパラギン酸・グアニル酸などである。

b．テングサ類

ところてんや寒天[*1]の原料になる。ところてんは，テングサ類を煮溶かし，濾過した液を固めたもので，酢醤油や黒蜜をかけて食べる。寒天は，ところてんを凍結した後に解凍し，乾燥させ，これを繰り返してつくる。乾燥品として市販されているので，使用の際は煮溶かして，ゼリーなどの製菓や寒天寄せなどに用いる。

❸ 緑藻類

一般には，あおのりが知られている。鮮やかな緑色と独特の香りがあるので，焼きそばやふりかけに彩り・香りづけとして用いる。香りの主成分は，ジメチルスルフィドである。

＊1 寒天 第3章第1節「表3−1−24」「表3−1−26」参照。

2 動物性食品の成分特性・栄養特性・調理特性

動物性食品には，食肉類・魚介類・卵類・乳類とそれらの加工品がある。いずれもたんぱく質や脂質に富んでおり，ビタミン（主にビタミンB複合体）やミネラル（主としてリン，鉄）のよい供給源である。たんぱく質は，体組織の構成成分で，酵素やホルモンとしてさまざまな生理機能をもつ重要な栄養素である。

動物性たんぱく質はアミノ酸スコア[*2]が高く，良質であり，総たんぱく質摂取量に占める動物性たんぱく質比率は50％程度を目安とする。食肉類の脂肪は，**飽和脂肪酸**を多く含み，融点が高く，常温では固体のものが多い。魚類の脂肪には**不飽和脂肪酸**が多く，とくに高度不飽和脂肪酸である**エイコサペンタエン酸**（EPA）[*3]や**ドコサヘキサエン酸**（DHA）などのn-3系脂肪酸を含むものが多い。したがって，脂肪酸をバランスよく摂取するためには，食肉類と魚類の摂取割合に留意しなければならない。また，動物性食品の調理特性は，主成分であるたんぱく質の物理的・化学的性質に大きく起因している。

＊2 アミノ酸スコア 第3章第1節第1項の側注「アミノ酸価」参照。

＊3 エイコサペンタエン酸(EPA) IUPAC（アイユーパック）が定める化合物の体系名ではイコサペンタエン酸(IPA)。

1）食肉類

食用になる獣鳥類の筋肉を食肉という。具体的には，牛・豚・羊などの家畜類や，鶏・七面鳥・かもなどの家禽類の骨格筋，それらの内臓・舌・尾などがある。たんぱく質は17〜20％，脂質は5〜30％，水分は約60〜80％程度である。動物の種類・品種・年齢・飼育法・部位によってたんぱく質の組成や脂肪の量が異なるため，食肉の色・硬さ・味などに差がある。食肉を利用する際は，喫食者の健康面を考慮して肉の種類や部位を選び，肉質に適した調理方法を用いるのが望ましい。

（1）食肉の組織と熟成

図3−1−13に示すように，骨格筋の基本単位は筋線維である。筋線維は多

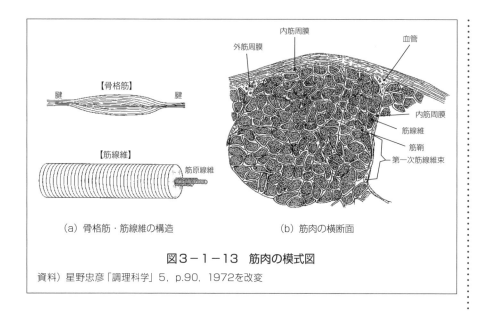

図3－1－13　筋肉の模式図

（a）骨格筋・筋線維の構造　　　　　（b）筋肉の横断面

資料）星野忠彦「調理科学」5，p.90，1972を改変

数の筋原線維とその間隙の細胞液である筋形質（筋漿）で構成され，両端は腱を介して骨格に付着している。筋線維が薄い周膜で束ねられ筋束（第一次筋線維束）を形成し，この筋束が内筋周膜で包まれ（第二次筋線維束），さらにこれが多数集まって外筋周膜で包まれた筋になる。筋内膜や筋周膜は結合組織である。

　結合組織は，強靱な繊維状の組織で皮・腱・靭帯・血管壁の主体をなしており，その分布状態や含有量は「食肉の硬さ」に影響する。同様に，食肉の硬軟を左右するものとして脂肪組織がある。脂肪組織は結合組織に脂肪が沈着したもので，栄養状態の良いものほど脂肪細胞は大きい。牛肉の霜ふり肉は，第二次筋線維束の筋周膜や筋内膜に脂肪が網目状に分散して沈着したもので，軟らかく風味がよい。

　動物は屠殺後，嫌気的解糖（グルコースの嫌気的代謝系）により，筋肉中のグリコーゲンが分解され，乳酸が増加，ATPが減少する。さらに，乳酸の蓄積とATPの分解に伴って産生したH^+により筋肉のpHが低下して，**アクチンとミオシン**が結合し，筋肉が収縮したままの状態になる（死後硬直）。筋肉のpHはミオシンの**等電点pH5.4**付近まで下がり，たんぱく質の保水力が最低になるため，肉質が硬くなる。よって食用には適さない。最大硬直を過ぎると自己消化が始まり，筋肉の軟化が進む。これを解硬といい保水力が増し，種々の酵素作用により旨味成分であるペプチド・遊離アミノ酸・IMP[*1]が増加し，食感や食味のよい肉質になる。これを肉の**熟成**という。熟成期間を経て市販されるが，その期間は動物の大きさ，肉の部位や保蔵温度などによって異なる。5℃に貯蔵した場合の熟成期間は，鶏肉6～12時間，豚肉3日間，牛肉7～8日間といわれている。

（2）食肉の成分特性

❶たんぱく質

　骨格筋を構成しているたんぱく質は，ミオシンやアクチンなどの筋原線維たんぱく質とミオゲンなどの筋形質たんぱく質，結合組織に存在する肉基質たんぱ

*1　IMP　イノシン酸のこと。正式名はinosine-5'monophosphateで，かつおぶしのうま味の主成分。

表3－1－8　食肉たんぱく質の種類および性質

組織	たんぱく質の区分	たんぱく質の種類	性質
筋原線維	筋原線維たんぱく質（約50%）	ミオシン，アクチン，トロポミオシンなど	・繊維状（アクチンは球状） ・水に難溶，薄い塩溶液に可溶 ・45〜52℃で凝固しはじめる ・アクトミオシンを形成 ・筋肉の収縮と弛緩，保水性，粘着性
筋漿	筋形質たんぱく質（約30%）	ミオゲン，ミオグロブリン，ミオアルブミン，ヘモグロビン	・球状，水溶性，希塩酸液に可溶 ・56〜62℃で凝固しはじめる ・グリコーゲン，脂肪粒，呈味成分を含む ・スープのアク成分，肉の死後変化，肉の色に関係
結合組織	肉基質たんぱく質（約20%）	コラーゲン	・繊維状，規則性三重らせん構造 ・水に難溶，60℃以上で凝固 ・腱，皮，筋膜に分布，長時間の水中加熱でゼラチン化 ・肉の硬さに影響
		エラスチン	・網目構造をしたゴム状 ・靭帯，血管壁，腱などに分布 ・老齢になるに従い増加，加熱しても不溶

資料）長谷川千鶴他編著『調理学』朝倉書店，p.63，1983より作成

く質に大別される（表3－1－8参照）。筋形質には，多量のミオゲン類たんぱく質のほか，グリコーゲン，各種低分子物質，脂質などが含まれる。また，肉基質たんぱく質[*1]は，コラーゲンやエラスチンからなっている。コラーゲンは，3本のポリペプチド鎖の三重らせん構造であるため，引っ張り強度が強い。しかし，水とともに加熱するとらせん構造がほぐれ，さらに分解されて低分子のゼラチンになる（図3－1－14参照）。ゼラチン化すると結合組織が弱化し，筋線維がほぐれやすく，軟らかくなる。コラーゲンの量は動物の雌雄・品種・年齢・飼育法・肉の部位によって異なる。

❷脂　質

食肉の脂質は，表3－1－9に示すように，主としてパルミチン酸・ステアリン酸からなり，それらの量は動物の種類や肉の部位によって異なる。肉類の脂肪は，魚介類と比べて**飽和脂肪酸**[*2]の割合が高いため，融点[*3]が高く室温では固体である。牛脂や羊脂は，豚脂や鶏脂よりも融点が高いので，私たちが冷えて固まった豚脂を口に入れると体温でとけるが，すき焼きで残った牛脂を口に入れてもとけずザラザラする。このような特性を考慮し，牛肉料理は原則として熱い料理に限られ，コンビーフやコールドビーフのような冷肉料理では脂身を除く。一方，豚肉でつくったロースハムは，脂身が白く固まっていても口中でとけるので，食卓にそのまま出すことができる。また，マトン[*4]はラム[*5]に比べ脂肪が多く，新鮮でないものは，脂肪が分解した特有の臭いがする。そのため，とくにマトンを購入する際は，鮮度が重要となる。

（3）食肉の部位と適する調理

牛・豚のロースやヒレは軟らかいのでステーキやローストに適しているが，筋が多くて硬い肩肉・外もも肉・すね肉は煮込み料理に適する。煮込み料理以外では，ひき肉にして使うとよい。

第3章　調理操作と栄養

＊1　肉基質たんぱく質　結合組織に存在し，主としてコラーゲンで水に不溶。煮魚の煮汁が冷めた時にできる「煮こごり」の原因となる。

＊2　飽和脂肪酸　巻末の重要語句解説「脂肪酸」参照。

＊3　融点　牛脂の融点は40〜50℃，羊脂は44〜55℃，豚脂は33〜46℃，鶏脂は30〜32℃。

＊4　マトン　生後1年以上の羊の肉。

＊5　ラム　生後1年未満の子羊の肉。

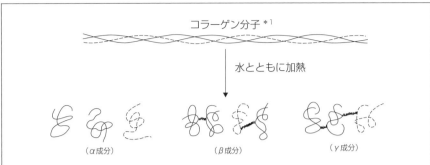

コラーゲン分子 *1

水とともに加熱

（α成分）　　　　　　　　（β成分）　　　　　　　　（γ成分）

図3－1－14　コラーゲン分子の三本鎖構造と熱変性によるコラーゲンの分解

資料）野田春彦他編『コラーゲン－科学・生物学・医学－』南江堂, p.23, 1975を改変

表3－1－9　動物脂肪の脂肪酸組成（％）

脂肪酸〔炭素数：二重結合の数〕		牛脂（％）	豚脂（％）
飽和脂肪酸	ラウリン酸　　〔12：0〕	0.1	0.2
	ミリスチン酸　〔14：0〕	2.5	1.7
	パルミチン酸　〔16：0〕	26.1	25.1
	ステアリン酸　〔18：0〕	15.7	14.4
不飽和脂肪酸	リノール酸　　〔18：2 (n-6)〕	3.7	9.6
	α－リノレン酸〔18：3 (n-3)〕	0.2	0.5
	アラキドン酸　〔20：4 (n-6)〕	0	0.1
	エイコサペンタエン酸〔20：5 (n-3)〕	0	0

注：%は脂肪酸総量に対する割合

資料）文部科学省『日本食品標準成分表2015年版（七訂）脂肪酸成分表編』より抜粋

　鶏や七面鳥の肉は，脂肪が少なく淡泊な肉質である。鶏肉や牛肉は食中毒菌（カンピロバクター）の汚染率 *2 が高いので，**食中毒予防**のためには肉汁が出なくなるまで加熱調理するのが望ましく，風味の向上も期待できる。食肉の食中毒菌（細菌）を死滅させるには，75℃ *3 以上で，１分間以上の加熱が必要となる。そのため，調理の際には，加熱温度に注意しなければならない。

　筋肉の調理は，目的と使用する部位との関係により次の①～③に分けられ，筋肉以外の調理は④のとおりである。

①肉そのものの味を味わう料理

　肉本来の味を味わう料理には上質の肉を用い，乾式加熱調理を行うとよい。この代表的な料理は，ステーキ・ロースト・バーベキューなどである。

　たとえば，ステーキには，ヒレやロースなどの結合組織が少ない部位が望ましく，焼き方は先ず高温で表面のたんぱく質を凝固させ，表面に焦げ色と香りをつけてから，内部の旨味が出ないようにして焼くとよい。牛肉は，内部が生の状態であるレア（中心温度が40～50℃）・ミディアム（同55～65℃）・ウェルダン（同70～80℃）・ベリーウェルダン（同90～95℃）などの焼き方がある。しかし，豚肉 *4 の場合には，食品衛生上，中心部まで十分に加熱することが重要である。

②肉のうま味を液中に溶出させる料理

　肉基質部や筋の多い硬めの肉を用い，主に湿式加熱調理を行う。この代表的な

＊1　コラーゲン分子
3本のポリペプチド鎖（α鎖）で構成されている。加熱処理によって変性すると，3本のα鎖に分かれる。それ以外にα鎖の2量体（β成分）と3量体（γ成分）も生成する。

＊2　冷蔵鶏肉のカンピロバクター汚染率
米国では75～100％，英国では47～61％，日本では75％（日本食品衛生学会編『食品安全の事典』朝倉書店, p.138, 2009）。

＊3　75℃の加熱　細菌性食中毒は中心温度75℃以上で予防できるが，ウイルス性食中毒（ノロウイルス食中毒）予防のためには，食品の中心温度85℃以上で1分間以上の加熱が必要である。

＊4　豚肉　豚肉を介して寄生虫（有鉤条虫）に感染する場合が多い。

料理は，シチュー・東坡肉・スープストックなどである。

　シチューは，すね肉やバラ肉などの硬い肉を用いるが，長時間水中で加熱することによってコラーゲンが分解し，ゼラチンとなるため，肉の繊維がほぐれやすくなる。スープストックには，脂肪の少ないすね肉，老鶏，骨（牛，豚，鶏）を用い，うま味成分とゼラチンを溶出させることにより，うま味とこくを与える。

③肉のうま味をほかの材料に移す料理

　脂質の多い腹部の肉や各部の残り肉であるこま切れを用いる。調理方法は，乾式加熱，湿式加熱ともに可能であり，煮込み料理・煮物・炒め物などがこの料理にあたる。煮込む際には，湯ではなく水で煮込むとうま味成分が溶出しやすい。ミートソースのような汁のうま味を利用する調理に使うとよい。

④内臓そのほか（副生物）の調理

　内臓[*1]は，筋肉と成分が異なり（表3－1　10参照），違った味をもつ。内臓のほかに，舌や尾も食べることができる。これらは**酵素**を多く含んでいるため，腐敗しやすい。選ぶ際には鮮度のよいものを選ぶよう注意が必要である。内臓の料理は，ショウガ・ネギ・ニンニク・そのほかの香辛料や香味野菜などを用い，醤油や酒に浸してから揚げる・焼く・炒めるなどの調理を行うようにすると，くせのある臭いが少なくなり，食べやすくなる。

（4）食肉の調理特性

　食肉を加熱すると，肉たんぱく質が**熱変性**し，保水性が低下する。そのため，肉汁が流出し，肉の重量は20～40％程度減少する。

＊1　**内臓**　家畜の内臓を通常「もつ」といい，ホルモン，畜産副生物，内臓肉とも呼ぶ。食用とする器官は，胃（ガツ），小腸（ヒモ），肝臓（レバー），心臓（ハツ）など。

第3章　調理操作と栄養

表3－1－10　牛肉と牛副生物の成分（可食部100ｇ当たり）

食品名		エネルギー	水分	たんぱく質	脂質	炭水化物	灰分	カルシウム	リン	鉄
		(kcal)			(g)				(mg)	
うし（子牛肉）	リブロース（皮下脂肪なし，生）	101	76.0	21.7	0.9	0.3	1.1	5	190	1.6
うし（副生物）	肝臓（生）	132	71.5	19.6	3.7	3.7	1.5	5	330	4.0
	心臓（生）	142	74.8	16.5	7.6	0.1	1.0	5	170	3.3
	腎臓（生）	131	75.7	16.7	6.4	0.2	1.0	6	200	4.5
	第一胃（ゆで）	182	66.6	24.5	8.4	0	0.5	11	82	0.7
	舌（生）	356	54.0	13.3	31.8	0.2	0.7	3	130	2.0
	尾（生）	492	40.7	11.6	47.1	Tr	0.6	7	85	2.0

食品名		ナトリウム	カリウム	レチノール活性当量	ビタミンB$_1$	ビタミンB$_2$	ナイアシン
		(mg)		(μg)		(mg)	
うし（子牛肉）	リブロース（皮下脂肪なし，生）	67	360	0	0.09	0.17	8.9
うし（副生物）	肝臓（生）	55	300	1100	0.22	3.00	13.5
	心臓（生）	70	260	9	0.42	0.90	5.8
	腎臓（生）	80	280	5	0.46	0.85	5.5
	第一胃（ゆで）	51	130	1	0.04	0.14	1.7
	舌（生）	60	230	3	0.10	0.23	3.8
	尾（生）	50	110	20	0.06	0.17	2.6

資料）文部科学省『日本食品標準成分表2015年版（七訂）』より抜粋

❶たんぱく質の変性

たんぱく質は種々の調理操作（加熱，攪拌，乾燥，冷凍，加圧，マイクロ波，酸，アルカリ等）によって，立体構造が崩れ，物理的・化学的変化を起こす。この現象を「変性」という。変性はたんぱく質の等電点[*1]付近でもっとも起こりやすく，変性したたんぱく質は溶解性・保水性・粘性・酵素活性などが変化する。

❷熱凝固と収縮

食肉を加熱すると，40℃で収縮が始まる。このとき筋線維は縮むが，体積はそれほど減少しない。さらに65℃付近まで加熱すると，筋形質たんぱく質が豆腐状にかたまり，肉は凝固して硬くなる。結合組織の大部分を占めているコラーゲンは，60〜65℃で元の長さの1/3〜1/4に収縮してゴム状になるが，水を加えて長時間加熱すると徐々に分解してゼラチン化し，軟らかくなる。老牛などのコラーゲンは，分解しにくいので軟らかくなるまで2時間程度の加熱が必要である。

❸磨砕と粘着性

ひき肉を磨砕すると，ミオシンとアクチンが結合してアクトミオシンのゲルを形成し，粘着性と弾力が増す。食塩が加わると，さらにこの反応は促進される。ハンバーグステーキやミートローフをつくる際には，この特性を活かし，よく磨砕するとよい。

（5）食肉の軟化方法

硬い肉を軟らかく食べやすくするには，次のような方法がある。

❶物理的な方法

食肉を薄く切る・たたく・切り目を入れる・ミンチにする・繊維方向と直角に切るなどの方法により，硬い肉が食べやすくなる。また，長時間の水煮は，結合組織を軟化させ，軟らかく，食べやすくする。

❷調味料を利用する方法

香味野菜とともにマリネ[*2]処理を行う。マリネ効果は，酢がもっとも顕著である。食塩を添加すると保水性が増して軟化するが，高濃度の食塩は，逆に脱水作用を起こして硬くなる。また，砂糖はたんぱく質の凝固を遅らせ，肉を軟らかくする効果がある。ワイン（pH3.0〜4.1）・清酒（pH4.2〜4.7）・醤油（pH4.7〜5.0）・味噌（pH5.0〜5.3）などに漬けると，これらの調味料がpHを肉たんぱく質の等電点から遠ざけるため，保水性が向上し，食肉は軟化する。

❸酵素を利用する方法

たんぱく質分解酵素（プロテアーゼ）を含む食品[*3]とともに処理すると，肉たんぱく質のミオシンやコラーゲンが分解され肉は軟らかくなる。たとえば，豚肉のショウガ焼きは日常的に家庭でもよくつくられる料理であるが，これはショウガに含まれるたんぱく質分解酵素の作用を生かし，肉を軟らかくしておいしく食べる知恵といえる。このほか，プロテアーゼの多い食品としては，パパイア・パイナップル・イチジク・キウイフルーツ・ナシなどの果実（生）がある。

（6）色の変化

食肉は，たんぱく質のグロビンにヘム色素が1個ついているミオグロビン（肉

*1 等電点 巻末の重要語句解説「等電点」参照。

*2 マリネ（mariner：仏） 食品を調味した漬け汁に漬けたり，浸したりすること，またはマリネ処理した料理のこと。

*3 たんぱく質分解酵素を含む食品 第3章第1節第1項「果実類の調理特性」参照。

色素）と４個ついているヘモグロビン（血色素）により赤色をしている。食肉の変色は，ヘム部分の鉄の酸化状態の変化とたんぱく質グロビンの熱変性によって生じる。図３－１－15に示すように，新鮮肉は還元型ミオグロビン・ヘモグロビンによって暗赤色をしているが，切断して空気中の酸素に触れると，オキシミオグロビン・オキシヘモグロビンになり，鮮赤色に変色する。長時間，空気にさらすと酸化反応が進み，ヘム分子中のFe^{2+}がFe^{3+}へ酸化され，褐赤色のメトミオグロビン・メトヘモグロビンになる。メトミオグロビンがさらに酸化され，緑色のコールミオグロビンに変化する。この変化は，過酸化水素によるものである。

　また，肉を加熱するとヘム鉄が，熱変性を起こした変性グロビンと結合し，灰褐色のメトミオクロモーゲン・メトヘモクロモーゲンとなる。野菜などに含まれている亜硝酸塩が共存するとヘムと反応しニトロソミオクロモーゲンが形成され桃赤色となることがある。

（7）風味の変化

　肉の風味は，肉汁中の呈味成分と脂肪による。含窒素成分（がんちっそせいぶん）として，グルタミン酸・アスパラギン酸・アラニン・セリン・リジン・メチオニンなどのアミノ酸とイノシン酸があり，熟成の進んだ肉ほど，これらの成分は増加する。このほか，乳酸・酢酸・コハク酸・ブドウ糖・イノシットなどが含まれており，肉を加熱すると，これらが相互作用し独特の風味を形成する。また，加熱による遊離脂肪酸の増加も風味に関与している。

２）魚介類

　日本は海に囲まれ，脊椎動物の魚類，軟体動物のタコ・イカ・貝類，脊索動物（せきさく）のホヤ，棘皮動物（きょくひ）のナマコ・ウニ，腔腸動物（こうちょう）のクラゲなど多くの水産動物を食用にしてきた。これらの魚介類は，生育場所により，海水魚・淡水魚，天然魚・養

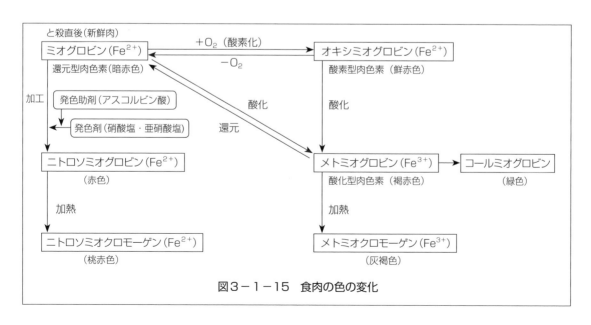

図３－１－15　食肉の色の変化

殖魚，回遊魚などに大別される。獣鳥肉に比べ肉質は軟らかく，低脂肪・低コレステロールの重要なたんぱく質源である。

（1）魚介類の筋肉と成分特性

　魚肉は，たんぱく質を約20%含み，肉基質たんぱく質が獣肉に比べ少ないので，獣肉よりも軟らかく，消化されやすい（表3－1－11参照）。

　表皮の内側の真皮には鱗と色素細胞があり，魚特有の色を呈する。背側と腹側を分ける隔壁の表面に，血合肉がある。筋肉の色はミオグロビンと関係があり，ミオグロビン含量が多いと赤みが増す。一般に，筋肉が赤みを帯びている魚を赤身魚，筋肉が白い魚を白身魚という。

（2）魚介類の栄養特性

　魚介類の味は，気候・水温・食餌に大きく影響される。また，産卵期前に脂肪含量（貝類はグリコーゲン含量）が増え，水分が減少することも味に大きく影響する。天然魚と養殖魚を比べると，養殖魚の方が脂肪含量は多い傾向にある。魚介類の味がよい時期をその魚の旬という。魚類の脂質は，融点が食肉類より低く，生活習慣病予防との関連が注目されているEPA（エイコサペンタエン酸）・DHA（ドコサヘキサエン酸）などの多価不飽和脂肪酸が多い。主な魚類の脂肪酸組成を表3－1－12に示す。近年，養殖・冷凍技術や流通機構が発達したので，魚介類の旬がはっきりしない傾向にある。魚は，食肉に比べて死後硬直の時間が短いため，変質・腐敗しやすい。しかし，活け〆や低温貯蔵により死後硬直の開始を遅らせることができる。このように活け〆した魚を「活魚」という。

表3－1－11　魚肉と食肉のたんぱく質組成比較

たんぱく質の分類	たんぱく質の種類	性　質	魚肉（%）				食肉（%）
			ブリ	サバ	タラ	イカ	
筋原線維たんぱく質	ミオシン，アクチン	• 筋原線維の成分 • 線維（糸）状 • 塩溶性 • 45〜52℃で凝固開始	60	67	67〜76	77〜85	50〜60
筋形質たんぱく質	ミオゲン，ミオアルブミン	• 筋原線維間に分散 • 球状 • 水溶性 • 56〜62℃で凝固開始	32	30	21〜30	12〜20	15〜35
肉基質たんぱく質（硬たんぱく質）	コラーゲン，エラスチン	• 結合組織の成分 • 肉の硬さに関係 • 線維（糸）状 • 水に難溶[*1]	3	2	3	2	15〜35[*2]

[*1]　コラーゲンは37〜58℃で収縮が始まり，高温になるほど強く収縮。水を加えて長時間加熱すると可溶化するが，エラスチンは加熱しても不溶。

[*2]　いずれの食肉も部位により，軟らかさ・硬さの相違が大きく，鶏むね肉は8%，豚もも肉は12%，牛すね肉は56%。

資料）下村道子，橋本慶子編『動物性食品』朝倉書店，p.47，1993
　　　木戸詔子，池田ひろ編著『調理学 第3版』化学同人，p.77，2016

表3−1−12　主な魚の脂肪酸組成（％）

種　類	脂質含量	14：0 ミリスチン酸	16：0 パルミチン酸	18：0 ステアリン酸	16：1 パルミトレイン酸	20：1 イコセン酸	20：5(n-3) エイコサペンタエン酸[*1][EPA]	22：6(n-3) ドコサヘキサエン酸[DHA]
	g/可食部 100g	g/脂肪酸総量100g						
マアジ（皮つき，生）	4.5	3.5	19.9	7.3	6.1	2.2	8.8	17.0
アユ（養殖，生）	7.9	4.3	30.7	3.3	11.2	3.4	2.8	6.9
イサキ（生）	5.7	5.2	22.0	5.7	7.4	2.2	7.6	17.6
マイワシ（生）	9.2	6.7	22.4	5.0	5.9	3.1	11.2	12.6
ウナギ（養殖，生）	19.3	3.6	18.0	4.6	6.3	6.9	3.8	6.9
カツオ（秋獲り，生）[*2]	6.2	4.9	19.8	4.8	5.2	2.9	8.5	20.7
カマス（生）	7.2	3.9	22.8	5.5	8.2	1.4	5.6	15.3
キチジ（生）[*3]	21.7	4.1	13.2	3.0	9.2	8.8	7.8	7.8
マサバ（生）	16.8	4.0	24.0	6.7	5.3	4.0	5.7	7.9
サンマ（皮つき，生）	23.6	7.3	11.4	1.9	3.3	17.6	4.6	8.6
マダイ（養殖皮つき生）	9.4	4.8	18.9	5.2	6.6	4.3	7.1	10.5
マダラ（生）	0.2	1.1	18.5	4.4	1.9	2.3	17.3	31.0
ブリ（成魚，生）	17.6	5.8	20.6	5.9	7.1	3.7	7.4	13.5
クロマグロ（赤身，生）[*4]	1.4	2.5	18.0	8.8	3.4	4.1	3.4	15.0

[*1]IUPAC名：イコサペンタエン酸IPA，　[*2]別名：ホンガツオ，マガツオ，戻りガツオ，
[*3]別名：キンキン，キンキ，　[*4]別名：マグロ，ホンマグロ，シビ
資料）文部科学省『日本食品標準成分表2015年版（七訂）　脂肪酸成分表編』より抜粋，一部改変

（3）魚介類の死後硬直と鮮度

　魚の死後硬直は食肉類よりも早く，死後数十分から数時間以内で始まる。硬直の持続時間は短く，解硬・熟成・腐敗への速度も速い。活けづくりのような新鮮なさしみは，硬直前か硬直中の魚肉を用いるが，マグロなどの大型魚については解硬してから調理する。魚の自己消化速度は速く，その後，腐敗へと進む。魚の鮮度は，目・えら・皮膚などの外観で簡単に判断できる。しかし，内臓の酵素活性が強いサバなどは，外観上新鮮でも変質が進んでいることがあるので注意が必要である（サバの生きぐされ）。化学的な鮮度判定方法としては，揮発性塩基性窒素[*1]・トリメチルアミン[*2]・核酸関連化合物（K値[*3]）の測定などがある。K値による鮮魚の腐敗判定の目安[*4]では，K値が20％以下ならさしみに使用でき，40％以下なら煮魚などの加熱調理用に使用可能となっている。

（4）魚介類の調理特性

　魚の表皮やえらには**細菌**が付着しており，内臓には**酵素**が多いので，購入後は速やかにうろこ・えら・内臓を除去し，水洗いする必要がある。すぐ加熱調理しない場合には，冷蔵庫（0℃付近）に入れて保存するとよい。まな板やふきんは，野菜・果物用と区別し，魚介類などに用いる専用器具として，衛生面に注意して扱うことが重要である。

❶魚と塩

　魚を調理する際には，食塩を用いることが多い。食塩は，魚肉に塩味をつける以外に，魚肉の性質を変える作用がある。

ａ．食塩濃度が低い場合

　筋形質たんぱく質は，水および1％以下の食塩水に溶ける性質がある。この溶出量は全たんぱく質の20～30％にもなる。

＊1　揮発性塩基性窒素（VBN）　たんぱく質の腐敗により，アンモニアやアミン類などが蓄積する。魚の初期腐敗時には，VBNは30mg/100g程度。

＊2　トリメチルアミン　細菌による腐敗の指標。新鮮な魚はトリメチルアミンが0で，4～5mg/100gに達していれば初期腐敗。

＊3　K値　食用可能魚肉の鮮度判定に適する。イノシンやヒポキサンチンが多いほど鮮度は低下していると判定。この指標としてK値があり，以下のようにして算出する。
K値（％）＝B/A×100
A：ATP関連物質（ATP＋ADP＋AMP＋IMP＋イノシン＋ヒポキサンチン
B：イノシン＋ヒポキサンチン

＊4　次頁に記載。

b．食塩濃度が中程度の場合

　食塩濃度2～6％ではミオシンとアクチンが溶解状態となり，会合[*1]して大きな粒子の糸状構造をした**アクトミオシン**を形成する。その後，互いに絡み合い，粘度の高いゾルとなる。これを放置すると，弾力のあるゲル状に変化する。この現象は，「すわり」と呼ばれ，この性質を利用してかまぼこや魚肉だんごがつくられる。

c．食塩濃度が高い場合

　食塩濃度が15％以上になると，アクトミオシンの形成が阻害される。そのため，たんぱく質は脱水され，変性する。この性質を利用した魚の下処理方法を塩じめといい，塩じめすると魚は身がしまる。魚に塩をする方法を表3－1－13に示す。

❷魚と酢

　なます・酢の物・すしに用いる魚は，べた塩（表3－1－13参照）をして数時間おく。その後，さっと水洗いして水気をふきとり，酢に浸す（酢じめ）。こ

表3－1－13　魚に塩をする方法

操作名	方法と特徴
ふり塩	・魚肉表面にふりかける ・通常2％の食塩を用いる ・食塩量が少なく，手軽であるが，むらになりやすい
べた塩	・多量の塩（10～15％）を魚肉にふりかける ・魚の表面が脱水凝固して魚肉は締まる ・水分とともに魚臭成分が除かれる ・酢魚の下処理（アジ，サバなど）で行われる
たて塩	・5～15％の食塩水に魚肉を浸す ・均一にしみこませる方法で，脂肪の酸化を抑制できる ・干物の製造などで行われる
紙　塩	・魚の上にぬらした和紙をおき，その上から塩をふる ・和紙を伝って塩がおだやかにゆきわたる ・タイ，ヒラメ，アユなどの高級魚で行われる
化粧塩	・魚肉に塩をふって，すぐに焼くと表面で白い焼き塩となり，料理を引き立てる ・ひれの焦げを防ぐこともできる（焼き魚）
迎え塩	・1.0～1.5％の食塩水に浸すと，カルシウム塩やマグネシウム塩を溶出させ，苦味を除き，中心部からも均一に塩出しができる ・塩蔵（粗製塩）食品で行われる

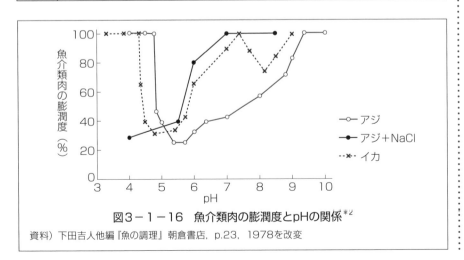

図3－1－16　魚介類肉の膨潤度とpHの関係[*2]

資料）下田吉人他編『魚の調理』朝倉書店，p.23，1978を改変

（前頁）＊4　K値による鮮魚の腐敗判定の目安

K 値	判 定
10％以下	鮮度がよい
20％以下	さしみ，すしネタに使用できる
40％以下	煮魚，焼魚用に使用できる
40～60％	腐敗の兆候がある
60％以上	腐敗食用には適さない

資料）一色賢司編『食品衛生学 補訂版』東京化学同人，p.54，2016

＊1　会合　同種の分子が分子間力によって2個以上結合し，一つの分子（単位）の様に行動する現象。

＊2　魚介類肉の膨潤度とpHの関係　生の肉（─○─ アジ，…×… イカ）は，pH5.0～5.6付近に等電点をもち，その近くでは膨潤度が最低であるため，身がしまっているが，酸性側あるいはアルカリ性側では膨潤している。しかし，食塩を加えて塩じめした肉（─●─ アジ＋NaCl）では，生の肉の等電点よりも酸性側では膨潤度が低く，アルカリ性側では膨潤度を増す。すなわち，食塩の浸透した魚肉は，酢でさらにたんぱく質の変性が進み，凝集することがわかる。

のように，食塩によってゲル状態になった魚を酢に浸すと，たんぱく質が凝固して白く硬くなる。しかし，塩じめしていない魚肉は，酢に浸しても肉が膨潤し硬くならない。塩じめした魚肉を酢に浸すと硬くなる理由は，図3－1－16に示すように，等電点以下でも保水性が低下するためである（シメサバ，小アジとキュウリの三杯酢，小アジのマリネなど）。この現象は，魚肉たんぱく質のミオシンの性質によるもので，食酢で酸性になると酸性プロテアーゼが働いて筋肉が切断されやすくなり，歯切れがよくなる。また，遊離アミノ酸が増加するため，うま味が強くなる。

❸魚介類の生食調理

　魚介類を生食する場合，重要なのは鮮度，うま味，食感，寄生虫の有無である。魚は一般に切断後の洗浄を避ける。とくに生食の場合は，食中毒を予防するため，必ず切る前に真水^{*1}で丁寧に洗う必要がある。生食料理としては，さしみ・すし・マリネ・酢漬け魚などがあげられる。

a．あらい

　生きている魚の肉を薄切りにし，冷水中で洗うことによって急速に筋収縮をうながし，人工的に死後硬直を起こさせた料理である。ATPとグリコーゲンが急激に流出して減少し，筋原線維のアクチンとミオシンが結合して硬化する。この現象により，あらい独特のコリコリした食感が得られる。あらいには，コイ・タイ・スズキなどの白身魚が用いられ，氷を添えて供される。

b．さしみ

　さしみでは，魚肉の弾力性や舌触り，かみごたえなど，口の中に入れたときのテクスチャーが重んじられる。ヒラメ・フグ・マダイ・サヨリなどの白身魚は，硬くてプリプリした食感をもち，カツオなどの赤身魚より結合組織のコラーゲン量が多い（図3－1－17参照）。コラーゲンの多い魚は，肉質が硬いため薄いそぎ切りや細い糸造りにして供される。一方，マグロ・ブリ・カツオ・サバなどは

＊1　真水　腸炎ビブリオは好塩性の細菌（食塩濃度3％前後が生育最適濃度）。調理の際に魚を塩分のない水道水（真水）で洗うと，腸炎ビブリオは死滅。

第3章　調理操作と栄養

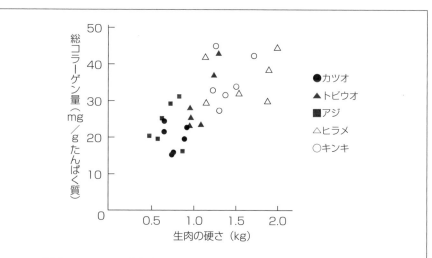

図3－1－17　生魚肉の硬さとコラーゲン量の魚種による相関比較

資料）畑江敬子，飛松聡子，竹山まゆみ，松本重一郎「日水誌」52，pp.2001-2007，1986を改変

軟らかい肉質なので，肉を厚く切り，引き造り・平造り・角造りなどにする。つまとして辛味のある野菜類を添え，薬味として刺激性の辛味を有するワサビ・ショウガ・カラシなどを添える。サバやサケは，筋肉中にアニサキスなどの寄生虫がいることがあるので，加熱調理が望ましい。

c．たたき

鮮度のよいイワシ・アジなどは，包丁でたたいて細かく切り，たたきにする。カツオやアジは，表面をさっと焼くこと（焼き霜）によって，皮の歯切れがよくなり，不均一なテクスチャーを賞味することができる。塩と酢をふりかけて，包丁でたたいてしみこませ，ネギ・ショウガ・レモン・醤油で魚臭さを除去して食べる。

❹ 魚介類の加熱調理

魚肉のたんぱく質は，生のままでも消化はよいが，衛生面を考慮し魚は加熱調理することが多い。加熱すると，たんぱく質が凝固し，同時に脱水と収縮が起こる。脱水率は，魚肉では15〜25％で，イカ・タコでは30％以上に達する。加熱によって筋原線維が変性し収縮すると，水溶性たんぱく質とエキス成分が煮汁中に出てくる。これを防ぐため，煮魚をつくる際は，あらかじめ煮汁を沸騰させて熱い煮汁の中に魚を入れる。このように操作すると，魚表面のたんぱく質が凝固するので，内部のたんぱく質やうま味成分は溶出しにくい。

魚類の筋角膜および腱の主成分であるコラーゲン（肉基質たんぱく質）は，水とともに加熱すると水溶性のゼラチンになる。この変化は30℃から始まり，90℃で大部分が変化する。これは畜肉よりも低温，短時間で起こり，酸性の方が大きい。たとえば，煮汁が冷めると煮こごりができるのは，コラーゲンからゼラチンへの変化によって起きる現象である。また，魚皮の真皮層を構成しているコラーゲンは，加熱により収縮するため，魚を煮たり，焼いたりすると皮が収縮したり破れたりする。

筋形質たんぱく質は，加熱によって折りたたみがほぐれ，遊離活性基が増える。そのため，調理器具の金属面と反応し，凝着しやすくなる。カニ・エビなどの殻は，加熱前は青緑色をしているが，60℃以上に加熱すると結合型アスタキサンチンからたんぱく質がとれて遊離型アスタキサンチンになり，赤く変色する[1]。遊離型アスタキサンチンは，さらに酸化されてアスタシンになる。これらは動物性のカロテノイドである。

*1 第3章第2節「表3－2－12」参照。

a．汁物

新鮮な材料を用いることが大切である。汁の濁りを防ぐには，魚肉に熱湯をかけて表面を凝固させてから用いるとよい。代表的な調理には，タイの潮汁，サバの船場汁，キスの吸い物，イワシのつみれ汁，清湯魚片などがある。

b．蒸し物

代表的な調理には，蒸し魚，清蒸魚，ヒラメのかぶら蒸しなどがある。

c．焼き物

強火（200〜250℃）で両面を焼き，遠火で調節しながら中心まで火が通るように焼く。塩焼き・つけ焼き・照り焼き・蒲焼きは直火焼きにするのが一般的で

あるが，オーブンやフライパンを用いる間接焼きもある。

　鮮度のよい魚は塩焼きに，赤身魚や臭いの強い魚は照り焼きに向いている。ムニエルは，表面にまぶした小麦粉が糊化し膜となるため，うま味や栄養成分の流出を防ぐことができる。代表的な調理には，アユの姿焼き・アジの塩焼き・ブリの照り焼き・オヒョウの包み焼き・魚のムニエルやグラタンなどがある。

d．煮物

　赤身魚は濃厚な，白身魚は淡泊な味つけにする。鮮度の落ちた魚は，砂糖やみりんを用いて，比較的長く煮て味をしみこませる。魚は，煮汁が煮たってから入れる。これは魚肉の表面を短時間で凝固させ，うま味の流出を防ぐためである。落とし蓋*1や紙蓋*2をして煮ると，表面張力により煮汁が材料の上を覆うので，煮崩れを防ぎ，均一に味をつけることができる。代表的な調理には，アジの煮つけ・サバの味噌煮・紅焼魚・ニシンの煮物などがある。

e．揚げ物

　揚げ物調理には，素揚げ・から揚げ・衣揚げなどがある。揚げた魚を酢油*3につけたエスカベーシュ，甘酢あんをかけた糖醋鯉魚（たんつうりーゆい），酢醤油につけた南蛮漬けが代表的である。脂質の少ない魚は，天ぷらやフリッターに適しており，逆に脂質の多い魚はから揚げにすると，からりとしたテクスチャーになる。

（5）魚臭の除去

　新鮮な生の魚肉は魚臭が少ないが，鮮度低下にともない生臭いにおいが生じてくる。これは塩基性のアミン類によることが多く，その主体はトリメチルアミンである。魚臭を除くには次のようにする。①アミン類は水溶性なので，魚を水洗いする。②アミン類は酸と結合して揮発しにくくなるので，酢などの酸性の調味料を加える（例：煮魚をつくるとき梅干しを加える，ちり鍋でポン酢を使う）。③酒類（白ワインなど）・醤油・味噌の風味を付加して魚臭を改善する。④ショウガを用いたり，ジンジャー・ナツメッグ・ペッパー・ディルなどのスパイスやセージ・タイムなどのハーブの香りを利用して魚臭をマスキング*4する。

（6）貝類の成分特性・栄養特性・調理特性

　貝類は生きているものを使うことが重要である。食される貝類としては，アサリ・ハマグリ・カキ・シジミ・ムール貝などの二枚貝，サザエ・アワビなどの腹足類が多い。

　貝肉はコラーゲンが多く，加熱すると脱水して収縮し，硬くなりやすい。そのため，加熱は短時間で行う必要がある。また，貝類には**コハク酸**や遊離のアミノ酸（グリシン，アラニン，プロリン，アルギニン，ベタイン）が多く，うま味の要因となっている。カキには**亜鉛**が多く，シジミ・アサリ・カキには鉄分が多く含まれる。

　貝類は有機物の多い場所でよく生育する。このような場所で養殖されたカキやアオヤギを生食すると，腸チフスやコレラに感染することがあるので加熱調理して食べるのがもっとも安全である。

（7）イカの成分特性・栄養特性・調理特性

---

*1　落とし蓋　魚などを煮る場合，鍋や容器の口径より小さい，直接材料にかぶせる蓋。

*2　紙蓋　煮物料理で落とし蓋の代わりに，材料の上にかぶせる紙の蓋。

*3　酢油　フレンチソースなど。

*4　マスキング　巻末の重要語句解説「マスキング」参照。

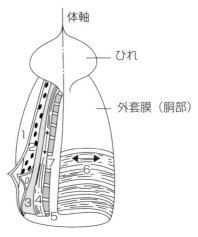

1：表皮，　2：色素層，　3：多核層，　4：真皮(コラーゲン)，
5：内臓側の皮，　6：筋線維，　7：内筋周膜

図3－1－18　イカの縦断面図

資料）和田淑子，大越ひろ編著『改訂 健康・調理の科学（第2版）』建帛社，p.181，2011を改変

　肉が白く，軟骨をもっているスルメイカ・ケンサキイカ・ホタルイカと，甲を
もち肉の厚いコウイカでは下処理の仕方が異なる。

　生きているイカが無色透明なのは，酸素の運搬をヘモシアニン（銅を含む）が
行っているためで，加熱するとたんぱく質が変性し，不透明な白色となる。図3
－1－18に示すように胴部は，体軸に対して輪状に走る筋線維とそれをおおう
皮からなり，皮は4枚重なった構造で，外側から見て第1層と第2層の間に色素
細胞がある。通常の皮むきでは，第1層と第2層が色素細胞と一緒に取り除か
れ，第3層と第4層は残っている。第3層は丁寧にむけば取り除けるが，第4層
は筋肉部に密着しているため取り除くのが困難である。第4層のコラーゲン線維
は細いが強靭（きょうじん）であり，これが体軸の方向に走っているため，加熱すると体軸の方
向に収縮して丸まる。生肉の場合は，体軸の方向に引っ張っても，直角に引っ張
っても肉を引きちぎるのに要する力（破断張力）はほぼ等しい。しかし加熱する
と，体軸に対して直角の方向の破断張力が，生肉のときよりも大きくなる。この
性質を利用し，切り目の入れ方で松かさ・唐草（から）・鹿の子（かのこ）などの**飾り切り**ができる。

　イカの各部の割合は，胴部約50％・脚部約25％・内臓約25％で，イカ肉には，
たんぱく質約18％・水分約80％・脂質約1％などが含まれる。エキス成分は，ト
リメチルアミンオキサイド・ベタイン・**タウリン**・プロリン・グリシン・アラニ
ン・グルタミン酸が多く，独特の甘味とうま味を呈する。代表的な食べ方として
は，さしみ・天ぷら・すし種などがある。また，イカ墨にはタウリンやベタイン
が多く，抗菌効果があるといわれている。

3）卵　類

　鶏・うずら・ウコッケイ・あひるの卵が食用にされる。なかでも鶏卵は，色や

形が美しいだけではなく，調理の特性も幅広く，かつ，食べやすいため多くの調理に利用される。

（1）卵の構造と成分特性・栄養特性

図3－1－19に鶏卵の構造を示す。産卵直後の卵黄は，たんぱく質のカラザを両端にもつため，自由に回転できる。卵白は水様卵白と粘性のある濃厚卵白からなり，二層の卵殻膜に包まれている。卵殻膜は，卵殻の気孔[*1]から侵入する微生物の繁殖を抑え，卵白と卵黄を保護している。卵殻は主に炭酸カルシウムからなり，表面はクチクラに覆われ，無数の気孔が存在する。

鶏卵のたんぱく質は，すぐれたアミノ酸組成をもつ良質のたんぱく質である。脂質は，融点が低く，消化がよい。鶏卵は，無機質（リン，鉄）・ビタミンA・B群・D・Eなどのよい供給源でもある（表3－1－14参照）。卵白は88.4％が水分で，脂質とレチノールはほとんど含まれていないが，卵黄には脂質が33.5％含まれている。

（2）鶏卵の鮮度

新鮮な卵は，卵黄がカラザや濃厚卵白に保持されてほぼ中央にある。しかし，鮮度が落ちると，濃厚卵白が水様化し，カラザの卵黄保持力も弱くなる。卵は保存中に二酸化炭素（CO_2）を放出し，構造変化を起こす。卵白のpHは一般的に8.2～8.4であるが，CO_2が卵殻外に発散すると，pHが上昇し9.5にもなる。鶏卵は高温ほど品質低下が著しいので，購入後は冷蔵庫（4～5℃）で保存し，鮮度に注意して使用するのがよい。鮮度を鑑別する方法を表3－1－15に示す。

*1 卵殻の気孔
卵殻は，厚さ0.26～0.38mmの多孔質で，その気孔の数は7,000～17,000個もある。この気孔から胚の呼吸に必要な酸素を取り入れ，内部で発生した二酸化炭素を放出する。

第3章 調理操作と栄養

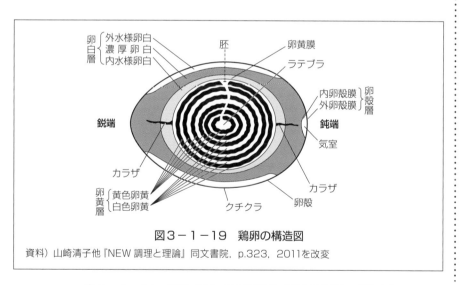

図3－1－19 鶏卵の構造図
資料）山崎清子他『NEW 調理と理論』同文書院，p.323，2011を改変

表3－1－14 鶏卵（生）の主な成分（可食部100g当たり）

	水分（g）	たんぱく質（g）	脂質（g）	カルシウム（mg）	リン（mg）	鉄（mg）	レチノール活性当量（μg）
卵黄	48.2	16.5	33.5	150	570	6.0	480
卵白	88.4	10.5	Tr	6	11	0	0
全卵	76.1	12.3	10.3	51	180	1.8	150

注：卵黄と卵白の割合は，卵黄31％，卵白69％。
資料）文部科学省『日本食品標準成分表2015年版（七訂）』より抜粋

検査法		鮮度判定の方法
殻付卵の検査	外観検査法	・新鮮卵は卵殻表面を覆うクチクラ層のためにザラザラしている ・クチクラ層は摩擦や洗卵により簡単に剥離するので，この方法では正確な鮮度判定は難しい
	透光検査法	・卵の鈍端部に光を当て，透過光により卵の内部状態を調べる ・新鮮卵では光を透過し，卵黄はほぼ中央部に位置し，気室は小さい ・鮮度低下につれて卵黄は中心部を外れ，気室は大きくなり移動する ・腐敗卵では卵黄部分が暗くなり光を透過しない ・腐敗卵，血玉卵，異物混入卵などの判定には有効であるが，厳密な鮮度判定向きとはいえない
	比重法	・新鮮卵の比重は1.08〜1.09であるが，鮮度低下とともに水分が蒸発して軽くなる ・種々の濃度の食塩水に鶏卵を入れ，その浮沈状態により卵の比重を知り鮮度を判定する ・簡単な方法として10％食塩水（比重1.073）に入れ，下に沈んだら新鮮卵と判定する（卵の比重は卵殻の厚さにも影響されるので正確な判定はむずかしい）
割卵の検査	ハウ・ユニット（HU）	・もっともよく用いられる方法で，卵の重量と濃厚卵白の高さを求め，次式により算出する 　　　$HU=100 \cdot \log(H-1.7W^{0.37}+7.6)$　ただしH：卵白の高さ(mm)　W：卵の重量（g） ・新鮮卵では80〜90であるが，鮮度低下とともに値は小さくなる
	卵黄係数	・卵黄の直径で卵黄の高さを割った値である ・新鮮卵では0.44〜0.36であるが，鮮度低下とともに値は小さくなり，0.25以下では形状保持が困難になる
	卵白係数	・濃厚卵白の高さを濃厚卵白の広がりの最長径と最短径の平均値で割った値である ・新鮮卵では0.14〜0.17であるが，鮮度低下とともに濃厚卵白が水様化するため値は小さくなる
	濃厚卵白率	・卵白全量に占める濃厚卵白の比率（％）である ・新鮮卵では約60％であるが，鮮度低下とともに水様卵白の比率が増すため値は小さくなる
	卵白のpH	・新鮮卵のpHは7.5〜7.6であるが，鮮度低下とともに気孔からCO_2が逸散してpHが上昇する ・卵黄のpHは6.0〜6.5と変化の幅が小さいため，鮮度判定の目安にはなりにくい

資料）金谷昭子編著『調理学』医歯薬出版，p.147，2012を改変

　　卵による食中毒はサルモネラ菌によるものが多い。サルモネラ食中毒の予防には，中心温度75℃で１分間以上の加熱調理が必要である。

（3）鶏卵の調理特性

　　鶏卵は，加熱すると凝固し，攪拌すると泡立つ性質をもっている。さらに，卵黄には**乳化性**があり，卵液は粘着性をもつというように部分特有の性質もある。これらの特性は，構成しているたんぱく質の性質に起因する。

❶熱凝固性

　　卵白および卵黄は加熱により凝固（加熱変性）する。熱凝固に影響する要因としては，加熱条件（温度，時間，温度上昇速度）・希釈液の種類（だし汁，牛乳）とその割合・添加する食品（塩，砂糖，酢など）・pHの変化などがある。卵黄は，65℃で**ゲル化**が始まり（凝固開始），70℃で流動性を失い，やや形を保持できる（固化）。卵白は，58〜60℃でゼリー状，62〜65℃で乳白色になり，68〜70℃で軟らかく凝固し，80℃以上で白色になり硬く凝固する[*1]。この凝固温度の違いを利用してつくる代表的な料理が温泉卵[*2]である。

　　ゆで卵は，沸騰してから12〜15分で固ゆで卵となるが，含硫アミノ酸を多く含む卵白から硫化水素が発生して硫黄臭を発したり，卵黄に含まれる鉄と含硫アミノ酸が反応し，卵黄の表面に硫化第一鉄の青黒い色がついたりすることがある。これを防ぐためには，ゆでた後すぐに冷水にとる。このことにより変色しにくくなるだけでなく，殻もむきやすくなる。

*1　鶏卵の凝固温度

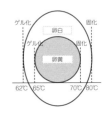

*2　温泉卵　巻末の重要語句解説「温泉卵」参照。

表3－1－16　希釈卵液の調理

料理名	加熱方法	卵液濃度（％）	卵：希釈液の割合	希釈液の種類
卵豆腐	静置加熱	30～50	1：1～1.5	だし汁
カスタードプディング		25～33	1：2～3	牛　乳
茶碗蒸し		20～25	1：3～4	だし汁
オムレツ	攪拌加熱後 静置加熱	65～75	1：0.3～0.5	牛　乳
厚焼き卵		65～75	1：0.3～0.5	だし汁
だて巻き卵		58～66	1：0.1～0.2：0.5	だし汁＋すり身
芙蓉蟹（カニたま）		55～60	1：0.6～0.8	副材料（カニ，タケノコ等）
炒り卵	攪拌加熱	66～77	1：0.3～0.5	だし汁または牛乳

資料）下村道子，和田淑子編著『新版 調理学』光生館，p.112，2003を改変

　ポーチドエッグ[*1]（落とし卵）をつくるとき，湯に1％の塩と3％の酢を入れるのは，塩味つけと凝固促進のためである。酢を入れるとpHが酸性になり，卵白のオボアルブミンの等電点（pH4.7）に近くなり，凝固しやすくなる。

　おいしいオムレツをつくるコツは，熱凝固性をうまく利用することである。すなわち，フライパンに油をしき，その表面が180～200℃になった時点で卵液を流し込み，手早く卵液を包み込むと表面はパリッとした感じで内部はふわふわに仕上がる。これは，表面と内部の温度差を利用し，たんぱく質の熱凝固状態に差をつけたものである。

　これらのほかにも表3－1－16に示すように，希釈した卵液の凝固性を利用した調理がある。ここで使用する煮だし汁や牛乳は，微量の塩類や高分子物質を含み種々のたんぱく質を可溶化し，熱凝固を促進して食感のよいゲルをつくるのに役立っている。また，調味料として用いる砂糖は熱凝固点を上げ，食塩は下げる。

❷起泡性

　起泡性には，泡立ちやすさと泡の安定性が含まれる。卵白は，たんぱく質を含んでいるため起泡性が高く，攪拌して空気が入ると表面張力の作用で泡立ってくる。泡立ちやすさにはオボグロブリンが，泡の安定性にはオボムチンが関与している。卵白の泡は，気泡のまわりをたんぱく質分子が薄い膜となって包んでいる状態であり，表面変性を起こしているといえる。泡の比重が小さいほど泡立ち力は大きく，泡からの分離液量が少ないほど安定度は高い。たとえば，粘性の高い濃厚卵白が多い新鮮卵の場合，泡立ちにくいが安定性はよい。

　温度や添加材料（砂糖，塩，酸，油など）は，起泡性に影響する。たとえば，砂糖やでんぷんの添加は，粘性を高め，つやのある安定した泡をつくる。レモン汁を添加すると，オボアルブミンの等電点（pH4.7）に近くなるため，粘度が低下し，泡立ちやすくなる。卵黄はそのままでは泡立ちにくいが，時間をかけて泡立てると，とろりとした硬さになる。全卵を用いる共立て法では，卵液の温度を35～40℃程度にして泡立てると良好な泡ができる。その理由は，卵白のオボトランスフェリン[*2]（コンアルブミン）が卵黄中の鉄イオンと結合し，安定化するためといわれている。

❸乳化性

　卵黄はO/W（水中油滴型[*3]）の**乳濁液**である。卵黄の乳化力は，リポたんぱ

＊1　ポーチドエッグ
巻末の重要語句解説
「落とし卵」参照。

＊2　オボトランスフェリン　鉄結合部位を2個もち，溶菌，抗菌作用がある。

＊3　水中油滴型（O/W）　第3章第1節「図3－1－21」参照。

く質中のホスファチジルコリン，すなわちレシチンによる。卵黄の乳化性を利用した調理には，マヨネーズがある。

❹粘着性・付着性

　卵液の粘着性は，ハンバーグや肉団子などのひき肉料理において，つなぎとして利用されている。また，フライやコロッケをつくる際にもパン粉を付着するために用いられる。

4）牛乳・乳製品

　牛乳および乳製品は，液状乳類（生乳，普通牛乳，加工乳，脱脂乳，乳飲料），粉乳類，練乳類，クリーム類，発酵乳・乳酸菌飲料，チーズ類，アイスクリーム類，バターなどに分けられる。

（1）牛　乳

❶牛乳の成分特性と栄養特性

　牛乳はたんぱく質約3％，脂質3〜5％などを含み，カルシウムそのほかの無機質も豊富に含んでいる。牛乳のたんぱく質は，約80％が**カゼイン**[*1]であり，牛乳中（pH6.6）では安定性を保っているが，酸を添加しpH4.6にすると沈殿する。その上澄液を乳清（ホエー）といい，乳清たんぱく質は生理機能性に富む。

　カゼインは，牛乳中のカルシウムと結合しコロイド粒子となって牛乳中に分散している。このコロイド粒子を**カゼインミセル**[*2]という。牛乳中のカゼインは，たんぱく質分解酵素であるキモシンを添加すると凝固する。カゼインを主とした加工品に，ヨーグルトとチーズがある。牛乳に含まれる脂質は，脂肪球として存在し，その表面はリポたんぱく質で覆われ，**水中油滴型**の安定なエマルション[*3]を形成している。脂肪酸組成は，不飽和脂肪酸が少なく，低級脂肪酸（酪酸など）が比較的多い。また，牛乳から脂肪を抽出して加工したものにクリームやバターがある。牛乳は**乳糖**を含んでおり，乳糖が甘味の主体である。乳糖を分解する酵素は大人になると減少するため，牛乳を飲むと腹痛や下痢をおこす日本人が多い。

❷牛乳の調理特性

ａ．白色の利用

＊1　カゼイン　牛乳やチーズに含まれるリンたんぱく質の一種で，3種類（α-カゼイン，β-カゼイン，κ-カゼイン）に分類。巻末の重要語句解説「カゼインホスホペプチド」参照。

＊2　カゼインミセル　牛乳中では，α-カゼイン，β-カゼイン，κ-カゼインからなるサブミセルが乳中のリン酸カルシウムによって強化され，カゼインミセルは安定化している。図3−1−20参照。

＊3　エマルション第3章第1節「図3−1−21」参照。

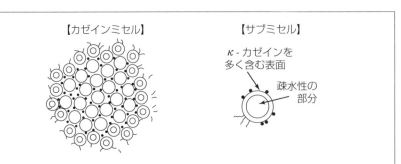

図3−1−20　カゼインミセルの模式図

資料）仁木良哉著，上野川修一編『乳の科学』朝倉書店，pp.14-15，1996を改変

牛乳は，カゼインのコロイド粒子に光があたって反射し，さらに**脂肪球**が無数に分散しているため乳白色をしている。白色を利用した調理に，ブラマンジェ・乳奴豆腐・ホワイトソースなどがある。

b．芳香となめらかな食感の付与

牛乳は口触りがよく，かすかな甘味と芳香をもっている。スープ・シチュー・クリーム煮などに，牛乳特有の滑らかさと風味を付与するため牛乳が用いられる。

c．焦げ色の付与

ホットケーキなどは，牛乳を用いると焼き色がよくなり，焼きはだも美しくなる。焦げ色は，牛乳中のアミノ酸と乳糖などの還元糖がアミノ・カルボニル反応[*1]を起こすために生じる。

＊1 アミノ・カルボニル反応 巻末の重要語句解説「アミノ・カルボニル反応」参照。

d．生臭みの吸着

魚やレバーを調理する前に牛乳に浸しておくと，牛乳中の微細な脂肪球やカゼイン粒子がいろいろな臭いを吸着するため，生臭みが減少する。

e．牛乳中のCa^{2+}の作用

ⅰ．たんぱく質のゲル強度の強化：　牛乳に含まれているカルシウムや，そのほかの塩類の作用によって，たんぱく質の**ゲル化**が容易になり，ゲル強度も強化される。この特性を生かした調理例としては，カスタードプディングや牛乳ゼリー（ゼラチン使用）などがある。

ⅱ．低メトキシペクチン[*2]のゲル化：　牛乳中のCa^{2+}が**低メトキシペクチン**をゲル化する。とくに糖を必要としないので，低カロリーのジャムなどにゲル化素材として利用されている。

＊2 低メトキシペクチン 第3章第1節「表3−1−24」参照。

ⅲ．ジャガイモの硬化：　ジャガイモを牛乳で煮ると，牛乳中のCa^{2+}がジャガイモのペクチン質と結合し，ペクチン質が煮汁中へ溶出するのを抑制する。したがって，水煮に比べてジャガイモが硬くなる。

❸牛乳調理で起こる変化

a．皮膜の形成（ラムスデン現象[*3]）

牛乳を60℃以上で加熱すると，たんぱく質のラクトアルブミンやラクトグロブリンが熱凝固し始める。70℃以上になると表面のたんぱく質が変性し，脂肪や無機質を吸着して，しっかりとした皮膜ができる。この膜の下に水蒸気が充満すると，ふきこぼれが起こる。牛乳を温めるときは温度に注意し，ソースやスープをつくるときは，軽く混ぜたり，仕上げにバターを加えて皮膜ができるのを防止する。カゼインは130℃以下では凝固しない。

＊3 ラムスデン現象 牛乳を温めたときに表面に膜が張る現象。たんぱく質の熱凝固により起こる。豆乳を温めたときにできる湯葉もラムスデン現象を利用したもの。

b．風味の変化

牛乳を74℃以上に加熱すると加熱臭が発生する。β−ラクトグロブリンや活性化した−SH基から揮発性硫化水素などが発生するためである。さらに温度を上げるとカラメル臭に変化していく。

c．野菜や肉と加熱したときの凝集物の生成

アスパラガス・エンドウ・インゲン・ニンジン・キャベツなどの野菜に牛乳を加えて煮ると，野菜に含まれる有機酸・タンニン・塩類などにより凝集物が生じ

ることがある。また牛乳中で肉類を加熱すると，肉類に含まれる塩類により凝固することがあり，新鮮な肉よりも塩漬けした肉を使う場合の方が凝固しやすい。クラムチャウダーのようにカルシウムやコハク酸を多く含む貝と牛乳を加熱する場合も牛乳が凝固することがある。

d．酸による凝固

果実中の有機酸によって牛乳のカゼインが凝固する。イチゴに牛乳をかけたり，牛乳にレモン汁を加えてpHが4.6になるとカゼインの等電点に達し，加熱しなくても酸凝固する。牛乳を長く保存しておくと乳酸菌が繁殖し，それにともなって産生した乳酸により凝固する。このような場合には，雑菌や有害細菌が混入している場合があるので注意を要する。

（2）チーズ

ナチュラルチーズ*1は，牛・山羊・羊・水牛などの乳汁を乳酸発酵させ，その後，凝乳酵素レンネットでカード（乳汁が凝固したもの）をつくり，このカードから乳清成分を除き，細菌や酵母，白カビ，青カビなどとともに発酵熟成させたものである。クリームチーズやモッツァレラなどは熟成させないチーズであり，フレッシュチーズという。このチーズはサラダやデザートなどに使われる。硬さにより，超硬質・硬質・半硬質・軟質チーズに分類され，水分含量・食塩量・色・香り・テクスチャーが異なり，それぞれ独特の風味をもつ。

プロセスチーズ*2は，ナチュラルチーズ（ゴーダ，チェダー，エメンタールなど）を2種以上混合して加熱溶解し，**乳化剤**を加えて成形したものである。加熱により殺菌および酵素の失活が行われているため保存性はよい。

チーズは，世界各地にそれぞれの特徴をもった製品が1,000種類以上あるといわれている。その種類と特徴を表3−1−17に示す。切ったものを数種類盛り合わせてパンやワインなどと食べたり，おろす・つぶす・溶かす・塗るなどして料理の風味づけ・チーズフォンデュ・チーズケーキなどに用いる。

（3）クリーム

牛乳を遠心分離すると脂肪含量の多い部分（クリーム）と脱脂乳に分離できる。高脂肪のもの（脂肪量35〜50％）をヘビークリームといい，主としてバター製造用やホイップ用として用いられる。また，脂肪量が20％前後のものをライトクリームといい，コーヒー・スープ・ソースに用いられる。乳脂肪の一部または全部を植物性脂肪で置換したものがあるので，購入の際は表示に注意する必要がある。脂肪30％以上のクリームを5〜10℃に保ちながら静かに撹拌すると，抱き込まれた泡のまわりにたんぱく質の膜ができ，脂肪粒子が液層/空気界面または液層中に凝集し，可塑性をもつようになる。泡立て時の温度は，起泡性に影響し，温度の低い方が泡立て時間は長くなるが，オーバーラン*3も大きく乳清の分離は少ない（表3−1−18参照）。また，脂肪含量が高く，粒子が大きいほど凝集は起こりやすい。泡の安定性も高まるためケーキの飾り・アイスクリーム・ババロアなどに利用される。起泡性はオーバーランで判定し，オーバーラン100は体積が倍に増加したことを示す。オーバーランは，次式で求められる。

＊1 ナチュラルチーズ　ナチュラルチーズの球状たんぱく質は，白ワインの中でかき混ぜると，変性により，橋かけ結合が切れる。ポリペプチドの鎖は伸びて糸状になり，絡みあう。さらに網状構造をつくりやすくなり，ゴム状の糸を曳くようになる（曳糸性）。巻末の重要語句解説「ナチュラルチーズ」参照。

＊2 プロセスチーズ　巻末の重要語句解説「プロセスチーズ」参照。

＊3 オーバーラン　生クリームを泡立てる時，ホイップの中にどのくらいの空気が含まれているかを示す指標。「計算例」①泡立てるクリームを100mlの容器に入れ重さを量る。②クリームを泡立てた後，同じ容器で重さを量る。③泡立てる前100gだったクリームが，泡立てた後50gだとすると，100％のオーバーランとなる。

表3−1−17　チーズの種類と特徴

分類	種類	チーズ例（主な生産国）	熟成	特徴および調理例
ナチュラルチーズ	超硬質チーズ	パルメザン（伊） ペコリーノ・ロマーノ（伊） サバサーゴ（伊）	あり	熟成2〜3年，15〜24kgの円筒型，分割またはすりおろして販売，羊乳，塩辛い，独特のコクと酸味
	硬質チーズ	エメンタール（スイス）		内部に大きなガス孔あり，甘い木の実の芳香，高価
		グリュイエール（仏）		大型チーズ，フォンデュ，ピッツァ，サンドウィッチなど
		チェダー（英，各国）		硬いマイルドな味，おつまみ，サンドウィッチなど
		ゴーダ（オランダ，仏）		風味温和，35〜40kgの大型
		エダム（オランダ）		球状，赤ワックス包装，サンドウィッチなど
	半硬質チーズ	サムソー（デンマーク）		軟らかい肉様組織，マイルドな味，軽食用
		ロックホール（仏）		羊乳で作り洞窟内で熟成
		ブルー（仏，米，カナダ）		牛乳の青カビチーズ，塩辛い
		スチルトン（英）		
		ゴルゴンゾーラ（伊）		青カビが少なく，塩味も少なくマイルドでクリーミー
	軟質チーズ	カマンベール（仏）		白カビチーズ，おつまみ，サンドウィッチ
		ブリー（仏）		カマンベールの大型，由緒あるチーズ
		シェーブル（仏）		山羊乳チーズの総称
	フレッシュ軟質チーズ	カッテージチーズ（英，米）	なし	粒状，脂肪少なく低エネルギー，サラダ，チーズケーキ
		クワルク（独）		ペースト状，さわやか，ドイツでは広く調理に用いられる
		クリームチーズ（米，デンマーク）		
		モッツァレラ（伊）		水牛の乳で作る，ピッツァ，サラダなど
		マスカルポーネ（伊）		ティラミス，超軟質
		リコッタ（伊）		乳清に新しい乳を加えて作る（羊乳）
		フェタ（ギリシャ）		羊乳，牛乳，塩味が強い
プロセスチーズ	A. ハードタイプ • 箱型カルトン入り，小型アルミ包装 • スライス，粉末 • チーズ以外に香辛料，調味料入りもの • 棒状（やや軟らかい） • 溶けるチーズ（ナチュラルチーズに似て溶ける） B. ソフトタイプ • チーズスプレッド，ソフトプロセスチーズ			ゴーダやチェダーを原料として加工 （スパイスチーズ，スモークチーズ）
チーズフード[*1]				チーズを51%以上含む，水分は50%前後

資料）山崎清子他『NEW 調理と理論』同文書院，p.407，2011
　　　和田淑子，大起ひろ編著『健康・調理の科学〔第3版〕』建帛社，p.188，2006
　　　日本乳業技術協会編『乳業事典』朝倉書店，1971

表3−1−18　生クリームの泡立て温度と起泡性

泡立て温度（℃）	泡立て時間（分，秒）	オーバーラン（%）	粘稠度（dyn・sec/cm^2）	乳清分離量（%）
5	8,10	114	$8.16×10^4$	1.8
10	6,50	102	$7.62×10^4$	3.1
15	4,30	75	$5.44×10^4$	4.3

資料）平野雅子他「家政誌」22，p.24，1971を一部改変

$$オーバーラン(\%)=\frac{一定容量のクリームの重量 − 同容量の泡立ちクリームの重量}{同容量の泡立ちクリームの重量}×100$$

　砂糖は撹拌の途中から少しずつ加える。これは，砂糖の添加量が多くなるほど，オーバーランと粘稠度が低下し，起泡性は低下するからである（表3−1−19参照）。

＊1　チーズフード
1種またはそれ以上のナチュラルチーズあるいはプロセスチーズに，クリーム・牛乳・脱脂乳・香辛料・調味料などを加え，プロセスチーズと同様の方法で製造されるもの。

表3－1－19　生クリームの起泡性に対する砂糖添加の影響

砂糖量 （%）	泡立て時間 （分，秒）	オーバーラン （%）	粘稠度 (dyn・sec/cm²)
0	8,40	119	8.18×10⁴
10	10,10	102	6.80×10⁴
20	10,15	99	6.25×10⁴
30	10,15	91	5.17×10⁴

注：室温19.5℃
資料）平野雅子他「家政誌」22，p.24，1971を一部改変

生クリームはO/W型エマルション*¹であるが，高温や過度の攪拌によりW/O型エマルション*²に相転換してバターと乳清に分離するので注意が必要である。

（4）バター

　バターは，牛乳から分離したクリームをチャーニング（攪拌）により脂肪球を粒状に集合させ，ワーキング（練圧）したもので，乳酸発酵の有無により発酵バターと非発酵バターに分けられる。主成分は脂質（80～83%）で，レチノール活性当量が520～790μg/100g，β-カロテン当量が140～190μg/100g，水分が13～16%含まれる。風味は脂肪酸によるところが大きく，脂肪酸組成は牛乳と似ている。バターは常温では固形であるが，融点（28.5 ～33.3℃）で軟化し，さらに加熱すると液状になる。溶かした上澄みを澄ましバターという。

　加塩バターは，ワーキングのときに食塩を約2%添加したもので，風味がよく保存性も高い。無塩バターは，主に製菓原料用と調理用であり，バタークリーム・バターロール・ケーキ・パイなどの材料および焼き物・炒め物などに用いられている。また，バターは攪拌すると空気を抱き込む性質（クリーミング性）があり，それを利用した調理がバタークリームやパウンドケーキである。クッキーやパイのサクサク感は，バターのショートネス性（もろく砕ける性質）による。

3　成分抽出素材の成分特性・栄養特性・調理特性

1）でんぷん

（1）種類と成分特性・栄養特性

　でんぷんは，植物の根・茎・種実などに蓄えられた貯蔵多糖類で粒子として存在している。種類は，ジャガイモ・サツマイモ・ヤマノイモ・葛などの根茎でんぷん（地下でんぷん）と米・小麦・トウモロコシ・豆類などの種実でんぷん（地上でんぷん）に分けられる（表3－1－20参照）。調理に用いられるでんぷんには，片栗粉（ジャガイモ）・葛粉（葛）・コーンスターチ（トウモロコシ）・ワラビもち粉*³などがある。

　でんぷんは，α-1，4グリコシド結合した直鎖状分子のアミロースとα-1，6グリコシド結合したアミロペクチンからなっている。生でんぷん（β-でんぷん）に水を加えて加熱すると，でんぷん粒子が吸水・膨潤し，粘度と透明度を増して糊状になる。これを**糊化**という（α-でんぷん）。さらに加熱を続けると，で

*1　O/W型エマルション　第3章第1節「図3－1－21」参照。

*2　W/O型エマルション　第3章第1節「図3－1－21」参照。

*3　ワラビもち粉　ワラビでんぷん。代用としてサツマイモでんぷんが市販されている。

100

表３－１－20　でんぷんの種類と特徴

種　類		根茎でんぷん			種実でんぷん		
		サツマイモ（わらび粉の代用）	ジャガイモ（片栗粉）	タピオカ	トウモロコシ（コーンスターチ）	小麦	米
形状	粒　形	球形・楕円形	卵　形	球　形	多面形	比較的球形	多面形
	平均粒径（μm）	18	50	17	16	20	5
成分	アミロース（%）	19	25	17	25	30	17
物性	でんぷん（6%糊）　糊化温度（℃）	72.5	64.5	69.6	86.2	87.3	67.0
	最高粘度（BU[*1]）	685	1,028	340	260	104	112
	ゲルの状態	強い粘着性	強い粘着性	強い粘着性	もろく硬い	もろく軟らかい	もろく硬い
	透明度	透　明	透　明	透　明	不透明	やや不透明	やや不透明

[*1]ブラベンダーユニットのこと。機械を開発したドイツのブラベンダー社の名前をとった粘度の単位。
資料）渋川祥子他編『調理学』同文書院，p.142, 2011・青木三恵子編『調理学』化学同人，p.119, 2011より作成

んぷん粒子は崩壊し，低分子化して糊の粘度が低下する。これをブレークダウン（breakdown）という。ジャガイモでんぷん糊は，表３－１－20に示すように最高粘度が大きくブレークダウンも著しいが，トウモロコシなどの種実でんぷん糊は，最高粘度が小さくブレークダウンはあまり見られない。

生でんぷんは，ミセルが緻密な構造であるため，消化酵素（アミラーゼ）の作用を受けにくい特性がある。しかし，糊化したでんぷんは，アミラーゼの作用を受けやすく消化されやすい。

（2）でんぷんの調理特性

でんぷんを調理に用いる場合，粉末のまま使用するときと糊化して使用するときがある。でんぷんの調理特性について表３－１－21に示す。

❶吸水性，粘着性（粉末状での利用）

粉末のまま使用する場合には，水分の吸収や，材料のつなぎを目的として利用することが多い。調理例としては，から揚げや肉だんごなどがある。

❷粘稠性（低濃度：ゾル状での利用）

料理に粘度を付加する目的で，でんぷんを使用する際には，あらかじめ水溶き

表３－１－21　でんぷんの調理特性

調理特性	調理例	でんぷんの種類	使用濃度（%）
粘着性	かまぼこ，はんぺん	じゃがいも，さつまいも，とうもろこし	2～5
粘稠性	薄くず汁	じゃがいも	0.5～2
	くずあん	じゃがいも，くず	3～6
	くず湯	くず，じゃがいも	5～8
	カスタードクリーム	とうもろこし，小麦	7～9
ゲル化性（粘弾性）	ブラマンジェ	とうもろこし	8～12
	くず桜	くず，じゃがいも	15～20
	ごま豆腐	くず	15～20
	わらびもち	さつまいも	20

資料）吉田惠子，綾部園子編著『調理の科学』理工図書，p.188, 2012を改変

したものを加える。汁物に薄い濃度でとろみをつけると，口当たりがよくなったり，汁の対流が抑制されて冷（さ）めにくくなったりする。また，粘性を与えるので調味料や具材の分散がよくなり，味がつきやすくなる。たとえば，かき玉汁をつくる際にでんぷんを利用すると，具が均一に分散して沈みにくくなる。

❸ゲル化性（高濃度：ゲル状での利用）

高いでんぷん濃度を用いた調理には，ブラマンジェやゴマ豆腐などがある。これらは，でんぷん糊液を冷却した際にゲル化する性質を利用したものである。

❹添加する食品がでんぷんの調理特性に与える影響

でんぷん糊液やゲルの性状は，添加する調味料などの影響を受けて物性が変化する。

a．砂糖の影響

でんぷんゲルをつくる際に砂糖を添加すると，でんぷんゲルの粘度と透明度が増加する。たとえば，小麦でんぷんでは，でんぷんゲルの濃度が増加するとともに粘度が上昇し，5％以上では粘度が急上昇する。また，でんぷんゲルを保存する場合は砂糖を加えておくと，透明度の低下が抑制される。

b．食塩の影響

ジャガイモでんぷん（3.84％濃度）に食塩を添加すると，ジャガイモでんぷんの粘度が約50％低下する。逆に小麦でんぷん（8.4％濃度）の場合は，食塩添加で粘度が増加する。また，トウモロコシでんぷんやタピオカでんぷんのゲルは，食塩による影響が少ない。このように，でんぷんゲルが食塩から受ける影響は，でんぷんの種類によって異なる。

c．食酢の影響

食酢が加えられたり，さらに加熱されたりすると，ジャガイモでんぷん糊液の粘度は低下する。これは，酸による加水分解がおこったからである。とくにpH3.5以下ではその傾向がいちじるしい。

d．油脂の影響

油脂はでんぷんの膨潤糊化を抑制し，糊化開始温度を上昇させる。そのため，通常ジャガイモでんぷん糊液に食塩や醤油，酢などの調味液を加えると粘度が低下するが，でんぷん糊液に油脂が共存（溜菜（りゅうつあい）など）すると粘度低下が抑制される。

e．牛乳の影響

トウモロコシでんぷんやジャガイモでんぷんは，牛乳を加えると軟らかいゲルになる。とくに，ジャガイモでんぷんは，糊化開始温度が上昇する。

❺化（加）工でんぷん

天然のでんぷんを種々の用途に合わせて，化学的，物理的，酵素的に処理したもので，デキストリン・α-でんぷん・湿熱処理でんぷん等がある（第3章第2節第2項「調理操作によるでんぷんの糊化・ゲル化・老化」参照）。

デキストリンは，でんぷんに水を加えないで加熱（110～220℃）し生成されるでんぷん分子の切断されたものである。調理への応用例としては，バターと小麦粉を約150℃まで加熱撹拌してつくる黄色のルーがあげられる。

　α-でんぷんは，でんぷんに水を加えて糊を調製し，老化する前に乾燥させて粉末状にしたものである。冷水にもよく溶けるため，応用範囲が広い。

　湿熱処理でんぷんは，でんぷんを糊化させない程度の水とともに加熱し本来の性質とは異なる特性をもたせたものである。化学的な修飾をしなくても耐熱性，耐酸性，粘度上昇の少ないでんぷんが得られるため，安全性の高い食品素材として注目されている。

2）油脂類

（1）種類と成分特性・栄養特性

　調理に用いる油脂は，常温で液体のものをoil（油），固体のものをfat（脂）と呼ぶ。油脂は天然の動物や植物から抽出・精製されたものであるが，さらにエステル化したものなどの加工油脂もある。食用油脂の種類を表3-1 22に示す。油脂の性状は種類によって異なるが，それは構成脂肪酸組成の違いによる。天然油脂の多くは，3つの脂肪酸と1つのグリセロールがエステル結合したトリグリセリドである。家庭で用いられるサラダ油は，ダイズ油やナタネ油を中心に，ト

*1 MCT（Medium Chain Triglyceride）
中鎖脂肪酸トリグリセリド（中鎖脂肪酸油：炭素数8～12個）は，長鎖脂肪酸トリグリセリド（一般的な植物油：炭素数14個以上）に比べて加水分解が速く，エネルギーになりやすい。蓄積しにくいため肥満防止になる。

表3-1-22　食用油脂の種類

分　類		種　類
動物油脂	動物油（魚油）	いわし油，まぐろ油
	動物脂（獣鳥類）	ラード（豚脂），ヘット（牛脂），鶏油（脂），乳脂肪，バター，羊脂
植物油脂	植物油	大豆油，とうもろこし油，オリーブ油，ごま油，なたね油，落花生油，サフラワー（紅花）油，ひまわり油，米ぬか油，綿実油，小麦胚芽油
	植物脂	やし油，パーム油，カカオ脂
加工油脂	植物性（脂）	ショートニング，マーガリン，カカオ脂代用脂
	植物性（油）	MCT[*1]，保健機能食用油

資料）吉田勉監修『調理学』学文社，p.121，2013を改変

表3-1-23　調理で使用される油脂製品

種　類	性　状	用　途	原材料
天ぷら油	液状油（低温で析出する成分あり）	加熱調理用	ダイズ，米，なたね，ごま，落花生など
サラダ油	液状精製油（低温で析出する成分なし）	生食サラダ用	ダイズ，とうもろこし，米，なたね，サフラワー油など
調合油	2種類以上の原料油を調合した油（主原料60％以上で原料油名を明記可）	加熱調理用	（調合ごま油）
固体脂	常温で固体の油脂（動植物から採取した脂とこれらを原料とした加工脂がある）	加熱調理用，製菓用	牛脂，豚脂，鶏脂，ヤシ油，パーム油，加工脂（バター，マーガリン，ショートニング）
MCT[*1]	液状合成油（中鎖脂肪酸を分取しグリセリドで再エステル化した油で，体内における消化・吸収が速い）	加熱調理用，治療食用	ヤシ油，パーム油
ごま油，オリーブ油	液状油（原料の風味を生かしサラダ油より精製度合いが低い）	生食用，加熱調理用	ごま，オリーブ
保健機能油脂	液状加工油（保健機能食品の1つで，天然の植物コレステロールが多く，血中のコレステロールを下げる）	生食用，加熱調理用	とうもろこしなど

資料）青木三恵子編『調理学』化学同人，p.121，2011を改変

第3章　調理操作と栄養

ウモロコシ油や綿実油が配合されている。調理で使用する油脂製品を表3－1－23に示す。

　油脂は，エネルギーが約9kcal/gでたんぱく質・炭水化物（約4kcal/g）の約2.3倍であるため，エネルギー源として重要な役割を担っており，**必須脂肪酸**の供給源としても重要である。また，脂溶性ビタミン類は油脂と同時に摂取すると，効率よく吸収されるといわれている。

　n－6系（植物油のリノール酸）や**n－3系**（魚油のEPA・DHA）の多価不飽和脂肪酸については，量だけではなく，摂取バランスの重要性も明らかにされている。とくに，魚の油に含まれるEPA（エイコサペンタエン酸）には，血小板凝集抑制作用や血中の中性脂肪低下作用などが認められ，DHA（ドコサヘキサエン酸）には，神経系および目の網膜に対する有効性や抗炎症作用などが報告されている。さらに，これらの脂肪酸は虚血性心疾患・脳卒中などの予防に役立つことも明らかにされている。

（2）油脂の調理特性

①高温調理の熱媒体

　油は，比熱が水の約1／2であるため，短時間で高温になる。また，油を熱媒体にすると100℃以上の高温調理が可能で，揚げ物の場合，適温は120～200℃である。

②香り・なめらかさの付与

　油脂を含む食品は，なめらかな風味を与える。たとえば，バター・マーガリン・カカオ脂などは，味だけでなく香りや滑らかさを付与する目的でも利用される。

③クリーミング性

　固体脂（バター・マーガリン・ラードなど）を撹拌すると細かい泡を抱き込みクリーム状になる。このような性質をクリーミング性といい，バターケーキなどに利用されている。

④ショートニング性

　小麦粉生地に添加した油脂は，クッキーやパイなどにサクサクしたもろさ，砕けやすさ（ショートネス）を付与する。この性質をショートニング性という。

⑤乳化性

　酢と油を混合してつくるフレンチドレッシングは，水分と油脂を混和しただけではすぐに2層に分離する。そのため，食べる直前に再度混和してから使用する。このように混和してもすぐに分離してしまう2つの液体を，時間が経過しても分離しないようにするためには，界面活性物質によって一方の液体を微細な粒子とし，他方の液体に分散させる必要がある。この操作を**乳化**といい，界面活性物質を**乳化剤**という。

　水と油は本来，混ざらないが，乳化剤が存在すると，水か油を分散してエマルションをつくる。たとえば，マヨネーズは油が微粒子として分散しており，**水中油滴型（O/W型）**のエマルションになる。また，バターやマーガリンは，油相

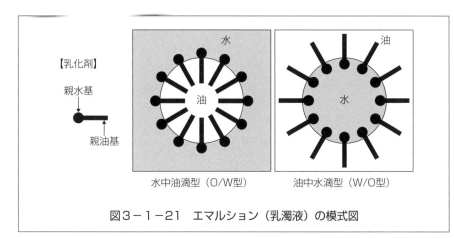

図3－1－21　エマルション（乳濁液）の模式図

の中に水が分散する**油中水滴型（W/O型）**のエマルションである。図3　1－
21にエマルションの模式図を示す。乳化剤は，1つの分子の中に水に溶ける親
水基と，油に溶ける親油基をもっている。乳化剤の種類によって，親水性と親油
性のバランスが異なっており，親水性がより強いものは水中油滴型を，親油性が
より強いものは油中水滴型のエマルションをつくりやすい。

（3）調理における油脂の劣化

　不飽和脂肪酸の多い油脂は，二重結合の部分が不安定なため加熱調理・直射日
光・長期保存などによって酸化されやすい。油脂が酸化されると，粘度増加や着
色が起こり，過熱状態で発煙などが起こる。酸化を防ぐためには，過剰な加熱を
避け，保存の際に冷暗所で光や空気との接触を避けなければならない。

3）ゲル化素材

　ゲル化素材は動物由来・植物由来・微生物由来のもの等があり，ゲル化性のほ
か増粘性などを有するので，食物のテクスチャー改良に利用できる。そのため，
超高齢社会のわが国では，ゲル化素材の機能性を生かした調理が期待されている。
主なゲル化素材を表3－1－24に示す。

（1）種類と成分特性

　ゲル化素材として，動物性食品ではゼラチン，植物性食品では寒天やカラギー
ナン，ペクチンなどがある。これらは水とともに加熱することでゾルとなり，そ
の後，適温に冷却すると**ゲル化**する。ゲル化素材は，ゼリーなどの冷菓に用いら
れたり，増粘剤や乳化剤としても利用されたりする。

　ゼラチンは，動物の結合組織に含まれるコラーゲンを加水分解して得られ，主
成分がたんぱく質である。**寒天**は紅藻類のテングサやオゴノリを主原料としてお
り，角寒天，細寒天，粉寒天などがある。寒天の主成分はガラクトースを主とす
る酸性多糖類で，ゲル化力と保水力の大きいアガロース（70％）とゲル化力の
弱いアガロペクチン（30％）からなる。カラギーナンは紅藻類から水抽出され
る天然多糖類で，主成分はガラクトースである。

　ペクチンは，植物組織の細胞壁に含まれるガラクツロン酸を主体とする複合多

種　類	ゼラチン	寒　天	カラギーナン	高メトキシペクチン[*1]	低メトキシペクチン[*1]
原　料	動物の骨や皮に含まれるコラーゲン	海藻（紅藻類）のテングサやオゴノリ	海藻（紅藻類）のスギノリ	果実（柑橘類，リンゴ）や野菜	
主成分	たんぱく質	糖質（アガロース，アガロペクチン）	糖質（ガラクトース）	糖質（ガラクツロン酸）	
製品の形状	板状，粉末状	棒状，糸状，粉末状，粒状	粉末状	粉末状	
ゲル化濃度（%）	2～4	0.5～1.5	0.5～1.5	0.5～1.5	
溶解[*2]温度（℃）	60℃以上（湯煎法）	90℃以上	60℃以上	90℃以上	
凝固温度（℃）	10℃以下	常温	40～45	常　温	
ゲルの融解[*2]温度（℃）	25℃以上	70℃以上	60℃以上	—	
冷　凍	できない	できない	できる	できる	
消化吸収性	消化吸収される	消化されにくい	消化吸収されない	消化吸収されない	
酸に対する安定性	やや弱い（pH3.5～）	かなり弱い（pH4.5～）	やや強い（pH3.2～）	かなり強い（pH2.5～3.5）	やや強い（pH2.5～4.5）
調理特性	①水に浸漬し吸水膨潤の後，加熱溶解する②たんぱく質分解酵素で分解され，ゲル化する力を失う③冷蔵庫または氷水中でゲル化する④軟らかいゲルで粘弾性がある⑤口のなか（体温）で融解し，なめらかな食感を呈する	①水に浸漬し吸水膨潤の後，加熱溶解する②果汁は，寒天液を60℃くらいに冷ましてから加える③常温１時間でゲル化する④もろいゲルで粘りがなく，歯切れのよい口当たりになる⑤離しょうが起こりやすい	①だまになりやすいため，少量ずつ水に振り入れたり，砂糖とよく混合してから水に溶かす②水に浸漬し吸水膨潤の後，加熱溶解する③種類によっては，カリウムやカルシウムなどによりゲル化する④軟らかいゲルで粘弾性に富む⑤室温で放置しても融解しないが，離しょうは起こりやすい	①ペクチン濃度0.5～1.5%，pH2.5～3.5（有機酸濃度0.5～1.0%），砂糖濃度60～65%の条件が満たされるとゲル化する②砂糖とよく混合したあと溶解する③弾力性をもつ軟らかめのゲルになる④砂糖濃度が高いので，ジャムやマーマレードなどに用いられる	①砂糖とよく混合したあと溶解する②pH2.5～4.5でゲル化するが，0.7～1.5%のペクチン濃度において，ペクチン量の1.5～3.0%のカルシウムが必要である③やや軟らかいゲルになる④カルシウムなどの２価の金属陽イオンでゲルを形成する性質があるので，カルシウムに富んだ低エネルギーのゼリーができる

[*1] メトキシ基が7%以上のものを高メトキシ（HM）ペクチン，7%未満のものを低メトキシ（LM）ペクチンという。
[*2] 溶解は粉末などが液体に溶けること，融解はゲルなどの固体が液体になることをいう。
資料）河田昌子『お菓子「こつ」の科学』柴田書店，pp.244-245，1991より抜粋，一部改変

糖類である。果実が未熟のときには不溶性のプロトペクチン，完熟では可溶性のペクチン，過熟ではペクチン酸として存在する。ガラクツロン酸の側鎖のカルボキシ基が一部メトキシ基に置き換わっているものをペクチニン酸といい，一般的にはペクチンと呼んでいる。ペクチンは，メトキシ基が７％以上のものを高メトキシ（HM：High Methoxy）ペクチン，７％未満のものを低メトキシ（LM：Low Methoxy）ペクチンといい区別している。

（2）ゲル化素材の栄養特性・調理特性

　表３－１－24に示すように，ゲル化素材は種類によって，消化吸収性や調理特性が大きく異なる。

❶ゼラチン

　必須アミノ酸のリジンに富むが，トリプトファンを欠くため栄養価は劣る。しかし，消化吸収がよく口当たりもよいので，幼児・高齢者・病者などに利用され

表3－1－25　ゼラチン液に添加する食品の影響

添加食品	調理特性
砂　糖	・ゼラチン液の凝固温度やゲルの融解温度・透過率・硬さ・粘稠度を高める
果物，果汁	・生のパイナップル・パパイア・キウイフルーツ・イチジクなどを用いると，それらに含まれているたんぱく質分解酵素の作用によって凝固力を失うため，加熱し酵素を失活させてから用いる
牛　乳	・牛乳中の塩類の影響により，牛乳量が多いと硬くなる

資料）新調理研究会編『これからの調理学実習』オーム社，p.23，2011を一部改変

る。市販のゼラチンには，粉末状と板状の2タイプがある。

　ゲル形成に必要なゼラチンの濃度は2～4％で，ゼラチンを水で膨潤（粉末状は5分，板状は20～30分）した後，約60℃加熱（湯煎）で溶解する。その後，10℃以下に冷却するとゲル化する。ゼラチン濃度が低いほどゲル化に要する時間は長くなる。冷却温度が低い，あるいは冷却時間が長いほどゼリー強度は強くなる[*1]。ゼラチンはペプチド結合のため，ゼラチン液を沸騰させたり，過度の撹拌を行うとゲル化しない場合がある。

　ゼラチンゲルは透明度が高く，でき上がった料理は美しく見える。融解開始温度が25℃前後であるため，口の中（体温）でとけ，口ざわりはよいが，室温が高いと，とけることがあるので注意しなければならない。ゼラチンゲルは表3－1－24に示すようにゲルの融解温度が低く，ゾル化しやすいが，ゾル化したゼラチンゼリーを冷却するとゲル化する。さらに，再び加温するとゾル化し，ゲルとゾルをくり返す。また，ゼラチンゼリーは，離漿の前に崩壊を起こすが，ゼラチン濃度や砂糖濃度が高いと崩壊しにくい。表3－1－25に砂糖などの影響を示す。

❷寒　天

　寒天はアルカリ性に比較的強いが，酸性に対する抵抗性は弱い。ヒトの消化管では消化されないので，低エネルギー食品の素材として利用される場合がある。寒天に大量の水を加えると膨潤し，熱水を加えるとゆっくり溶解する。寒天濃度が高いと溶解しにくいため，高濃度の寒天溶液をつくる場合は，低濃度溶液を煮詰める方法を用いるとよい。

　1～2％寒天溶液は32～39℃で凝固し，この凝固力はゼラチンの7～8倍と強い。一度凝固した寒天ゼリーは，再度80～90℃で加熱すると融解し，長時間加熱すると粘性が失われる。常温では凝固し，融解しないので扱いやすいが，口融けはよくない。寒天ゼリーは，寒天濃度が高いと凝固温度や融解温度も高くなり（寒天濃度0.5％では凝固温度28℃・融解温度68℃，2％では凝固温度35℃・融解温度84℃），ゼリー強度も強くなる。

　寒天ゼリーの透明度はゼラチンゼリーより低いが，食感は歯切れのよい口当たりである。寒天濃度が高い，もしくは加熱時間が長いと離漿[*2]量は少ない。寒天濃度を一定とし，砂糖濃度を変化させた場合は，砂糖濃度が増大すると離漿量は少なくなる。砂糖そのほか，添加する食品の影響を表3－1－26に示す。

＊1　ゼラチンゲルのゼリー強度　（g/㎠）

冷却時間	冷却温度	
	0～1℃	10℃
1時間	108	69
3時間	120	80
5時間	135	98
20時間	150	－

資料）山崎清子他『NEW調理と理論』同文書院，p.499，2011

＊2　離漿　寒天ゼリーは，調製してから時間経過とともに，ゲルを形成している多糖類の網目構造が密になる。保持されなくなった水分（自由水）が内部から押し出され表面に浮いてくる現象。

表３−１−26　寒天液に添加する食品の影響

添加食品	調理特性
砂　糖	・寒天液に砂糖を加えるとき，砂糖濃度が高いほど凝固温度は高くなり，離漿が少なくなってゼリー強度は高くなる
果物，果汁	・果汁を寒天液に加えて煮ると，酸によって寒天分子が分解し，ゲル化しない ・寒天液に果汁を加えるとき，混合時の温度が高いほどゲル形成能が低下するので，果汁の風味やビタミンＣを保つ点からも，寒天液を60〜70℃に冷ましてから果汁を加えるのが望ましい
牛　乳	・牛乳の脂肪やたんぱく質が寒天ゲルの構造を阻害するため，牛乳量が多いほどゼリー強度は弱くなる
あ　ん	・水ようかんなどの場合，あんを寒天液に混ぜるとき，あんが重いので，熱いうちに型に流すと，あんが沈殿し均一にならない ・寒天液の凝固温度近くまで冷ましてから型に流すと，液に粘度がつくので，あんが沈みにくい
卵　白	・泡立てた卵白と寒天液を混合する場合，気泡卵白と寒天液が分離しやすい ・寒天液を40℃に冷まし，寒天の凝固が始まる前に泡と混合すると均一に混ざりやすい

資料）新調理研究会編『これからの調理学実習』オーム社，p.23，2011を一部改変

❸カラギーナン

　アイスクリーム，ホイップクリーム，ハム，水産練り製品やチーズなどに用いられている。カラギーナンの扱い方は寒天に類似しているが，吸水性が高いため，加水時に"だま"になりやすい。したがって，砂糖を加える場合は，先に砂糖と混ぜてから水を加えるとよい。また，煮溶かすときの温度やゲルが融解する温度は，寒天より低くゼラチンよりも高いので，夏場などの室温でも扱いやすい。

❹ペクチン[*1]

　果実に砂糖を加えてジャムをつくる際，その果実のペクチンが糖と酸の存在下でゲル化し，ゼリー状を保つ。ゲル形成に必要なペクチンと糖および有機酸の割合を表３−１−27に示す。果実のペクチンは，果実の種類によって量や性質が異なり，同じペクチン量でも，糖量やpHによってゲルの硬さは異なる。

　ジャムやマーマレードは，果実類に含まれる**高メトキシペクチン**（HMペクチン）が糖および有機酸の存在下でゲル化することを利用した調理品である。一方，ムースやゼリーは，**低メトキシペクチン**（LMペクチン）がカルシウムイオンの存在でゲル化したものである。

＊１　ペクチン　詳細は第３章第１節「表３−１−7」および「表３−１−24」参照。

表３−１−27　ジャムや果物ゼリーにおける
ペクチン・糖・酸の割合

ゲル化の要素	製品中の含量
ペクチン	0.5〜1.5%
糖	55〜65%
有機酸	0.5〜1.0%
pH	3前後

資料）渋川祥子他著『新訂 調理科学』同文書院，p.55，2005
を一部改変

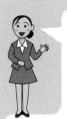

Column 寒天とゼラチンの違いを知り，二色かん・二色ゼリーを上手につくろう！

　寒天は冷えて固まってしまうと粘着力がなくなり，固まった寒天同士が接着することはありません。寒天で二色かんをつくる際に，下層を固めてから上層の寒天を流し込むと下層にふれて冷えるため，すぐに固まって二層がはがれやすくなります。そこで，上下の寒天の最初の濃度や煮つめ方を変えると，二色かんを上手につくることができます。その理由は，液の濃度（比重）が違うと，下層がまだ半流動状態のうちに上層を流し込んでも混ざり合うことがなく，両者がしっかり固まるからです。

　一方，ゼラチンで二色ゼリーをつくる際は，下層を十分に冷やし固めておいて，上から温かい液を流し込めば，下層の表面がすぐに溶けて上下の層は完全に接着されます。これは，ゼラチンがもともと粘着力の強いもので，非常に溶けやすく温度が30℃を超えると溶け始めるからです。逆に下層が熱いうちに上層を加えると混合してしまい二層になりません。このため，ゼラチンの場合は下層が十分に冷えてから上層を流し込む必要があります。

2 調理操作による食品の組織・物性と栄養成分の変化

1 食品の組織・物性の変化

1）コロイド性の調理操作による変化

　微粒子（直径10^{-9}〜10^{-7}m）が分散している状態をコロイドといい，その微粒子を分散相，分散させる物質を分散媒という*1。たとえば，でんぷん溶液の場合，でんぷんが分散相，水が分散媒である。多くの食品は，分散相と分散媒（気体，液体，固体）の組み合わせでつくられている。その食品例を表3－2－1に示す。

（1）泡

　食品の泡は食感を変化させ，独特の物性を示す。泡を利用したものにホイップクリーム・メレンゲ・マシュマロ・アイスクリーム・スポンジケーキなどがある。

（2）ゾルとゲル

　流動性のあるコロイドをゾル，流動性を失って，あるいは多量の水を含んだままで固まった状態のものをゲルと呼ぶ。たとえば，生クリームやポタージュはゾルであり，卵豆腐・プディング・ブラマンジェ・ゼリー・チョコレートなどはゲルである。

　ゲルの一種である寒天ゼリーは，分子間架橋や糸状高分子が絡み合い，網目構

*1　分散相と分散媒

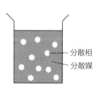

分散相
分散媒

表3-2-1　コロイドの種類

分散媒	分散相 (コロイド粒子)	食品などの例
気　体	液　体	香りづけのスモーク, 湯気
	固　体	小麦粉, 粉ミルク, 粉砂糖, ココア
液　体	気　体	ビール, 炭酸飲料, ホイップクリーム, ソフトクリーム
	液　体	生クリーム, マヨネーズ, 牛乳, バター
	固　体	味噌汁, スープ, ジュース
		ソース, でんぷんペースト, ポタージュ
		ゼリー, 水ようかん, ババロア, チョコレート
固　体	気　体	パン, クッキー, スポンジケーキ, マシュマロ, 各種乾燥食品
	液　体	戻した凍り豆腐・棒寒天
	固　体	冷凍食品, 砂糖菓子

造を形成している。これを放置しておくと，網目が収縮し水が押し出される。このような現象を離漿（りしょう）という。また，ゲル中の分散媒である水を凍結乾燥などにより除去したものをキセロゲルといい，棒寒天・凍り豆腐（乾燥状態）などはキセロゲルの一種である。

（3）乳　化

水と油のような混ざり合わない液体を混合・攪拌すると，一方が細かいコロイド粒子となり，もう一方の液体中に分散する。これを乳化といい，その液を**乳濁液**（にゅうだくえき）（エマルション，第3章第1節「図3－1－21」参照）という。乳化された食品は，一般的に口当たりがなめらかで食味もよく，消化性や吸収性も高まるといわれている。乳濁液には，牛乳，マヨネーズ，生クリームのように，水の中に油が分散する**水中油滴型**（oil in water type, O/W型）と，バターやマーガリンのように，油の中に水が粒子となって分散する**油中水滴型**（water in oil type, W/O型）がある。水と油のみの混合物は不安定なため，しばらく放置しておくと元の状態に戻ろうとするが，**乳化剤**を加えると分離しにくくなる。食品中で乳化剤の働きがあるのは，牛乳中のカゼイン，卵黄中のリン脂質であるレシチン（マヨネーズ）などである。乳濁液は，分散相と分散媒が入れかわる転相（O/W型 ⇄ W/O型）を起こすことがある。生クリームを攪拌しすぎるとバターになる現象やマヨネーズの分離などはこの現象である。

（4）懸　濁（けんだく）

ピューレ・ポタージュスープ・味噌汁など大部分の液状食品は，固体の分散相（コロイド粒子）が液体の分散媒に分散したものであり（表3－2－1参照），このような液を**懸濁液**（サスペンション）という。コロイド粒子は不可逆的に凝集（ぎょうしゅう）する傾向があり，時間とともに質量が増し，沈殿する。これを抑制するために，分散媒に界面活性物質や増粘剤を添加するなどの工夫が行われる。

2）テクスチャー・レオロジーの調理操作による変化

食物のテクスチャーとは食感（硬さ，粘り，なめらかさなど）に関する性質をさし，食べ物（食品）の組織や構造などの状態により異なる。テクスチャーは，

テクスチュロメーター[*1]で食品の硬さ・凝集性[*2]・付着性・弾力性・ガム性[*3]・咀嚼性[*4]を測定する。さらにテクスチャーを客観的に評価するために，粘性・弾性・塑性・粘弾性・破断特性などのレオロジー的性質を測定し，食品のもつ物性を数値で表現する方法が用いられる。

（1）粘　性

粘性は流れに抵抗する性質のことである。水・サラダ油・はちみつ・牛乳などの低分子で比較的単純な組成の液体は，ニュートンの粘性法則に従うニュートン流体である。一方，ホワイトソースやヨーグルトは，非ニュートン流体である。非ニュートン流体は，ときには曳糸性[*5]・チキソトロピー性[*6]・ダイラタンシー[*7]などの異常粘性を示す。

（2）弾　性

マシュマロは指で軽く押さえるとへこみ，離すと戻る。このように物体が外力によって直ちに変形し，その外力を除くと直ちに元の形に戻る性質を弾性という。

（3）塑　性

外力により物質が変形して戻らない性質を塑性という。また，常温で塑性を示さない物体でも，熱などの物理的条件や薬剤によって塑性を示すことがある。それを可塑性という。マーガリン・ショートニング・パン生地・ぎょうざの皮は，可塑性を示す。

（4）粘弾性

多くの食品は，粘性と弾性を兼ね備えている。弾性（固体）的であっても，粘性（液体）的な性質をもつ，あるいは粘性的であっても弾性的性質を含む性質を粘弾性という。小麦粉に水を加えてこねると，小麦たんぱく質のグルテニンとグリアジンが吸水膨潤し，絡み合って粘弾性のある網目構造をもったグルテンを形成する。小麦粉に50〜60％の水を加えて混ねつしたものをドウ（dough）といい，主としてめん類やパンの生地に用いられる（第3章第1節第1項「ドウ」参照）。

（5）破断特性

物質（食品）を一定の速度で圧縮・伸張あるいはずり変形させ続けると，2つ以上の破片に分かれる。このような不可逆的現象を破断といい，脆性破断と延性破断に大別される。脆性破断とは，クッキー・せんべいなどのように外力によって瞬間的に砕けるものをいい，チーズ・食肉・かまぼこ・ソーセージのようにある変形が生じた後に切断されたり，切れ目が生じたりするような破壊を延性破断という。

---

② 食品の栄養成分などの変化とアク成分

1）炭水化物の調理操作による変化

（1）炭水化物の種類

主な炭水化物の種類を表3−2−2に示す。食品中の炭水化物には，主なエネ

---

*1 テクスチュロメーター　プランジャーの上下運動を2回繰り返し，得られた記録曲線の測定値から食品の物性を知ることができる。

*2 凝集性　おにぎりのように固まり集まる性質。

*3 ガム性　ゴムのような性質（チューインガム）。

*4 咀嚼性　食物をかみ砕く性質。

*5 曳糸性　納豆やチーズが糸を引く性質。

*6 チキソトロピー性　マヨネーズなどの粘稠な液体を振とうや攪拌すると軟らかくなり，静置しておくと硬さが回復する現象。

*7 ダイラタンシー　片栗粉などの生でんぷんに，ひたひたの水を加えて，ゆっくりかき混ぜると流れやすいが，急激に攪拌すると硬くなる現象。

第3章　調理操作と栄養

表３－２－２　主な炭水化物の種類と所在

分　類	種　類	主な所在
単糖類	ブドウ糖（グルコース）	みりん
	果糖（フルクトース）	はちみつ，果物
	ガラクトース	乳糖
	キシロース	タケノコ
二糖類	ショ糖（スクロース）	砂糖，サトウキビ，ビート，砂糖楓（さとうかえで）
	麦芽糖（マルトース）	麦芽，はちみつ
	乳糖（ラクトース）	牛乳，人乳
	トレハロース	キノコ
多糖類	でんぷん（アミロース，アミロペクチン）	米，小麦，トウモロコシ，ジャガイモ，サツマイモ，クズ，タピオカ，ユリネ
	イヌリン	ユリネ，キクイモ
	グリコーゲン	肝臓
	ペクチン	柑橘類・リンゴなどの果実類，野菜類
	寒天	テングサ・オゴノリなどの紅藻類
	カラギーナン（カラゲナン）	アイリッシュモス・スギノリ・ツノマタなどの海藻
	マンナン	コンニャクイモ
	キチン	カニ，エビ
	アルギン酸	コンブ
	セルロース	植物性食品の細胞壁

ルギー源となる糖質とヒトの消化酵素で分解されない食物繊維があり，単糖類・オリゴ糖類・多糖類に分類される。単糖類やオリゴ糖類には甘味があるが，多糖類にはない。多糖類はゲル化素材として利用されるものが多い。ショ糖は砂糖[*1]として，調味料や菓子類に広く用いられている。

（２）加熱による砂糖の変化

　ショ糖（砂糖）は，親水性が強く水に溶けやすい（第３章第３節「表３－３－４」参照）ので，水を加えて加熱すると濃縮され，沸騰点が上昇して粘度も高くなる（表３－２－３参照）。逆に，水を加えたショ糖の温度が低下すると過飽和となり，攪拌などの物理的刺激によって，ショ糖の結晶が析出する。この性質を利用してつくられるものに，砂糖を使ったシロップ・フォンダン・砂糖衣・抜絲（バースー）・カラメルなどがあり，五色豆・カラメルソース・菓子の飾り材料に用いられる。砂糖の加熱による状態の変化を表３－２－４に示す。

　抜絲（バースー）をつくる際，加熱温度140℃で銀絲（インスー），160℃で金絲（ジンスー）ができる。このとき，酢を加えて加熱すると，ショ糖の結晶化が防止されるので，おいしい抜絲になる。結晶化を防ぐことができるのは，酢による加水分解でショ糖の一部が転化糖[*2]に変わるからである。

表３－２－３　ショ糖溶液の沸騰点

ショ糖（%）	10	20	30	40	50	60	70	80	90.8
沸騰点（℃）	100.4	100.6	101.1	101.5	102.0	103.0	106.5	112.5	130.0

*1　砂糖　主成分はショ糖。砂糖に含まれるショ糖の割合は，上白糖が97.8%，三温糖が96.4%，グラニュー糖が99.9%，黒砂糖が80%である。砂糖の種類と特性については，第３章第３節「表３－３－２」参照。

*2　転化糖　ショ糖は，加水分解してブドウ糖と果糖になる。右せん性から左せん性に転化するので，これを「転化」といい，ブドウ糖と果糖が１：１に混合した糖を「転化糖」という。この転化糖は，ショ糖よりも甘く，吸湿性が高い。

表3－2－4　砂糖の加熱による状態の変化

温度（℃）	特　徴	調理例
100	・冷却しても結晶化しない	シロップ
105	・濃厚シロップ	ゼリー
110	・糸状に粘る	マシュマロ
107～115	・107～112℃まで煮詰めた液を40℃まで冷却し，過飽和溶液を攪拌して刺激を与え，再結晶させたものである	フォンダン
115～118	・115～120℃に煮詰めた液に材料を入れ，90℃以下に冷めないうちに手早く攪拌し，結晶化させる	ファッジ[*1]，砂糖衣
120～130	・やや硬い球状	キャラメル
130～132	・硬い球状	タッフィー
135～138	・ややもろく破砕	ヌガー
140～145	・煮詰めた液が100℃以下になると糸を引く　・透明の糸	抜絲（銀絲）
138～154	・もろく破砕	ドロップ，あめ
160～165	・煮詰めた液が100℃以下になると糸を引く ・淡黄色～黄色の糸	抜絲（金絲）
160～170	・色づいた液を冷却して固める	べっこうあめ
170～190	・カラメル　・茶褐色～褐色	カラメルソース

＊1　ファッジ　西洋のキャンディの一種で，非常に甘いスイーツ。砂糖，牛乳，バターを116℃に加熱し，型に入れ冷やし固める。

160～190℃以上に加熱すると転化糖が増え，芳香をもつカラメルを形成する。カラメルは，果糖が脱水されてヒドロキシメチルフルフラールを生じ，これが重合して褐色物質が生じたものである。転化しなかったショ糖も分解し，さまざまな糖の脱水縮合物となる。カラメルの香ばしい芳香と焼き色は，調理に重要な役割を果たす。

（3）調理操作によるでんぷんの糊化・ゲル化・老化

　でんぷんは，300～3,000のブドウ糖がα－1，4結合で直鎖状に連なったアミロースと，α－1，6結合で枝分かれしたアミロペクチンから構成され，両者の割合が食品によって異なる。生でんぷん（β－でんぷん）は，ブドウ糖の鎖が規則正しく配列したミセル構造（結晶構造）をとっているため消化が悪い。でんぷんを水の存在下で加熱すると，60～70℃で急激に水を吸収して膨潤し，コロイド溶液となる。この現象を「糊化（α化）」という。

　高濃度のでんぷん液を加熱し糊化するとゾルとなり，冷却するとゲルを形成する。この糊化に必要な水と熱は，でんぷんの種類によって水の量や温度が異なり，糊化でんぷんの粘度などは添加する調味料（砂糖，食塩，食酢など）の影響を受ける。たとえば，砂糖のような親水性のものは，ゲルの強度を増大させ安定性を高める。くずざくら（くずでんぷん），ブラマンジェ（コーンスターチ），わらびもち（サツマイモでんぷん）などの菓子は，このような性質を利用してつくられる。添加する調味料の影響を少なくしたい場合は，糊化した後に調味料を加えるとよい。

　図3－2－1に示すように，糊化でんぷんを放置すると，水分子の一部が失われて（離漿），鎖が部分的に再配列し，生でんぷんに近い状態となる。この現象

第3章　調理操作と栄養

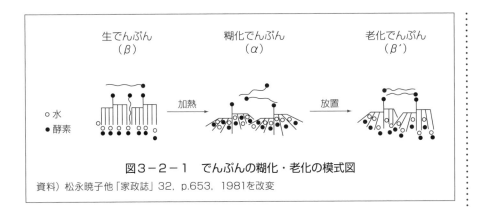

を「老化」という。この老化が起こると透明度や粘性が失われ，食感も悪くなる。老化は水分30〜60％でもっとも起こりやすく，10〜15％以下では起こりにくい。

　天然でんぷんに化学的・物理的・酵素的処理を行い，でんぷんの機能を拡大したものを「化（加）工でんぷん」という（第３章第１節第３項「化（加）工でんぷん」参照）。腎臓病などの治療食や，嚥下障害をもつ人の食事の補助剤（増粘剤）などに利用される。この一種である湿熱処理でんぷんは，レジスタントスターチ[*1]と呼ばれ，消化性が低いので糖尿病食などに利用されている。また，油脂代替加工でんぷんは，マーガリン・ドレッシング・マヨネーズなどに利用されている。

2）たんぱく質の調理操作による変化

（1）たんぱく質の種類と構造

　たんぱく質は，生体を構成する重要な栄養素の１つで，α-L-アミノ酸が多数結合した高分子化合物である。表３−２−５に示すように，単純たんぱく質・複

*1　レジスタントスターチ　食物繊維の一種。雑穀・豆・コーンフレーク・パスタなどのでんぷん質の食品に含まれている。エネルギーになりにくいでんぷんで整腸作用や生活習慣病の予防効果がある。

表３−２−５　食品中のたんぱく質の分類

分　類	種　類	たんぱく質の名称（所在）
単純たんぱく質	アルブミン	ミオゲン（筋肉），オボアルブミン（卵白），ラクトアルブミン（乳），レグメリン（大豆）
	グロブリン	ミオシン（筋肉），オボグロブリン（卵白），ラクトグロブリン（乳），グリシニン（大豆）
	グルテリン	グルテニン（小麦），オリゼニン（米）
	プロラミン	ツェイン（トウモロコシ），グリアジン（小麦），ホルデイン（大麦），プロラミン（米）
	アルブミノイド［硬たんぱく質］	コラーゲン（皮），エラスチン（腱），ケラチン（毛髪・爪）
	ヒストン	グロビン（血液），ヒストン（胸腺）
	プロタミン	サルミン（サケ白子），スチュリン（カレイ白子）
複合たんぱく質	糖たんぱく質	オボムコイド（卵白）
	リポたんぱく質	リポビテリン（卵黄）
	リンたんぱく質	カゼイン（乳），ビテリン（卵黄）
	色素たんぱく質	ミオグロビン（筋肉），ヘモグロビン（血液）
	核たんぱく質	動植物細胞に広く分布
誘導たんぱく質	ゼラチン	コラーゲンを水で煮沸したもの（魚の煮汁，コーンビーフ）
	プロテオース	たんぱく質を加水分解して，熱凝固しなくなった状態のもの
	ペプトン	たんぱく質を酵素で加水分解したもの

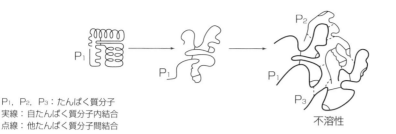

P₁, P₂, P₃：たんぱく質分子
実線：自たんぱく質分子内結合
点線：他たんぱく質分子間結合

図3−2−2　たんぱく質の変性の模式図

資料）長谷川千鶴他編著『調理学』朝倉書店，p.62，1983を改変

合たんぱく質・誘導たんぱく質に分類することが多い。たんぱく質を構成するアミノ酸の種類・数・配列は，それぞれのたんぱく質によって固有である（一次構造）。これらのペプチド鎖が水素結合によりβ-構造というジグザグ構造やα-ヘリックスと呼ばれるらせん構造，ランダムコイルと呼ばれる不規則な構造をとるようになる（二次構造）。さらに，アミノ酸の側鎖間で-S-S-結合（ジスルフィド結合）・水素結合・イオン結合などにより，たんぱく質分子が繊維状，球状になり三次構造を形成している。また生体内では，三次構造をもった分子が集合体になっている（四次構造）。

（2）調理操作によるたんぱく質の変性

たんぱく質を多く含む食品は，主成分のたんぱく質が調理操作により物理的・化学的な変化を受ける。たんぱく質分子の一次構造（アミノ酸の配列）はそのままであるが，高次構造（二〜四次構造）を形成している結合が切断され，不可逆的に立体構造が変化する。これをたんぱく質の変性[*1]といい，元のたんぱく質と異なった性質になる（図3−2−2参照）。

変性の要因を表3−2−6に示す。化学的な変性要因には，酸・アルカリ・塩類・酵素がある。物理的な変性要因として代表的なものは，加熱による凝固である。

*1　**変性**　食品中のたんぱく質の変性は，多くの場合，不可逆的である。変性が起こると，酵素の作用を受けやすく消化されやすくなる。

表3−2−6　調理操作によるたんぱく質の変性

変性要因		変性の例
化学的要因	酸	・牛乳にレモン汁を加えると凝固する ・魚肉の酢じめ　・ヨーグルト
	アルカリ	・アヒルの卵を草木灰に漬けてピータンをつくる ・煮豆をつくるとき重曹を加えると軟らかくなる
	塩　類	・豆乳に塩類($MgCl_2$，$CaCl_2$)を加えると豆腐ができる
	酵　素	・牛乳に凝乳酵素を加えるとチーズができる ・肉類をショウガ・パパイア・パイナップルなどの汁に漬け込むと軟らかくなる
物理的要因	加　熱	・煮魚，焼き肉，茶碗蒸しなど
	凍　結	・凍り豆腐
	こねる	・小麦粉に水を加えてこねるとグルテンが形成される
	乾　燥	・スルメ　・干しエビ
	表面張力	・メレンゲ　・泡雪　・スポンジケーキ　・アイスクリーム
	そのほか	・湯葉　・牛乳を加熱すると表面に皮膜ができる（表面変性） ・魚の煮汁にゼラチンが溶出する

第3章　調理操作と栄養

（3）酵素による組織の軟化

　生のパパイア（パパイン）・パイナップル（ブロメライン）・ショウガ・イチジク（フィシン）・キウイフルーツ（アクチニジン）・ナシなどにはプロテアーゼ（たんぱく質分解酵素）が存在する。肉類を用いる際に，下処理の段階でショウガやナシのしぼり汁に漬け込むと，これらの食品がもつたんぱく質分解酵素の働きにより食肉は軟化する。レモンなどの酸性を示す果汁を添加すると，食品中のpHが低下し，プロテアーゼが活性化して，さらに効果が上がる。しかし，長時間漬汁に浸漬すると筋原線維たんぱく質が過度に分解され，食味が悪くなるので，浸漬時間を制御する必要がある。また，ゼラチンゼリーにプロテアーゼを含む果汁を用いる場合は，固まらないことがあるので，ゼラチン液が冷えてから加えるとよい。

3）脂質の調理操作による変化

（1）脂質の種類と成分特性

　脂質は，水に溶けず有機溶媒に溶ける生体物質の総称であり，油脂（脂肪あるいは中性脂肪ともいう）・ろう等の単純脂質，リン脂質や糖脂質等の複合脂質，単純脂質および複合脂質の分解産物とその他のエーテル可溶性成分を総称した誘導脂質その他の脂質に大別される。

　熱によって溶出する特性があるため，ゆでる・蒸す・炒める・焼くなどの操作により，余分な脂肪分を除去することができる。加熱操作により，香気成分を生成するが，逆に不快臭をもたらす場合もあるので注意が必要である。

（2）加熱による油脂の酸化

　油脂は，動植物中に存在する脂質を抽出し，精製したものである。油脂の温度を上げていくと油脂が分解し，淡青色の煙を発する。煙の出る最低温度を発煙点といい，油脂が劣化すると発煙点が低下するため，適切な温度が得られなくなる。発煙点は，植物油170〜230℃，動物脂（豚脂）190℃，加工脂200〜230℃である。

　油脂のうち，**不飽和脂肪酸**の多いものは，二重結合の部分が不安定なため加熱調理，直射日光，長期保存などにより酸化されやすい。酸化の原因は主に酸素による不飽和脂肪酸の酸化である。酸化は，食品の栄養性・物性・嗜好性の低下を招くばかりでなく，ときには毒性物質を生成することがある。

　加熱酸化が起こると，不快臭・泡立ち・着色・粘度の上昇・発煙等の劣化現象が観察される。酸化を防ぐためには，過剰な加熱を避けるとともに，食品の混入や炭化，長時間の使用，光や空気との接触などを避けて冷暗所で保存する必要がある。

（3）調理による油脂の付着

　油脂の調理方法には炒める（少量の油）と揚げる（多量の油）の2種類がある。炒め調理の場合，油の使用量は一般的に3〜5％程度であるが，中国料理では10〜15％と多くなる（表3−2−7参照）。揚げ調理における油の吸着量は，衣に用いる小麦粉量と水分量によって変化する（表3−2−8参照）ので，吸油率の小さい揚げ物を選ぶのが望ましい。また，油脂の多い食品は，ゆでたり過熱水

表3-2-7 炒め物の油の使用量

種　類	材料に対する油の量（%）
和風いため煮	3〜5
ムニエル	4〜5
チャーハン	5〜6
野菜ソテー	3〜5
中国風いため物	8〜10
カニたま	13〜15
中国風いり卵	13〜15

表3-2-8 揚げ物の吸油率

種　類	材料に対する油の量（%）
素揚げ	3〜8
から揚げ	6〜8
てんぷら	15〜25
フリッター・フライ	10〜20
はるさめ揚げ	35

蒸気を利用したりして脱油する調理法により油脂摂取量を減らすことができる。

（4）トランス脂肪酸の生成

トランス脂肪酸[1]は，**不飽和脂肪酸**のシス型結合がトランス型結合に変化したものであり，水素を添加してつくるマーガリン，ファットスプレッド[2]，ショートニングなどの製造過程で生じやすい。多量に摂取し続けると循環器系の罹患率を高めるとして，使用量を規制する国が増えてきている。牛や山羊などの肉・乳の脂質に2.5%程度含まれているが，植物や魚油から得られる天然の油にはほとんど含まれていない。

4）ビタミンの調理操作による変化

ビタミン類は，その種類により性質が異なる。光や熱に弱い性質，水や油に溶け出す性質などを有し，酸やアルカリなどの条件下で酸化・分解されるものが多い。そのため，調理加工時にかなりの量が損失してしまう。しかし，損失量はビタミンの種類によって差があり，プロビタミンA（ビタミンAの前駆体）である脂溶性色素のカロテノイド（α-カロテン，β-カロテン，クリプトキサンチン）は，酸化によって分解されるが，ほかのビタミンに比べ，調理による損失は比較的少ない。

水溶性のビタミンは，水に溶出しやすく，調理時の損失が大きい。水溶性であるビタミンB_1・B_2は，熱やアルカリに対しても不安定である。たとえば煮豆をつくる際に**重曹**（炭酸水素ナトリウム）を加えると，浸漬水の吸収がよくなって，加熱したとき軟らかくなるが，ビタミンB_1・B_2が失われるので加える重曹の量を豆の0.2〜0.3%程度にする必要がある。キュウリ・ナス・ダイコンなどのぬか味噌漬けでは，ぬかからビタミンB_1が移行するため，B_1含量が生の2〜12倍にもなる。また，淡水魚の内臓・貝類・甲殻類には，ビタミンB_1分解酵素であるチアミナーゼが含まれているので，生のまま食べるよりも加熱調理する方が望ましい。

ビタミンCは水溶性であり，酸化されやすい。そのため，洗う・水に浸す・切る・おろすなどの操作や加熱によって酸化が加速され，ビタミンCがかなり損失してしまう。キュウリ・カボチャ・ニンジンなどは，ビタミンC酸化酵素であるアスコルビナーゼを含んでいる。酢や食塩は，酵素作用を抑制し，Cu・Feなどの重金属は促進するため，生野菜にレモン汁や食塩をふりかけたり，包丁は使わず手でちぎったりするなどの工夫によってビタミンCの酸化を抑えることができる。L-アスコルビン酸は容易に酸化されてデヒドロアスコルビン酸になるが，摂取され

*1 トランス脂肪酸 日本では平均摂取量が少なく，使用量の規制を行っていないが，2003年以降アメリカ，カナダ，デンマーク，オーストリア，アイスランド，イギリスなどでは規制している（農林水産省のホームページより）。

*2 ファットスプレッド JAS（日本農林規格）では，油脂の含有量が80%未満のものをファットスプレッド，80%以上のものをマーガリンと定義している。

第3章 調理操作と栄養

たデヒドロアスコルビン酸は生体内で還元されて，ビタミンCとしての効力をもつ。そのため，酸化酵素が働いたとしてもデヒドロアスコルビン酸までの酸化ではビタミンCの抗力は失われない。ビタミンCの調理操作による損失率を表3−2−9に，主なビタミン類の調理上の特徴と食品所在を表3−2−10に示す。

5）ミネラルの調理操作による変化

ミネラルは，洗浄・浸漬・加熱操作などで容易に水に溶け出す性質をもっている。溶出率は，ミネラルの種類や含まれる食品，調理条件で大きく異なる（図3

表3−2−9　各種調理操作によるビタミンCの損失率（％）

野菜名	ゆでる	煮 る	蒸 す	炒める*1	揚げる	漬け物
ほうれんそう	44	52		18		
キャベツ	37	42		25		23
カリフラワー	35		12			
はくさい	43	53		26		60
きょうな	35			27		87
もやし	42	36		47		
ね ぎ	48	37		21	4	
たまねぎ	34	33		23	30	
な す	47			23		
かぼちゃ	29	37		17		
じゃがいも	15	45	12	30	10	
さつまいも	17	30	26	20	4	
れんこん	35	29		28		
だいこん	33	32		38		
か ぶ	17	39		25		
にんじん	18	19		19		
さやえんどう	43	25		16		
さやいんげん	48			32		

資料）日本施設園芸協会編『野菜と健康の科学』養賢堂，p.61，1994

*1 炒める　高温短時間調理であるため，栄養成分とくにビタミン類の溶出が少なく，調理による損失率も小さい。

表3−2−10　主なビタミンの調理特性

分類	種 類	多く含む食品	特 性
脂溶性	ビタミンA	レバー，卵黄（レチノール），緑黄色野菜，のり（β-カロテン）	・熱にやや不安定 ・酸化，高温，乾燥で壊れる ・水に不溶のため煮汁に移行することはない
	ビタミンD	脂肪に富む魚類，卵黄，バター，キノコ類（プロビタミンD）	・光，熱，空気，酸化に弱く，分解する ・酸に不安定
	ビタミンE	植物油，アーモンド，落花生，マーガリン	・アルカリ，紫外線で分解する
	ビタミンK	納豆，ブロッコリー，ホウレンソウ，ワカメ，モロヘイヤ	・熱，空気，薄い酸には安定 ・光，アルカリには不安定
水溶性	ビタミンB₁	胚芽，豆類，豚肉，イモ類	・酸性では熱にかなり安定 ・アルカリ性で熱すると分解される ・チアミナーゼにより分解される
	ビタミンB₂	肉類，魚類，卵，糸引き納豆，ドジョウ	・熱や酸にやや安定 ・光，アルカリに不安定
	ビタミンB₆	ニンニク，ギンナン，ピスタチオ，マグロ，ゴマ	・酸性溶液で安定 ・光で分解しやすい
	ビタミンC	柑橘類，イチゴ，トマト，野菜	・熱，空気，アルカリ，酸素に不安定 ・酸，低温ではやや安定 ・水に溶けやすい ・アスコルビン酸酸化酵素により分解される
	葉酸	レバー，ホウレンソウ，ニガウリ，のり	・熱に安定 ・光にやや不安定
	ナイアシン	レバー，タラコ，魚類，落花生，干しシイタケ	・熱，酸，アルカリ，酸化，光に安定

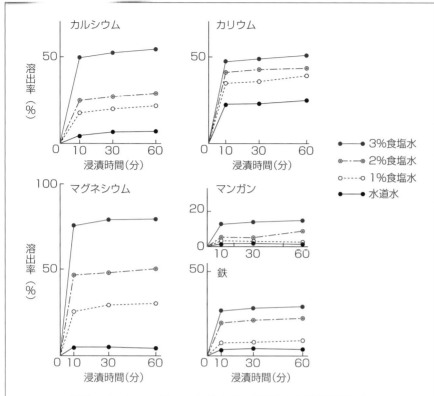

図３－２－３　浸漬水へのダイコンの無機成分溶出率の変化

注：ダイコン100g（0.5mm厚さの輪切り）を500mLの浸漬水に各時間浸漬した後，10分間水切りして測定。水温25℃。

資料）畑明美他「調理科学」16，pp.52-56，1983

－２－３参照）が，煮汁を利用することにより，損失を避けることができる。主なミネラルとそれを含む食品を表３－２－11に示す。

表３－２－11　ミネラルの種類と多く含む食品

ミネラルの種類	多く含む食品
ナトリウム	食塩，醤油
カリウム	果物，野菜，イモ，豆類，干物
カルシウム	牛乳・乳製品，小魚，海藻類，大豆製品，緑黄色野菜
マグネシウム	豆類，種実類，海藻類，魚介類
リン	魚介類，牛乳・乳製品，豆類，肉類
鉄	海藻類，貝類，レバー，緑黄色野菜
亜　鉛	魚介類，肉類，穀類，種実類，カキ（貝）
銅	レバー，魚介類，種実類，豆類，ココア
マンガン	穀類，豆類，種実類，小魚
ヨウ素	海藻類，魚介類
セレン	魚介類，肉類，卵
クロム	魚介類，肉類，卵，チーズ，穀類，海藻類
モリブデン	豆類，穀類，レバー

資料）文部科学省：食品成分データベース，
https://fooddb.mext.go.jp/ranking/ranking.html（2019年7月5日）より作成

6）色素成分の調理操作による変化

　食品はそれぞれ固有の自然の色をもっている。これらは調理操作により，食欲をそそる美しい色になったり，逆に好ましくない色に変化したりする。色の変化は，外観を変えるだけでなく，食品成分に変化を与え，栄養価にも影響する。食品に含まれている色素成分は，ポルフィリン系，**カロテノイド系**，フラボノイド系，そのほかの色素に大別される。食品に含まれる色素成分を表3－2－12に示す。

　クロロフィルは長時間の加熱，酸素，酸，アルカリ，酸化酵素，クロロフィラーゼなどの働きで変化する。図3－2－4にクロロフィルの変色の過程を示す（第3章第1節第1項「クロロフィル」参照）。カロテノイドは調理に使う程度の熱やアルカリでは影響を受けないが，ペルオキシダーゼなどの**酸化酵素**で分解される。そのため，冷凍保存するときはあらかじめ加熱処理を行ない酵素を失活[*1]させる必要がある。

＊1　**酵素の失活**　ブランチングは酵素の不活性化を主目的とする。

表3－2－12　食品に含まれる色素成分と特徴

分類	色素の種類【色】	主な色素名	主な所在	特　徴
ポルフィリン系色素	クロロフィル（葉緑素）【青緑～黄緑色】	クロロフィルa（青緑色）クロロフィルb（黄緑色）	日光を受けて育った葉の緑色部緑黄色野菜	①Mgを含む②熱や酸に不安定（酸性で緑色を失い，アルカリ性で緑色を保つ）
	ヘム色素【赤～暗赤色】【青～無色】	ミオグロビンヘモグロビン	魚類，肉類の筋肉魚類，肉類の血液	①Feを含む②空気，熱により変色する
		ヘモシアニン	イカ，タコ，カニ，エビ	①Cuを含む②酸素と結合すると青色になる③ブルーミートの原因
カロテノイド系色素	カロテン類【橙赤色】	α-カロテンβ-カロテンγ-カロテンリコピン	ニンジン，茶葉，かんきつ類ニンジン，とうがらし，かんきつ類ニンジン，アンズ，かんきつ類トマト，スイカ，カキ	①緑黄色野菜にクロロフィルと共存している②煮汁に溶出することはない③アルカリに対して強く，熱にも安定である④ビタミンA効力をもつ⑤ペルオキシダーゼ，リポキシダーゼなどの酵素で分解される
	キサントフィル類【黄～赤色】	ルテインゼアキサンチンクリプトキサンチンリコキサンチンカプサンチンフコキサンチンクロセチン	黄葉，オレンジ，カボチャトウモロコシ，カボチャ，緑葉ポンカン，トウモロコシトマトとうがらしコンブ，ワカメクチナシ，サフラン	
	【灰黒色～赤色】	アスタキサンチン	甲殻類の殻，サケ，マス	①たんぱく質と結合して灰黒色②加熱により分離すると本来の赤色となる
フラボノイド系色素	フラボノイド【無色～黄色】	ケルセチンルチンアピインヘスペリジンノビレチンナリンギンダイジン	タマネギの黄褐色の皮そば，トマトパセリの葉ミカン，ダイダイ，レモン，ネーブルミカンの皮ナツミカンの皮，グレープフルーツダイズ	①酸性で白色，アルカリ性では黄色を帯びる②鉄やアルミニウムと錯体をつくると黄緑色や褐色になる③中華めん（小麦粉＋かん水），小麦粉に膨化剤として重曹のみを使用した場合の黄変
	アントシアニン【赤・青・紫色】	ナスニンシアニジンシソニンオエニンフラガリンクリサンテミン	ナス赤カブ，イチジク赤ジソ赤ブドウの皮イチゴ黒豆，アズキ，クワの実	①酸性で赤色，中性では紫～藍色，アルカリ性では青～緑色に変色する②Fe^{2+}，Al^{3+}，Ca^{2+}，Mg^{2+}，Na^+などの金属イオンと結合して錯体を形成し色が安定する
褐変色素	ポリフェノール酸化物【褐色】	①植物性食品中に存在し，ポリフェノールオキシダーゼの作用によって生成（酵素的褐変）		
	メラノイジン【褐色】	①アミノ・カルボニル反応によって生成（非酵素的褐変）		
	カラメル【褐色】	①糖の加熱によって生成（非酵素的褐変）		

資料）山崎清子他『NEW 調理と理論』同文書院，p.433，2011を改変

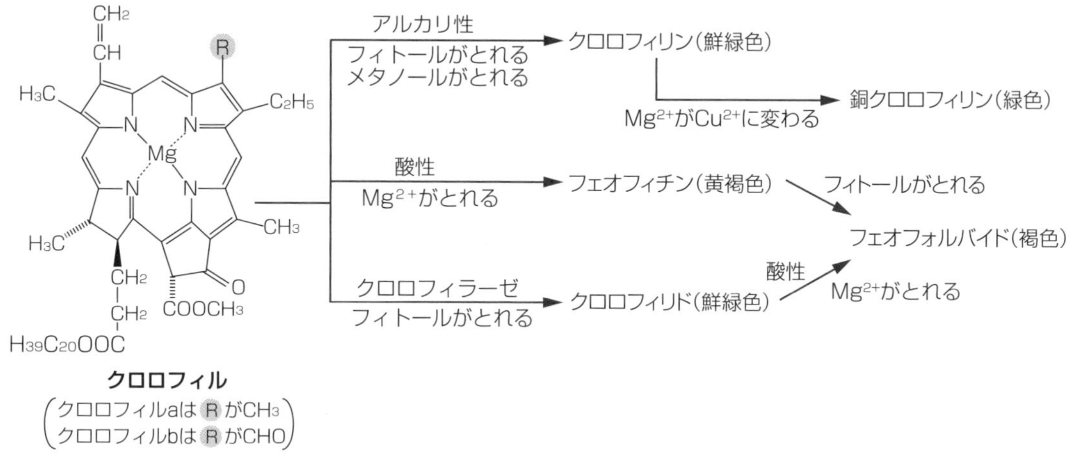

図3−2−4　クロロフィル（葉緑素）の変化

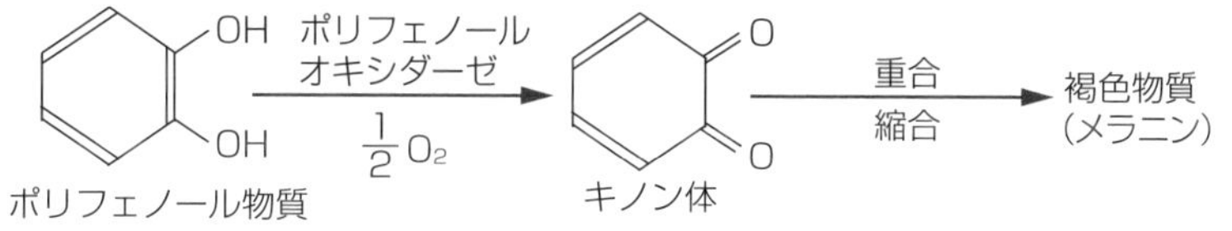

図3−2−5　ポリフェノール類の酵素的褐変

　植物性食品には，クロロゲン酸・カテキン類・チロシンなどの多種類のポリフェノールが含まれ，ポリフェノール酸化酵素による空気酸化でメラニン系の褐色物質が形成され，野菜を切った断面が褐色に変色する（図3−2−5参照）。この場合，ビタミンCが共存すると，キノン体が還元（ビタミンCは酸化）され，**褐変**は進まない。酵素的褐変を防止するには，次のような方法がある。

①食品中の酵素と空気中の酸素との接触を防ぐため水や食塩水に浸漬し，酵素と基質（酵素の作用を受けて化学反応を起こす物質）を同時に溶出させる。
②レモン汁や食酢をかけ，酸により酵素の活性を抑制する。
③加熱し酵素を失活させる。
④鉄・銅イオンが酵素反応を促進するので，野菜や果物を切るときは，手でちぎったりステンレスの包丁を用いたりする。

　調理・加工中は，**アミノ・カルボニル反応**（巻末の「重要語句解説」参照）や**カラメル化**反応などによる非酵素的褐変[*1]も起こり，変色だけでなく香気成分が生成される。とくにアミノ・カルボニル反応による褐変では，アミノ酸と糖が反応し，アミノ酸が減少するので，たんぱく質の栄養価が低下するといわれる。

*1　非酵素的褐変
巻末の重要語句解説
「非酵素的褐変」参照。

第3章　調理操作と栄養

7）アク成分の調理操作による除去

　食味上の不快な味（えぐ味，苦味，渋味など）や不要の成分，好ましくない色，臭いなどを「アク」という。このような成分または物質には，アルカロイド・タンニン，有機物（シュウ酸，ポリフェノール，配糖体，サポニンなど）・無機質（カリウム，マグネシウム，カルシウムなど）等がある（表３−２−13参照）。多くは水溶性であるため，水浸，加熱による溶出，あるいはアルカリ液浸漬で除去することができる。たとえば，タケノコは，米ぬかや米のとぎ汁で皮をつけたままゆでる（表３−２−14参照）。これは，タケノコのえぐ味の基となるホモゲンチジン酸やシュウ酸が，米ぬかや米のとぎ汁に含まれるでんぷんコロイドに吸着されるため，除去できるうえに，皮に含まれる亜硫酸塩によって繊維を軟化させることができるためといわれている。

　カリフラワーをゆでる際に小麦粉と食酢を加えるのは，アク成分がでんぷんコロイドで吸着除去され，酸性液でフラボノイド色素が無色となって，白い仕上がりになるからである。また，ワラビやゼンマイのアク抜きで重曹（巻末の「重要語句解説」参照）や灰汁を用いるのは，アルカリの作用により，組織を軟化してアク成分を溶出しやすくするのと同時に，クロロフィルの緑色の保持に役立つからであ

表３−２−13　アクの種類と成分

種　類	アク成分	主な食品
えぐ味	ホモゲンチジン酸，配糖体，シュウ酸，シュウ酸塩類，無機塩類	たけのこ，わらび，ぜんまい，ふき，たで，さといも，こんにゃくいも，やつがしら，ずいき，アスパラガス，ほうれんそう，しゅんぎく，よもぎ，メロン
苦　味	アルカロイド，配糖体，タンニン，サポニン，無機および有機塩類，糖やペプチドの誘導体，テルペン，アミノ酸	ふきのとう，くわい，きゅうり，冷蔵にんじん，なつみかん ビール，コーヒー，ココア，八丁味噌
渋　味	タンニン類，アルデヒド類，金属類	かき，くり，未熟な果実や種子 茶，ワイン
褐　変	ポリフェノール類	うど，ごぼう，れんこん，なす，やまいも

資料）調理科学研究会編『調理科学』光生館，p.91，1984を改変

表３−２−14　アク抜きの方法

方　法	主な食品	作　用
水につける	ウド，ゴボウ，レンコン，ナス	・無機塩類などの水溶性アク成分の溶出
熱湯でゆでる	ホウレンソウ，コマツナ，シュンギク	・シュウ酸やシュウ酸塩類，無機塩類などの水溶性アク成分の除去（組織が軟化し，細胞膜の半透過性が失われ，アク成分の流出を促進）
米のとぎ汁，ぬかや小麦粉を加えてゆでる	タケノコ，ダイコン，カリフラワー	・コロイドの吸着作用によるアク成分の除去
灰汁や重曹を用いてゆでる	ゼンマイ，ワラビ	・灰汁や重曹のアルカリ作用によって組織が軟化され，アク成分の溶出を促進

資料）山崎清子他『NEW 調理と理論』同文書院，p.427，2011を一部改変

る。

　肉類や魚介類をゆでたり煮たりすると，水面に不純物が浮かび上がることがある。これは，水溶性たんぱく質を主成分とするアクが，たんぱく質の**熱変性**で凝固したものである。このアクは，網じゃくしや硫酸紙で取り除くことが可能である。また，臭いと濁りのないスープにするために，卵白を用いてスープ中の不味成分や濁りの成分を凝固させて取り除く方法（アク引き）がある。

3　調理による栄養学的・機能的利点

1　非加熱調理操作の栄養学的・機能的利点

1）計量，洗浄の栄養学的・機能的利点

　計量操作[*1]の栄養学的利点は，食材や調味料を正確にはかることにより，栄養素等の摂取量が把握され，食事改善が可能になるため健康の維持・増進に役立つことである。洗浄[*2]は，細菌などの微生物，寄生虫，農薬等の有害物を除去し，衛生面の安全性[*3]を高めることができる。洗浄が不十分な食物を喫食した場合には，**食中毒**を起こし，摂取した栄養素や機能性成分を体内で有効利用できないことがある。同様にマナ板等の調理器具の洗浄も食中毒を予防するための重要な手段である。

2）浸漬の栄養学的・機能的利点

　乾燥状態で保存されている穀類や豆類は，使用時に水浸漬を行うものが多く，この浸漬[*4]中に酵素反応が進むことが知られている。たとえば，米の浸漬中には，でんぷんの分解が起こるため糖が生成され，たんぱく質の分解も起こりアミノ酸が生成される。このアミノ酸の１つであるグルタミン酸から血圧降下作用の強いGABA（γ-アミノ酪酸）が生成される。

　野菜や果実では，特徴的な色[*5]が料理に彩りを添え食欲を増進させるが，色調は加熱等により変化することが多いので，緑色野菜などはゆでてすぐに水浸漬によって冷まし色調変化を防ぐ。リンゴは切ったり皮をむいたりして長時間放置すると褐変するため，１％食塩水に浸漬すると**褐変を防止**[*6]できる。これは，酵素反応によるポリフェノール物質[*7]から褐色物質への変化が抑制されるからである。野菜類に含まれるえぐ味・苦味・渋味などの成分は，少量ではおいしさをもたらすが，多量なら好ましくない味としてアク[*8]と呼ばれる。これらの成分の多くは水溶性なので，水に浸漬すれば適度に除去される[*9]。

　魚肉は，食酢に浸すと酸により魚臭成分が中和されて，生臭みが軽減され食べやすくなる。同時に，酸による殺菌効果のため保存性が向上し魚肉中の酸性プロ

*1　計量操作　第2章第2節第1項「計量・計測」参照。

*2　洗浄　第2章第2節第1項「洗浄」参照。

*3　安全性　第1章第1節第1項「食文化と調理の意義」参照。

*4　浸漬　第2章第2節第1項「浸漬」参照。

*5　色　第3章第1節第1項「野菜類の成分特性【色】」参照。

*6　褐変防止　空気中の酸素を遮断するため水に漬ける，酵素作用を抑制するため酢水や塩水に漬けるなどがある（第2章第2節第1項「褐変防止」参照）。

*7　ポリフェノール物質　第3章第2節「図3-2-5」参照。

*8　アク　アクは，水浸漬だけでなく，ゆでる操作と併用することにより，効率的かつ適度に除去できる。詳細は第3章第2節「表3-2-14」参照。

*9　第2章第2節第1項「浸漬」参照。

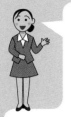

Column ニンニクの力を最大限に生かす方法とは

ニンニクの臭気成分はアリシンです。磨砕により細胞が破壊されると, ニンニクに含まれるアリイン (ニンニク特有のアミノ酸で無臭) が酵素 (アリイナーゼ) の作用で容易にアリシンに変化します。こうなると強いビタミンB_1への結合性が発揮され, 活性型ビタミン (アリチアミン) を生じます。アリチアミンは疲労回復物質で, B_1と異なり脂溶性で腸からの吸収や臓器への移行がはるかにすぐれています。生体内に取り込まれたアリチアミンは, 元のB_1に還元され利用されますので, アリシンはビタミンB_1の吸収を促進することになります。また, 脂質代謝に影響し, 脳血管障害や心臓病の予防につながることが報告されています。ニンニクは細かく刻んだり「目の細かいおろし器」ですりおろしたりして, 細胞破壊が多いほど, アリシンの生成も多くなりますので, この特性を日常の調理で生かしましょう。ニンニクと同様にタマネギの臭気成分もアリシンです。タマネギは, うす切りしたあと放置するとアリシンが増加するそうです。ニンニクやタマネギの力を健康づくりに役立ててください。

テアーゼがはたらいて, うま味が増す (例：しめサバ[*1])。このほか, 小魚の南蛮漬けでは, 酢に漬ける時間が長いほど骨が軟らかくなり, 丸ごと食べることができるため, カルシウムの補給に役立つ。

3) 切断, 切除の栄養学的・機能的利点

皮をむいたり, 腐敗部分を除去したりすると, 衛生面の安全性が高まり, 健康障害リスクを低減できる。たとえば, ジャガイモの緑変した皮部分や芽には, グリコアルカロイド[*2]またはステロイドアルカロイドと呼ばれる有毒物質が含まれている。これらは加熱調理後も毒性を示すため, 包丁を用いた切除すなわち, 非

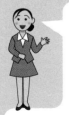

Column 生ワサビが「すりおろし方」で辛味の強さが違うのはなぜ!?

生ワサビは「目の細かいおろし器」ですりおろすと辛味が立ちやすいことが昔から知られており, 専用のおろし器(小さな目立てのおろし器)も市販されています。ワサビは, 英語圏でも「wasabi」で通用する, わが国特有の食物です。トウガラシとは違う, 鼻から頭に抜けていくような刺激は「シニグリン」という配糖体から生み出されています。もともとは, このシニグリンに辛味はありませんが, ワサビをすりおろしている間に, 同じ組織中に含まれる酵素 (ミロシナーゼ) がはたらき, アリルイソチオシアネートやブチルイソチオシアネートといわれる辛味物質をつくり出します。このようにすりおろし方は,酵素作用に影響を与える重要な調理操作なのです。なお, アリルイソチオシアネートには, 血小板凝集抑制作用や抗酸化作用があることがわかっています。また, 抗菌作用もあり, 食品添加物として認可されています。

*1 しめサバ しめサバでは, まず食塩 (脱水作用) で身をしめるので, 食酢に浸したときに魚肉が硬くしまった肉質となる。また, 食酢浸漬中に魚肉中の酸性プロテアーゼがはたらき, うま味が増す利点もある。サバは鮮度低下の速い魚であるため, しめサバは合理的な調理法といえる。

*2 グリコアルカロイド 自然毒による食中毒の原因としてはソラニン, チャコニンが知られている。これらは動物に対して神経毒であるため, 下痢や吐き気を引き起こす。死に至ることもある食中毒。

(次頁)*1 テトロドトキシン フグ毒であり, 微量で毒性が強い。フグを食材とするためには, テトロドトキシンを含む内臓部分を完全に除去しなければならない。

加熱調理操作が食中毒を防ぐ最適な方法である。同様にフグは，毒（テトロドトキシン*1）をもつため，内臓の除去が法律で義務付けられており，切除が食中毒の予防手段となっている。

　ふろふきダイコンや肉などは，隠し包丁*2により食べやすくなる。咀嚼機能が低下した高齢者の場合，隠し包丁は窒息事故を防止し喫食時の安全性を高めるのに役立つ。さらに隠し包丁は，調味料の浸透をよくして料理をおいしくする機能もある。

　生のサツマイモを切断すると，切り口から白色乳状の粘液がしみ出る。これはヤラピンという整腸作用（緩下作用・便秘解消）を有する物質で，手などに付着すると黒変する（第3章第1節第1項「サツマイモ」参照）。同時に褐変も起こり，料理の色がわるくなる。ヤラピン，ポリフェノールオキシダーゼ，クロロゲン酸は，表皮と維管束の間に多く含まれるため，包丁の入れ具合により除去可能である。したがって，料理の色をきれいに仕上げたい場合（例：きんとん）は皮を厚くむいてこれらの物質を除去し，その機能性を活用したいときは皮を薄くむいてこれらを残すなど，調理操作の適切な選択により機能的利点を生かすことができる。

4）磨砕*3の栄養学的・機能的利点

　食品をすりつぶすと細胞が破壊され，**酵素**が活性化して吸収もよくなり，細胞内の機能性成分が利用されやすくなる（例：ニンニク）。ゴマなどの種実類は，磨砕すると油脂が出てペースト状になり口当たりも滑らかになる。同時に，香りや風味が出て嗜好性が高まるとともに消化もよくなる。また，ゴマに含まれるセサミンは，アルコール代謝の促進や肝がんの発生抑制が報告されている。

　ダイコンをすりおろす*4と，細胞が破壊され酵素ミロシナーゼがはたらき，辛味成分であるイソチオシアネート*5が生成される。同様に，ワサビの辛味もミロシナーゼの作用により生成され，食材の利点が引き出される。

5）ヤマノイモの非加熱調理による栄養学的・機能的利点

　ヤマノイモは，生でも加熱しても食べることができるため調理の幅が広く，栄養学的・調理学的利点が多い。すりおろして「とろろ」にしたり，せん切りにして酢の物にすると加熱しないので，栄養成分の損失が少ない。おろし器ですりおろした後，さらに粘りが出るまですり鉢ですりつぶすと，口当たりがよくなり飲み込みやすくなるため，**咀嚼**機能や**嚥下**機能の低下した高齢者などが食べやすい。また，磨砕すると**起泡性**が生じるので，この特性を利用し，じょうよまんじゅうやかるかんなどに使われている。（第3章第1節第1項「ヤマノイモ」参照）。

6）野菜類，果実類の非加熱調理による栄養学的・機能的利点

　野菜類にはカロテノイド色素*6やアントシアニン色素*7が多く含まれ，栄養価の高いものが多い。現在，食品中のカロテノイドを摂取し，体内のカロテノイド

*1　前頁に記載。

*2　隠し包丁　料理の表から見えないように包丁目を入れること。食べやすくするだけでなく，煮えやすくする。

*3　磨砕　第2章第2節第1項「切断（切る）・粉砕・磨砕」参照。

*4　ダイコンをすりおろす　おろし器は，「目の粗いもの」が適している。その理由は，①ダイコンの細胞内の水分流出を防ぎ，パサパサに仕上げないため。②細胞破壊を少なくし，辛味成分の生成を抑制するため。水分の多いニンジンやリンゴも同様。

*5　イソチオシアネート　野菜の辛味成分・香気成分。生のダイコンにはグルコシノレートが含まれており，すりおろして細胞が破壊されると酵素ミロシナーゼがはたらき，辛味成分であるイソチオシアネートが生成される。グルコシノレートはダイコンの先端部に多く含まれるため，先端部に近いほど辛味が強い。

*6　カロテノイド色素　野菜や果実，卵の黄身，鮭などの黄色〜赤色をした脂溶性色素。β−カロテンやリコピンなどはカロテン類，アスタキサンチンやクリプトキサンチンなどはキサントフィル類に分類（第3章第2節「表3−2−12」参照）。

*7　アントシアニン色素　天然に存在する水溶性色素（第3章第2節「表3−2−12」参照）。

濃度を高めることによって酸化ストレスを低減させ，動脈硬化や癌（がん）などを予防できるのではないかとの研究が多数行われている。カロテノイドのうちルテインは，目に分布するため眼病予防作用が期待され，フコキサンチンやアスタキサンチンなどは抗腫瘍効果が期待されている。

アントシアニン色素の例としては，ナスの紫色を発色させているナスニン，赤ジソ[*1]の葉のシソニンなどがある。アントシアニンは，pHにより色が変化し，酸性では赤色，アルカリ性では紫色や青色を呈する。調理の際は，この性質を利用し酢漬けなどで美しい色に仕上げ，食欲増進に役立てることができる。

リンゴやモモなどの褐変を防ぐため，塩水に漬ける以外にレモン汁をかける方法がある。これは，酵素反応を抑制し，レモン汁に含まれるアスコルビン酸の還元作用を利用するものである。

7）キノコ類の非加熱調理による栄養学的・機能的利点

生シイタケ[*2]に微量含まれているプロビタミンDのエルゴステロール[*3]は，紫外線照射によりビタミンD_2に変化する。したがって，天日干しされた干しシイタケは，ビタミンDの重要な供給源である。また，干しシイタケはGABA（γ-アミノ酪酸）を含むため，血圧降下作用を示す。家庭等で生シイタケを天日干しする場合には，害虫などが接触しないよう衛生面に注意する必要がある。

機能的利点として，シイタケ，ヒラタケ，ナメコ，エノキタケ，マツタケ，マイタケなどには，強い抗腫瘍性があるとの報告がある。

8）卵類の非加熱調理による栄養学的・機能的利点

鶏卵[*4]成分を栄養素としてみた場合，もっとも重要なものはたんぱく質である。卵黄，卵白ともに，構成たんぱく質の**必須アミノ酸**組成は非常にすぐれており，食品たんぱく質のなかでもっとも栄養価の高いたんぱく質である。また，ほとんどすべてのミネラルを含み，ビタミンについてもビタミンCを除くすべての種類を豊富に含んでいる。

生の鶏卵は，粘性・流動性・**起泡性**を有し，その特長が多くの調理に生かされている。すき焼きのつけ汁，「とろろ」や納豆に混ぜるのは，流動性を生かした調理例，メレンゲ[*5]は起泡性を生かした調理例である。卵白，卵黄，全卵いずれも起泡するが，起泡性が高いのは卵白である。その理由は，卵白がたんぱく質のコロイド[*6]溶液で，表面張力が小さく泡立ちやすいためである。

9）油脂類の非加熱調理による栄養学的・機能的利点

必須脂肪酸（不可欠脂肪酸）は，ヒトの体内では合成できないため，欠乏すると特有の欠乏症状があらわれる。したがって，食事から摂取することが重要である。たとえば，サラダのときドレッシングで適切な油脂を使用すると，必須脂肪酸（n-3系のα-リノレン酸，n-6系のリノール酸）を効率よく摂取できる利点がある。さらにサラダ用の野菜として，ビタミンA・D・E・Kやβ-カロテン

*1 赤ジソ　シソ特有の香り成分である「ペリラアルデヒド」は，強い防腐効果を有し，砂糖の2,000倍もの甘味があるため，酸っぱい梅干しの梅（うめ）をおいしくしている。

*2 生シイタケ　第3章第1節第1項「シイタケ」参照。

*3 エルゴステロール　巻末の重要語句解説「ビタミンD」参照。

*4 鶏卵　第3章第1節第2項「卵類」参照。

*5 メレンゲ　巻末の重要語句解説「メレンゲ」参照。

*6 コロイド　第3章第2節第1項「コロイド性の調理操作による変化」参照。

などの脂溶性の栄養成分や色素成分を含むものを食べると，それらの吸収率が高まるといわれている。

2 加熱調理操作の栄養学的・機能的利点

加熱調理操作は，食品の性状を変化させることにより，栄養価，消化性，吸収性，嗜好性などを高める。加熱の方法によって仕上がり状態が大きく左右されるため，食品に合った適切な加熱を行うことが重要である。

1）米の加熱調理による栄養学的・機能的利点

適度な軟らかさに炊きあげた米飯は，糊化[*1]が十分に行われ消化されやすい状態になっており，消化吸収の点ですぐれた食物といえる。**糊化**された米飯中のでんぷんは，体内で消化酵素によって分解され，最終的にはグルコースとして吸収される。したがって，米飯は，炭水化物のエネルギー比を増大させ，適正なPFC比の維持に寄与できる利点を有している。

＊1 糊化 第3章第2節第2項「調理操作によるでんぷんの糊化・ゲル化・老化」参照。

2）小麦の加熱調理による栄養学的・機能的利点

小麦[*2]の**機能性成分**は小麦ふすまに多く，ふすまに含まれる食物繊維は特定保健用食品に利用されている。小麦胚芽はビタミンB_1・B_2・B_6を含み，細胞増殖作用や消炎作用を有している。小麦胚芽油はn-3系，n-6系の**多価不飽和脂肪酸**を多く含み，高い**抗酸化**活性をもつビタミンEの含有量も多い。

小麦粉の主成分であるでんぷんは，加熱調理によって糊化し，食味が向上するとともに，消化吸収もよくなる。小麦粉は加熱処理を行うと，グルテン活性，糊化開始温度，粘度，熱安定性，製品のテクスチャーなどが変化するので，加熱調理操作を利用してケーキ類や揚げ物などがつくられる。とくにケーキ類は，焼くとアミノ・カルボニル反応[*3]により食欲をそそるような焼き色と香りが付与され嗜好性が高まる。

また，小麦粉は**食物アレルギー**の原因食品の1つで，特定原材料[*4]として表示が義務付けられ，低アレルゲン小麦粉も市販されている。これは，たんぱく質を分解または除去しているため調理特性が大きく変化する。利用する際には調理方法の工夫が必要である。

＊2 小麦 第3章第1節第1項「小麦」参照。

＊3 アミノ・カルボニル反応 巻末の重要語句解説「アミノ・カルボニル反応」参照。

＊4 特定原材料 巻末の重要語句解説「食物アレルギー」参照。

3）雑穀の加熱調理による栄養学的・機能的利点

雑穀[*5]はビタミンB_1やB_2，食物繊維，無機質（ミネラル）などを多く含むため，健康によい食材として注目されている。一般的な利用法は，米に1～2割程度混ぜて炊くことであり，アワやヒエなどがよく用いられる。米に雑穀類を混ぜて炊くと栄養価や嗜好性が高まる。また，米や小麦に対するアレルギーのある人にとって，雑穀類は主食用の食材として活用できる利点がある。

＊5 雑穀 第3章第1節第1項「雑穀」参照。

4）イモ類の加熱[*1]調理による栄養学的・機能的利点

　生イモのビタミンC含量（ジャガイモ35mg/100g，サツマイモ29mg/100g）は，ホウレンソウ（35mg/100g）やキャベツ（41mg/100g）に近似しているが，加熱調理後のビタミンC損失率[*2]を比較すると，イモの方が損失率は低い。また，イモのビタミンC残存率は，加熱方法に影響され，ジャガイモを最適加熱時間で加熱した後に比較した場合，**電子レンジ加熱**，蒸し加熱，オーブン加熱，ゆで加熱の順に高いことが知られている。電子レンジやオーブンで加熱するとき1個を丸のまま加熱するとビタミンC残存率は高いが，細かく切断して加熱すると低くなる。このように，ビタミンC残存率は，切断にも影響されやすい。

　サツマイモは，食物繊維を豊富に含んでおり，大腸がん予防や血中コレステロール低下作用が報告されている。サツマイモは切ったり皮をむいたりして空気に触れると，ポリフェノール類から褐色物質（メラニン）が生成[*3]される。主成分のでんぷんは，適度の加熱調理によって酵素反応が促進され，甘味の強い麦芽糖に変化する。この場合，加熱温度が重要であり，50～55℃が最適温度といわれている（第3章第1節第1項「サツマイモ」参照）。

　サトイモは，主成分であるでんぷんのミセル構造が弱く，比較的短時間の加熱で容易に糊化されるため，消化吸収がよい。ズイキ（サトイモの葉柄でえぐ味が少ない）は，**食物繊維**に富み，整腸作用，抗がん作用，循環器疾患予防などの機能性をもつといわれている。

　コンニャクは，主成分であるグルコマンナンがヒトの消化酵素では分解されないためエネルギー源にならない。食物繊維としての機能性は大きく，コレステロールや血糖値を低下させる作用，整腸作用（便秘の改善）などの効果が認められている。

5）豆類の加熱調理による栄養学的・機能的利点

　ダイズのイソフラボン[*4]は，15種類あり加工や調理によって組成が変化する。イソフラボン含量は，最も高いのがきな粉で，次に油揚げ，煮豆，豆腐，豆乳，味噌，醤油の順である[*5]。イソフラボンの多くは配糖体であり，ダイズのマロニル配糖体は95℃の熱処理や120℃のスチーム調理によって分解されるので，加熱調理はイソフラボンの生体利用性を向上させるといえる[*6]。調理法は蒸し調理が最適で，ゆで調理の場合はゆで汁も利用する。また，ダイズはトリプシンインヒビター[*7]を含むため生で食べると消化不良をおこすが，加熱操作はこの活性をなくすことができる。同様に，血圧上昇に関与する酵素を阻害する作用は，生の豆より加熱豆の方が強いといわれている。このように，加熱調理はダイズの機能性成分や栄養素を有効利用するために重要な役割を果たす。

　豆乳を80℃以上で加熱すると，表面にたんぱく質の皮膜[*8]ができる。この皮膜をすくい取り水気をきったものが生ゆばであり，消化性に富む食品である。皮膜はすくい取っても何回か繰り返し形成され（ラムスデン現象[*9]），はじめにす

＊1　イモ類の加熱
でんぷんの糊化に必要な温度を確保し，途中で加熱を中断しないことが重要。理由は，70℃以下の低温で加熱したり，途中で加熱を中断したりすると，でんぷんの糊化が不十分で，イモの組織が硬くなるため（ゴリイモ）。

＊2　ビタミンC損失率　第3章第2節「表3-2-9」参照。

＊3　褐色物質の生成　第3章第2節「図3-2-5」参照。

＊4　イソフラボン
ダイズのイソフラボン類は，女性ホルモンのエストロゲンと似た作用を示し，骨粗鬆症予防，血中LDLコレステロール低下作用が注目される。

＊5　日本栄養・食糧学会監修『食品因子による栄養機能制御』建帛社，p.229，2015。

＊6　日本栄養・食糧学会監修『食品因子による栄養機能制御』建帛社，p.233，2015。

＊7　トリプシンインヒビター　ダイズには，トリプシンの活性を阻害するトリプシンインヒビターが存在。加熱調理によりトリプシンインヒビターの作用をなくすことができ，消化不良をおこさないようになる。巻末の重要語句解説「トリプシンインヒビター」参照。

＊8　たんぱく質の皮膜　表面から水分が蒸発したため成分の表面濃縮とたんぱく質の変性が起こり，生成されたもの。巻末の重要語句解説「ゆば」参照。

＊9　次頁に記載。

くい取ったものほどたんぱく質や脂質が多く，終わりの方は糖質が多い。このように加熱時間の違いにより栄養価や味の異なる生ゆばが得られるため，喫食者の健康状態や嗜好に合わせ，生ゆばを選択できる。

アズキは，昔から渋きり[*1]という操作を行うことが一般的であった。これはタンニン，サポニンなどのアク成分[*2]を取り除くための調理操作であるが，アズキサポニンには便通促進効果があるので，この機能性を生かしたい場合は，渋きりを行わない方がよい。

6）野菜類の加熱調理による栄養学的・機能的利点

ホウレンソウやニンジンなどに含まれるカロテンは脂溶性なので油と一緒に食べると吸収がよく，ホウレンソウのバター炒めやニンジンのグラッセは栄養効率のよい調理法といえる。また，ニラ・長ネギ・ニンニクは，特有の香り成分を有し，抗菌作用や発がん抑制作用がある。さらに，ビタミンB_1の小腸での利用効率を高める働きもあるため，ビタミンB_1を多く含む豚肉やレバーと一緒に調理するのが望ましい。

野菜に多く含まれるビタミンCは**抗酸化ビタミン**の１つであり，水溶性のため調理過程での損失がきわめて大きいビタミンである。ビタミンCの損失率は，食品の種類や調理操作の違いによって異なり，「炒める」「揚げる」などの油脂を用いる調理の方が，「ゆでる」「煮る」よりも損失率は少ない（第３章第２節「表３−２−９」参照）。したがって，野菜のビタミンC損失を少なくしたい場合には「炒めたり，揚げたりする」のがよいといえる。

野菜に含まれるポリフェノール類は，加熱調理によって溶出されやすくなり，ラジカル[*3]消去能が上昇するといわれている。このため，野菜のポリフェノール類を生かしたい場合は，生で食べるよりも加熱調理し，汁と一緒に食べるのが望ましい。

トマトの赤色はリコピン[*4]が主成分であり，リコピンにはβ-カロテンより強い抗酸化作用がある。トマトのリコピンは皮に多く，組織中では非常に安定しているので，熱を加えてもほとんど減少しない。したがって，トマトは栄養学的にも調理学的にも利点の多い食材で，皮のまま利用するのが望ましい。リコピンは，生のトマトより加熱処理したトマトジュースやトマトペーストの方が吸収性のよいことが知られている。わが国ではトマトを生食することが多いが，スープ，トマトソース，炒め物などの加熱調理で積極的に利用するとリコピンを効果的に摂取できる。

生のタマネギは調理中に，特有の香気や辛味を放ち，揮発性の催涙性物質[*5]を生成する。その後，加熱すると，香気成分（チオスルフィネート）が分解されて特有の加熱香気[*6]が生成される。同時に辛味が失われ，甘味が感じられるようになる。これは，水分蒸発による糖濃度の上昇，軟化による糖の溶出などのためと考えられている。したがって，タマネギを炒める際は，投入時間をずらしながら数回に分けて入れることで辛味や甘味の混在したおいしい炒め物になるので，

（前頁）＊9　ラムスデン現象　牛乳を加熱したとき40℃くらいから表面に皮膜ができてくる。これは表面から水分が蒸発して部分的に成分が濃縮され，乳清たんぱく質が変性し，乳脂肪や乳糖とともに凝集したもの。この皮膜は取り除いても繰り返し形成される。この現象を「ラムスデン現象」という。豆乳を加熱して得られる湯葉も同じ現象であり，弱火でゆっくり加熱すると水分の蒸発が大きくなり皮膜ができやすい。

＊1　渋きり　鍋に水と豆をいれて加熱し，沸騰したらザルにあげ，水で洗う操作。通常，この操作は2，3回行う。

＊2　アク成分　第3章第2節第2項「アク成分の調理操作による除去」参照。

＊3　ラジカル（radical）　不対電子をもち反応性が高くなった原子や分子。

＊4　リコピン　トマト・スイカ・柿などに含まれるカロテノイド系色素。プロビタミンAとしての作用はないが，抗がん作用などの生理学的機能が報告されている。たとえば，トマトのリコピンは，活性酸素の消去能がβ-カロテンの約2倍。第3章第2節「表３−２−12」，巻末の重要語句解説「リコピン」参照。

＊5　催涙性物質　タマネギを切ることにより，細胞中に含まれる前駆物質が酵素アリイナーゼと反応して含硫化合物のチオスルフィネートを生成。

＊6　次頁に記載。

加熱操作が嗜好性を左右する重要な要素といえる。

7）藻類の加熱調理による栄養学的・機能的利点

　藻類の炭水化物は粘質性多糖類が主であり，水溶性食物繊維としての働きが期待されている。褐藻類に含まれるフコキサンチンは，内臓脂肪の蓄積抑制効果や血糖値改善効果が報告されている。

　紅藻類[*1]（あまのりなど）を加熱すると，赤色のフィコエリスリンは減少する。しかし，緑色のクロロフィルや青色のフィコシアニンは変化しないので，緑色が濃くなり，**嗜好性**が高まる。このため，干しのりを巻きずしに使用する際は，火にあぶって用いる習慣がある。

8）食肉類の加熱調理による栄養学的・機能的利点

　肉は，良質のたんぱく質を含むため栄養学的に重要な食品であるが，脂質含量が多いので，生活習慣病予防の観点から調理操作で脂肪を減らすのがよい。加熱調理操作は，脂肪を減らす手段として大変有効である。たとえば，しゃぶしゃぶは薄切り肉を湯の中で加熱するので，肉に含まれる脂肪の一部が加熱融解し湯の中へ流出する。その結果，肉の脂肪含量が減り，たんぱく質を効率よく摂取できるので，この加熱調理操作は栄養学的利点が多い。また，東坡肉（とんぽうろう）も豚ばら肉を加熱調理して脂肪を減らすため，健康的な食物といえる。

9）魚介類の加熱調理による栄養学的・機能的利点

　魚肉中にアニサキス[*2]が生息していると，さしみ等の生食で感染することがある。しかし，加熱調理や−20℃以下の冷凍により，アニサキスは死滅する。

　小魚は，長時間加熱や圧力鍋加熱で骨が軟化するので，骨ごと食べられるようになる。これは，骨に含まれるコラーゲン[*3]がゼラチン化するためであり，調理例として酢や梅干を入れて煮たイワシ（煮魚），甘露煮などがある。この場合の加熱調理は，食生活で不足しがちなカルシウムを補給するのに非常に役立つ。

10）卵類の加熱調理による栄養学的・機能的利点

　卵は代表的なアレルギー食品で，乳幼児の食物アレルギー[*4]の原因抗原として第1位を占めており，卵黄より卵白の方がアレルゲン[*5]活性はいちじるしく強い。この理由としては，主要抗原が卵白中のたんぱく質（オボアルブミン[*6]，オボムコイド[*7]）であること，オボムコイドが特異な分子構造を有し，加熱・化学処理，消化酵素に対する抵抗性がきわめて高いことなどが考えられている。

　卵白の主要アレルゲンは，加熱により抗原性が低下するという特徴があるので，調理条件を工夫することが重要となる。低アレルゲン化に必要な調理条件として，100℃以上の高温で調理することの有効性が報告されている。高温で調理すると焦げやすいため，焦げるのを防ぐ工夫が必要となる。たとえば，オーブン[*8]調理の場合にはアルミホイルなどで表面をおおうことにより，表面が焦げるのを防

（前頁）＊6　特有の加熱香気　ジスルフィド，トリスルフィドなどの化合物。

＊1　紅藻類　第3章第1節第1項「紅藻類」参照。

＊2　アニサキス　寄生虫の1種で海産魚（サバ，ニシン，サケ，マス，イワシ）が中間宿主。寄生部位はヒトの胃壁が多く，激しい痛みが起こる。

＊3　コラーゲン　第3章第1節第2項「魚介類の調理特性」参照。

＊4　食物アレルギー　巻末の重要語句解説「食物アレルギー」参照。

＊5　アレルゲン　生体は免疫反応（抗原抗体反応）によって自己を防衛しているが，免疫が過剰に反応し，生体に不利益な状態になることがある（アレルギー）。抗原（アレルゲン）には花粉・ダニ・ハウスダスト・食品成分などがある。食品成分による食物アレルギーは，小児に多い。

＊6　オボアルブミン　卵白たんぱく質の1つで，卵白のたんぱく質の約55%を占めている。分子量は約45,000で少量の糖を含む。

＊7　オボムコイド　巻末の重要語句解説「オボムコイド」参照。

＊8　オーブン　第2章第3節第3項「オーブン」参照。

ぐことができる。このようにして焼き時間を延ばすこと，圧力鍋[*1]を用いて高圧調理を行うことは，低アレルゲン化に有効であるとの報告もある。また，固ゆで卵の卵黄は，作ってすぐに卵白と分ければアレルゲン性はほとんどない。しかし，作ってから放置すると水溶性のたんぱく質であるオボムコイドが卵白から卵黄中へ移行し，卵黄もアレルゲン性を持つようになるので注意が必要である。**抗原性**は，調理温度が高いほど，高温で長い時間調理するほど低下する。したがって，これらを考慮して加熱調理を行うと，卵アレルギー児の食生活改善・QOL（生活の質）の向上に役立つ。高温調理の例としては，揚げ物や圧力鍋料理がある。

11）でんぷんの加熱調理による栄養学的・機能的利点

でんぷんは，加熱操作によって消化性の低い生でんぷん[*2]から消化のよい**糊化**でんぷんに変化し，エネルギー源として利用される。たとえば，くずでんぷんは昔から，くず湯として活用されており，体を温め消化されやすい食物として病人や子どもに重宝されてきた。糊化でんぷんは一般に，**粘性**を有するため摂食機能が低下した高齢者の喫食時に嚥下（えんげ）を助けることができる。したがって，誤嚥の原因となりやすい汁物や飲み物にでんぷんでとろみをつけると，高齢者に多い**誤嚥性肺炎**の予防が期待できる（補遺第2節第4項「汁物の調理法」参照）。

12）油脂の加熱調理による栄養学的・機能的利点

揚げ物のように調理で油脂[*3]を使用すると，脂溶性のビタミン・色素成分などの吸収率が高まるといわれている。また，炒め物は，油膜で食品を包んだ状態になるためビタミンCなどの水溶性成分が損失[*4]されにくく，栄養学的利点の多い調理法といえる。

13）ゼラチンの加熱調理による栄養学的・機能的利点

ゼラチンは動物性たんぱく質であるが，アミノ酸スコア[*5]はあまり高くない。しかし，ゼラチンは単独で喫食されることがほとんどなく，ほかの食品と組み合わせて喫食されるので，アミノ酸補足効果[*6]によりたんぱく質としての栄養価は高まる。調理の際には水で膨潤した後，加熱・溶解し，**ゲル化**素材としてさまざまな材料を寄せるのに利用されることが多い。ゼラチンを用いて固めた料理は，嚥下機能の低下している人にとって摂食しやすい食物である。その理由としては，ゼラチンゲル[*7]は融解温度が低いため口中の体温で溶けること，変形しやすいことなどがあげられる。このようにゼラチンは，加熱調理操作によって栄養性や機能性が非常に高められる（第3章第1節「表3－1－24」参照）。

14）寒天の加熱調理による栄養学的・機能的利点

寒天は食物繊維であるため，便秘・大腸がん・高血圧・肥満・糖尿病・高コレステロール血症などの予防効果が期待でき，ゲル化素材としても利用できる食材である（第3章第1節「表3－1－24」参照）。寒天は，**咀嚼**（そしゃく）機能が低下してい

＊1 圧力鍋 第2章第3節第3項「鍋類」参照。

＊2 生でんぷん 第3章第2節第2項「調理操作によるでんぷんの糊化・ゲル化・老化」参照。

＊3 油脂 第3章第1節第3項「種類と成分特性・栄養特性」参照。

＊4 ビタミンCの損失率 第3章第2節「表3－2－9」参照。

＊5 アミノ酸スコア（アミノ酸価）食品中たんぱく質の栄養価を表す指標の1つ。第3章第1節第1項「米」の側注参照。

＊6 アミノ酸補足効果 特定の必須アミノ酸が欠損ないし不足しているたんぱく質に，当該制限アミノ酸を添加することによって，たんぱく質の栄養価を高めること。

＊7 ゼラチンゲル 第3章第1節第3項「ゼラチン」，第3章第2節第1項「ゾルとゲル」参照。

る高齢者などの食事に利用すれば，食べやすい料理をつくることができる。たとえば，硬い食品は，細かく砕いたり，ペースト状にしたりして寒天寄せにすれば，食べやすくなる。同様に，高栄養成分を寄せて摂取することで，低栄養状態の改善にも役立てることが可能である。しかし，寒天ゲル[*1]は，破断応力[*2]が大きく破断ひずみが小さい，融解温度が高いなどの性質を有するため，喫食者の状況に合わせてゲル濃度を低くするなどの工夫が必要である。

15）カラギーナンの加熱調理による栄養学的・機能的利点

カラギーナン[*3]は食物繊維であり，調理の際にはゲル化素材や粘性付与剤として利用される。カラギーナンゲルは，透明度が比較的高く，ゼラチンゲルと寒天ゲルの中間的な口あたりを有する，熱可逆性ゲルである。したがって，**咀嚼機能**の低下した人や**嚥下機能**の低下した人などにも広く使用できる利点がある。この加熱調理は，カラギーナンの機能性を生かすための重要な調理操作といえる。

3 だし・調味料・香辛料の特徴と栄養学的・機能的利点

食品は，それぞれ特徴的な味をもっているので，だし・調味料・香辛料などを加えると食品本来の味が引き立つことが多い。また，これらを使用すると調理の幅も広がる。調味料は食材に甘味，塩味，酸味，うま味[*4]などを付与し，香辛料は芳香や刺激性の味などの風味を与える。食品をおいしい食物とするためには，調味料や香辛料の種類を注意深く選択し，使用量を適切にすることが重要である。

1）だ し

だしは，調味操作における基礎的存在で，うま味の多い食品[*5]から水または熱湯でうま味成分を抽出したものである。日本料理ではコンブ[*6]，カツオ節，煮干し，干しシイタケ[*7]などからうま味成分を抽出し，西洋料理や中国料理では魚介類または肉類の骨と野菜を組み合わせてうま味成分を抽出する。このようなだしを料理に活用することで，**減塩調理**が可能になり，**生活習慣病**の予防にも役立つ。

（1）日本料理のだし

だし汁の材料とその取り方を表3－3－1に示す。コンブだしを取る際は，沸騰させるとアルギン酸によるぬめりが出るため，沸騰させないように注意しなければならない。カツオ節だしには一番だしと二番だしがあり，二番だしは一番だしのだしがらに元の半量の水を加え，3分沸騰して火を止め上澄みを取ったものである。コンブのうま味成分はL－グルタミン酸ナトリウムで，カツオ節のうま味成分は5'－イノシン酸ナトリウムである。混合だしは，コンブのグルタミン酸とカツオ節のイノシン酸の相乗効果[*8]によってうま味が増強されただしである。

煮干しだしを取る際には，生臭みや苦味が出やすいので，頭や内臓を除去し，小さく裂いて使用すると，うま味成分の浸出がよい。煮干しは一般にカタクチイワシを塩水でゆでて乾燥したものであり，焼きアゴ（トビウオ）も同様に加工し，

＊1 寒天ゲル 第3章第1節第3項「寒天」，第3章第2節第1項「ゾルとゲル」参照。

＊2 破断応力 破断（ゲル強度）試験において，ゲルが破断したときにかかった力（破断点の荷重値）を接触面積で除したもの。

＊3 カラギーナン 第3章第1節「表3－1－24」参照。

＊4 甘味，塩味，酸味，うま味 第1章第2節第2項「基本味とそのほかの味」参照。

＊5 うま味の多い食品 第1章第2節「表1－2－5」参照。

＊6 コンブ 第3章第1節第1項「藻類」参照。

＊7 干しシイタケ 第3章第1節第1項「キノコ類」参照。

＊8 相乗効果 第1章第2節「表1－2－6」参照。

表3-3-1　和風のだし汁

材　料	使用量(%)	主なうま味成分	だしの取り方
カツオ節	2〜4 【一番だし】	IMP[*1] ヒスチジン	• 水が沸騰したら，カツオ節を入れ，約1分加熱後，火を止め，カツオ節が沈んだら上澄みを取る • 90℃の湯に入れて加熱沸騰後，直ちに火を止めて上澄みを取る
一番だしの だしがら （カツオ節）	4〜8 【二番だし】	同上	• 一番だしを取ったカツオ節に半量の水を加え，3分沸騰を続けて火を止め，カツオ節が沈んだら上澄みを取る
コンブ	2〜5	MSG[*2]	• 水にコンブを入れて30〜60分浸出する（加熱しない） • 急ぐ場合は80℃になったらコンブを入れて沸騰まで3分加熱してコンブを取り出す • コンブを15時間水浸し，コンブを引き上げて，80〜85℃に加熱し，浮き上がった粘りを除く
カツオ節 コンブ	1〜2 1〜2 【混合だし】	IMP[*1] MSG[*2]	• 水にコンブを入れ，沸騰直前にコンブを取り出し，カツオ節を入れ，沸騰したら火を止め上澄みを取る • コンブを30〜60分水浸したあと，コンブを取り出して火にかけ，沸騰したら，カツオ節を入れ，再び沸騰したら火を止めて上澄みを取る
煮干し	3	IMP[*1]	• 30分水浸したあと，98℃で1分加熱する • 煮干しを水から入れて火にかけ，沸騰したら2〜3分煮て火からおろす（小さく裂くか，粉末にするとうま味成分の浸出がよい）

[*1] 5′-イノシン酸ナトリウム　　[*2] L-グルタミン酸ナトリウム

資料）山崎清子他『NEW 調理と理論』同文書院，p.28，2011を改変

だし材料として用いられる。

干しシイタケだしを取る際は，汚れを除いた干しシイタケを水に浸してだしを取る。うま味成分（**グアニル酸**）は，浸漬・吸水過程および加熱時の温度上昇過程で，酵素ヌクレアーゼの作用により生成される。しかし，加熱の過程でホスファターゼが働きグアニル酸が分解されるので，温度の上昇速度が重要で，1分間当たり4〜7℃の温度上昇になるように火加減を調節する。

（2）西洋料理のだし（スープストック）

牛すね肉や鶏ガラなどをでき上がり分量の30〜50％用い，水から入れて加熱し沸騰したらごく弱火で3〜4時間加熱する。この場合，強く煮立たせると，脂質が**エマルション**[*1]のようになりスープを濁らせるので，火力に注意する必要がある。牛すね肉や鶏ガラでだしを取る際に香味野菜を加えるのは，臭み消しや風味づけのためである。

＊1　エマルション
第3章第1節「図3－1－21」参照。

（3）中国料理のだし（湯<ruby>湯<rt>たん</rt></ruby>）

鶏や豚などの骨付き肉，干し貝柱，するめ，干しシイタケなどにネギやショウガを加えて煮出すのが一般的である。煮出す途中で浮き上がるアクや脂肪を除去しながら，半量程度まで煮つめ，そのあと布きんでこすとよい。

（4）風味調味料（だしの素）

だしを取る代わりに使用される調味料であり，天然抽出成分にイノシン酸，グルタミン酸，食塩などを加えて固形状，顆粒状，液状にしたものである。温湯に溶かすだけで簡単にだしをつくることができるので，短時間で調理する場合は便利である。現在，多種類の市販品がある。

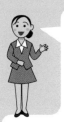

Column だし材料は多く使うほど良いのか？？

おいしいだしの取り方の基本は，だし材料から風味成分をできるだけ多く抽出し，不味成分をなるべく抽出しないことです。たとえば，カツオ節のうま味成分は，水の量に対してカツオ節を2〜4％用いると抽出率がよく，8％以上用いると渋味が出て不味になってしまいます。このようにカツオ節の使用量とうま味成分の浸出率は必ずしも比例しません。だし材料は，多すぎず少なすぎず，適量を使用することが重要です。

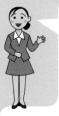

Column 調味料を入れる順番の言い伝え

伝統的な調味料を同時に使用する場合，入れる順番（さ→し→す→せ→そ）が重要であると言い伝えられてきました。砂糖は分子量が大きいため食品中へ拡散浸透しにくく，食塩は分子量が小さいので拡散浸透しやすいのです。したがって，食塩を先に入れると砂糖の浸透が遅くなります。砂糖を先に入れ，食塩を後に入れることにより，甘味と塩味がバランスよく付与されます。酢，醤油，味噌は揮発性成分を多く含んでおり，長時間加熱すると揮発性成分が揮発して風味が損なわれます。そのため，伝統的な調味料は砂糖，塩，酢，醤油，味噌の順に入れる習慣になっているのです。

表3−3−2　砂糖の種類と特性

種　類		特　性	用　途
黒砂糖		• 精製度が低いためアクは強いが，ビタミンB₁やミネラルを微量含む • こくと香りがある	• 利休まんじゅうの皮やみつなど
和三盆糖		• 上品な甘味と風味がある • 結晶が小さいため口の中ですぐに溶ける • 日本の伝統的な製法で作られる	• 高級和菓子
車糖 （くるまとう）	上白糖	• 一般に砂糖といわれる • しっとりしていて，溶けやすい	• 一般家庭用 • 煮物など • 菓子全般
	三温糖	• 茶褐色である	• 佃煮 • 煮物など
ざらめ糖	グラニュー糖	• サラサラしていて，くせがなく溶けやすい	• コーヒーや紅茶など • 高級菓子類
	白ざら糖	• 別名を上ざら糖という	• 高級和洋菓子
	中ざら糖	• 別名を黄ざら糖という	• 佃煮 • カラメル
加工糖	角砂糖	• グラニュー糖に少量の液糖を加えて型に入れ，立方体の形にまとめている	• コーヒーや紅茶
	氷砂糖	• 純度の高い砂糖溶液から大型結晶を作っているため純度が高い	• 果実酒 • 登山などの携帯食や非常食
	粉糖	• 別名を粉砂糖という • グラニュー糖などを細かくすりつぶし，コーンスターチを固結防止剤として加え微粉化している	• 洋菓子のデコレーションなど

表３－３－３　砂糖の調味以外の作用

砂糖の調理特性	内容および具体例
保水作用	• でんぷんの老化を防止する（例：もち生地に砂糖を入れると硬くなりにくい） • ゼリーの離水（離漿）を防ぐ（例：寒天ゼリー）
たんぱく質変性の抑制効果	• 熱変性を抑制し，軟らかく仕上げる（例：カスタードプディング，卵焼き） • 卵白泡の安定性を高める（例：メレンゲ）
防腐・抗酸化作用	• 微生物の増殖に必要な水分（自由水）を吸収する（例：果実の砂糖漬けやジャム） • 共存する油脂の酸化を防ぐ（例：クッキー）
物性への作用	• ゼリーのゲル強度を高める（例：寒天ゼリー，ゼラチンゼリー） • ペクチンのゲル化を促す（例：ジャム） • グルテン形成を抑制し，サクサク感，もろさを出す（例：クッキー）
着色・着香作用	• メイラード反応を促進し，よい焼き色と香りを出す（例：ケーキ，クッキー） • カラメル化（例：カラメルソース）

２）調味料

　家庭で使われる調味料の種類は年々増加しているが，日常的に定着している伝統的な調味料もある。味付けを目的として使用される調味料としては，砂糖・食塩・食酢・醤油・味噌・みりん・酒などがある。調味料は，単独で用いるとそれぞれがもつ味を食材に付与するが，複数で使用すると異なる呈味成分の間で相互作用[*1]を起こす。食酢・醤油・味噌・酒類などの醸造調味料は，発酵中に生成された特有の香気をもっている。そのため，魚肉臭を抑えたり，好ましい香味を付与したり，食材本来の香味を引き出したりなど，さまざまな風味増強効果を有する。

（1）砂糖，そのほかの甘味料

❶砂　糖

　表３－３－２に砂糖の種類と特性を示す。砂糖は，温度が変わっても甘味度が安定しているため味付けに適しており，家庭で最も多く利用されている甘味料である。味付け以外にも，次のような調理性や機能性がある（表３－３－３参照）。

ａ．保水作用

　砂糖は表３－３－４に示すように，水に対する溶解度が非常に大きく親水性の高い物質である。したがって，でんぷん性食品に含まれている砂糖は，**糊化**でんぷんの水分を安定状態に保ち，でんぷんの**老化**を防いでいる。同様に，寒天ゼリ

*1　相互作用　対比効果，抑制効果，相乗効果など（第1章第2節「表１－２－６」参照）。

表３－３－４　砂糖の溶解度

温　度 （℃）	水100gに溶ける砂糖重量 （g）	濃　度 （%）
0	179.2	64
10	190.5	66
20	203.9	67
30	219.5	69
40	238.1	70
50	260.4	72
60	287.3	74
70	320.4	76
80	360.1	78
90	415.7	81
100	487.2	83

資料）市川朝子著，畑江敬子，香西みどり編『調理学 第2版』東京化学同人，p.145，2011を一部改変

第３章　調理操作と栄養

ーをつくるときに加える砂糖は，離漿[*1]を抑えるのに役立っている。

b．たんぱく質変性の抑制効果

　たんぱく質は，熱凝固の際に砂糖が存在すると凝固温度が高くなり，熱変性が抑制される。そのため，ゲルが軟らかく仕上がり，すだちも抑えられる（例：カスタードプディング）。また，卵白を泡立てる際に砂糖を加えると，泡の安定性が高まり，卵白泡の戻りが遅くなる。この理由としては，粘度が上昇し水の移動が緩慢になって消泡が抑制されることがあげられる。

c．防腐・抗酸化作用

　食品に添加された砂糖は，食品中の自由水[*2]を吸収し，水分活性[*3]を下げる。そのため，微生物の増殖が抑制されて食品の防腐効果が高まったり，食品に含まれる油脂の酸化が防止されたりする（例：クッキー）。

d．物性への作用

　寒天やゼラチンのゼリーに添加される砂糖は，ゼリーのゲル強度を高め，ジャムをつくるときに加えられる砂糖は，高メトキシペクチン[*4]のゲル化を促す作用がある。ペクチンのゲル化には酸度と糖度が重要であるため，ジャムなどをつくる際は0.5〜1.5％のペクチンとpH2.5〜3.5（有機酸濃度0.5〜1.0％）の**有機酸**を含む果実を選び，60〜65％の砂糖を加える必要がある（第3章第1節「表3－1－24」参照）。クッキーをつくるときに加える砂糖は，生地の**自由水**を吸収しグルテン形成を抑制する。その結果，クッキーにサクサク感やもろさが出て，テクスチャーは向上する。

e．着色・着香作用

　ケーキやクッキーをつくるときに添加される砂糖は，メイラード反応[*5]を促進し，おいしそうな焼き色と香りを出す作用がある。また，砂糖を煮つめていくと，温度の上昇とともに香りや**粘性**などが変化するため，各温度段階でさまざまな調理に利用されている（第3章第2節「表3－2－4」参照）。

❷そのほかの甘味料（新しい甘味料）

　甘味料のなかでは砂糖がもっとも多く利用されているが，砂糖はエネルギーの過剰摂取や虫歯になりやすいなどの問題があり，糖質系甘味料や非糖質系甘味料が開発されている（表3－3－5参照）。これらの新しい甘味料は，低エネルギーで，抗う蝕作用や整腸作用（ビフィズス菌増殖作用）などの生体調節機能をもつものが多い。また，これらは，熱や酸に対する安定性が異なるため，それぞれの特徴に応じて利用することが重要である。たとえば，糖アルコールは熱に強いが，アスパルテームは高温加熱で分解される。したがって，アスパルテームは，揚げ物，オーブン焼き，煮物，**圧力鍋**料理には適さない。さらに，アスパルテームは，アスパラギン酸とフェニルアラニンが結合したジペプチドであるため，フェニルケトン尿症[*6]患者に使用できない。

（2）食塩，醤油，味噌

❶食　塩

　純度の高い精製塩と，にがりが入っているまろやかな味の自然塩がある。食塩

---

*1　離漿　第3章第1節第3項「寒天」参照。

*2　自由水　巻末の重要語句解説「自由水」参照。

*3　水分活性（Ａw）食品水分中に占める自由水の割合を表す指標。水分活性は純水が1で，食品は各種成分を含んでいるため，常に1より低い値。水分活性が高いということは，自由水が多いということであり，微生物に利用されやすい。

*4　高メトキシ(HM)ペクチン　ペクチンは，メトキシ基の割合で高メトキシペクチン（メトキシ基が7％以上）と低メトキシペクチン（メトキシ基が7％未満）に分類。

*5　メイラード反応　たんぱく質（アミノ基）と糖（カルボニル基）が加熱などにより非酵素的に反応すること。アミノ・カルボニル反応ともいう（巻末の重要語句解説「非酵素的褐変」「アミノ・カルボニル反応」参照）。

*6　フェニルケトン尿症　フェニルアラニン水酸化酵素の先天的欠損により，フェニルアラニンの蓄積およびチロシン欠乏を起こすアミノ酸代謝異常。

表3-3-5　新しい甘味料の種類と特性

分 類		種 類	特 性	用 途
糖質系甘味料	天然甘味料	転化糖	・ショ糖以上の甘味 ・吸湿性	・ジャム ・製菓材料
		異性化糖	・低温で甘味が増加 ・液糖	・清涼飲料水 ・冷菓
	糖アルコール	ソルビトール	・白色の粉末 ・吸湿性が大	・魚肉すり身 ・加工食品の湿潤調整剤
		マルチトール	・甘味度はショ糖の80% ・耐熱性 ・低エネルギー	・病者用食品 （糖尿病，肥満）
		キシリトール	・爽快感のある甘味 ・抗う蝕作用	・ガム
	オリゴ糖	カップリングシュガー	・抗う蝕作用 ・ショ糖の結晶防止	・あん ・菓子
		フラクトオリゴ糖*1	・低エネルギー ・整腸作用 ・カルシウムの吸収促進	・テーブルシュガー
		パラチノース	・抗う蝕作用 ・インスリン非刺激性	・チューインガム ・チョコレート
非糖質系甘味料	配糖体	ステビオシド	・甘味度はショ糖の100〜250倍 ・低エネルギー ・抗う蝕作用	・清涼飲料水 ・テーブルシュガー ・加工食品
		グリチルリチン	・甘味度はショ糖の50〜250倍 ・高濃度の食塩による塩味を丸くする	・味噌 ・醤油
	合成甘味料	アスパルテーム	・甘味度はショ糖の100〜200倍 ・低エネルギー ・中・塩基性および高温で不安定なため，煮物などには適さない	・菓子 ・飲料
		サッカリン	・甘味度はショ糖の200〜700倍 ・水に溶けにくいためナトリウム塩として利用 ・エネルギーなし ・卵白泡を安定させる効果はない	・漬物 ・魚介類の加工品

＊1　フラクトオリゴ糖　巻末の重要語句解説「フラクトオリゴ糖」参照。

第3章　調理操作と栄養

は，**塩化ナトリウム**（NaCl）を主体とする塩味の調味料で調理の基本となっているため，調理には欠かせない。さらに，生体の**恒常性**を維持するうえでも不可欠である。塩化ナトリウムは体液中に約0.9％含まれており，摂りすぎると**高血圧**の原因となる。食塩は，甘味を引き立てたり，酸味を抑制したりすることによって嗜好性を向上させる。また，ヒトがうま味を感じるには食塩中のナトリウムイオンが必要であり，うま味の増強に関しても重要な役割を果たしている[2]。

　調味以外の作用としては，たんぱく質の変性に関与したり，酵素活性を抑制したりするなどの機能をもっている（表3-3-6参照）。調理に食塩を用いる際は，高血圧予防のために減塩料理を工夫する必要がある。その際の注意点として，①食塩の使用量をできるかぎり減らす，②体外へのナトリウム排泄を促進する食材を使用する，などがある。①では，塩分の多い加工食品を減らしたり，うま味・酸味・香りなどを活用したりするのが一般的である。②の工夫としては，食塩を体外へ排泄する作用をもつカリウムを多く含む食品（表3-3-7参照）を利用するのがよい。カリウムはイモ類や野菜類などに多く含まれている。日本人

＊2　詳細は第1章第2節「表1-2-6」参照。

表３－３－６　食塩の調味以外の作用

食塩の調理特性	内容および具体例
たんぱく質の変性	・肉や卵などの熱凝固を促進する（例：茶碗蒸し） ・魚肉をしめる（例：シメサバ） ・磨砕により粘性を増す（例：すりみ，つくね） ・小麦粉のグルテン形成を促進する（例：うどん）
酵素活性の抑制	・果物や野菜の褐変を防止する（例：皮をむいたリンゴを1％食塩水につける） ・緑黄色野菜の色素を安定化する（例：緑色野菜をゆでるとき，ゆで水に1～2％の食塩を入れる） ・ビタミンCの酸化を防止する
浸透圧による脱水	・浸透作用（例：漬け物） ・魚の生臭みを除去する（例：下処理で魚に塩をふる）
ぬめりの除去	・サトイモのぬめりを除く

表３－３－７　カリウムを多く含む食品

食品名	カリウム含量 （mg/可食部100g）	食品名	カリウム含量 （mg/可食部100g）
サトイモ（球茎）	640	西洋カボチャ（果実）	450
サツマイモ（塊根，皮むき）	480	サニーレタス（葉）	410
ジャガイモ（塊茎）	410	カリフラワー（花序）	410
ホウレンソウ（通年平均）	690	セロリ（葉柄）	410
エダマメ	590	アボカド	720
タケノコ（若茎）	520	バナナ	360
ニラ（葉）	510	メロン（温室メロン）	340
コマツナ（葉）	500	エリンギ	340
シュンギク（葉）	460	乾燥ワカメ（素干し）	5,200

注：食品は，すべて「生」である。
資料）文部科学省『日本食品標準成分表2015年版（七訂）』より抜粋

は，食塩摂取量が多いためカリウムを摂取することが望ましいが，腎機能がいちじるしく低下している人など，カリウム摂取を制限しなければならない場合もある。したがって，カリウムを多く含む食品について理解し，カリウム摂取の際に十分注意する必要がある。

❷醤　油

醤油は，ダイズと小麦を原料として麹菌と食塩を加え発酵させた日本特有の調味料であるが，現在は海外でも広く使用されている。醤油の種類は濃口・うす口・溜醤油など[*1]があり，濃口醤油が消費量の80％を占めている。うす口醤油は，消費量の約15％を占め，主に関西地方で使用されている。醤油の主な呈味は塩味で，食塩濃度は濃口醤油14.5％，うす口醤油16.0％である。そのほかに，酸味やうま味，豊かな香りと色を有しており，これらは醸造中に原料から生成される。

❸味　噌

味噌は，醤油と同様にダイズや穀類に麹と食塩を加えて発酵させた醸造食品であり，穀類として米，大麦，はだか麦が使用される。大きく分けると表３－３－８に示すように，米味噌・麦味噌・豆味噌の3種類になるが，発酵の期間，原料の配合の仕方で種々の味噌があり，日本各地で特有の味噌が製造されている。

調味料としては，塩味が主であるが，うま味・甘味・香りも強い。味噌汁など

*1　溜醤油など　溜醤油は中部地方，再仕込み醤油（さしみ醤油）は山口県や九州の一部，白醤油は名古屋地区など限られた一部の地域で生産されている。

表３－３－８　味噌の種類

種類		原料	食塩濃度（%）	代表品名	主産地
米味噌	淡色の辛味噌	大豆，米，麹，塩	12.4	信州味噌	長野地方
	赤色の辛味噌		13.0	仙台味噌	東北地方
	甘味噌		6.1	白味噌	近畿地方
麦味噌		大豆，大麦，麹，塩	10.7	長崎味噌	九州地方
豆味噌		大豆，麹，塩	10.9	八丁（三州）味噌	中部地方

資料）山崎清子他『NEW 調理と理論』同文書院，p.63，2011を一部改変

の場合，味噌を加えた後の長時間加熱や再加熱は好ましくない。この理由としては，①味噌のコロイド粒子がうま味成分を吸着しながら結合し大きな粒子となるので，うま味の少ないざらざらした触感になる，②加熱により味噌特有の香りが損なわれる，などがあげられる。味噌の食塩濃度は６～13％であり，風味は製品によって多種多様である。調味の際には，あらかじめ使う味噌の塩分濃度を知り，使用量を加減する必要がある。

　味噌は調味以外の作用をもっており，①消臭作用（コロイド粒子の吸着作用や揮発性香り成分のマスキング効果[*1]により魚や肉類の臭みを消去する），②緩衝能（酸性やアルカリ性の物質を加えてもpHが変化しにくい作用。味噌汁に種々の具材を入れても汁の味が変動しにくいのは緩衝能のため），③機能性（**抗酸化性**，抗腫瘍性，血圧降下作用），などが知られている。また，味噌や醤油は**活性酸素消去能**[*2]が高いことが認められ，この要因としてダイズ由来のサポニンやメイラード反応中間物などが明らかにされている。したがって，味噌はがんなどの疾病や老化の予防に役立つことが推定されている。

（3）食　酢

　食酢は，酢酸を３～５％含む酸味をつけるための調味料（pH2.0～3.5）であり，製造工程により醸造酢・合成酢・加工酢（ポン酢など）に分類される。表３－３－９に示すように，醸造酢は穀物酢と果実酢に大別され，これらは原料の穀物や果実から酒を醸造し，これに酢酸菌を加え酢酸発酵させたものである。主成分は酢酸であるが，製造原料によって有機酸組成が異なるので，酸味の質も異なる。酢酸のほかに乳酸・コハク酸・リンゴ酸・クエン酸などの**有機酸類**，アミノ酸，糖類，エステル類を含むので，うま味やさわやかな香りをもち，食欲を増進させる。合成酢は，酢酸の希釈液に砂糖類・酸味料・調味料を加えたもの，また

＊１　マスキング効果
　巻末の重要語句解説「マスキング」参照。

＊２　食品の活性酸素消去能

食品名	過酸化水素	ヒドロキシラジカル
みそ	>100	—
しょうゆ	66.0	>70
コーヒー	21.2	11.2
ビール	12.0	16.4
ヨーグルト	10.4	—
乳酸飲料	7.2	7.2
栄養ドリンク	5.7～0.2	12.0～0.4
ウーロン茶	5.6	16.8
コーラ	1.4	1.2
紅茶	1.1	1.3
牛乳	0.5	1.0
酒	0.5	0.6

資料）大久保一良『みそサイエンス最前線－MISO NEWS LETTER』みそ健康づくり委員会，p.70，1994

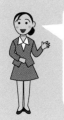

Column　具材をたくさん入れた「味噌汁」と入れない「味噌汁」

　塩分量を両者とも同じにした，具材をたくさん入れた味噌汁と具材を入れない味噌汁の実験がありました。味噌汁を喫食した人の尿中ナトリウム排泄量を調べた結果，カリウムの多いイモやワカメなどを入れた味噌汁を喫食した人は，具材を入れない味噌汁の人より尿中のナトリウム排泄量が多かったそうです。

は酢酸の希釈液に醸造酢を混合したものである。

　食酢は，食品に酸味や風味を与える以外に，①殺菌・防腐作用（すし飯，酢漬けなど），②褐変防止作用（ゴボウ，レンコンなど），③たんぱく質の凝固促進作用（ポーチドエッグ，魚の酢じめなど），④魚臭の除去（酢あらいなど），⑤色素への作用[*1]，⑥機能性（血圧降下作用，血糖値上昇抑制効果），などが確認されている。

（4）そのほかの調味料

　砂糖・食塩・醤油・味噌・食酢以外では，みりんや酒がよく用いられる。みりんおよび酒以外の調味料として，表3－3－10に示すようなものがある。

❶みりん

　本みりんは，もち米，米麹，焼酎を原料として発酵・糖化させた日本独特の醸造調味料であり，アルコール分を約14％含むので酒類[*2]として扱われる。本みりんの糖分は約43％で，糖類の多くがブドウ糖であるため甘味を有し，甘味は砂糖の約1/3で上品な甘さが特徴である。糖類のほかにもアミノ酸，有機酸，香気成分を含んでおり，料理に照り・つや・焼き色を付与したり，臭みをマスキング[*3]して風味を付けたり，煮崩れを防ぐなどの作用がある。本みりんは煮切り操作[*4]によりアルコール分を除いてから使用することが多いが，みりん風調味料[*5]はその必要がない。

❷料理酒，ワイン

　清酒やワインは，特有の香り・うま味の付与，照り・つやの付着，生臭みの消臭などにより，風味を向上させる効果がある。調味料として加える赤ワインの抗酸化性ポリフェノールは，デミグラスソースなどで30％程度残存している。食材中のたんぱく質（肉，卵，牛乳，小麦粉など）に吸着して不溶化するが，80％エタノールで溶出されるため生体内で有効にはたらく可能性があると報告され

*1 色素への作用　アントシアニン系色素，フラボノイド系色素，クロロフィルなどの変色が起こる。詳細は第3章第2節「図3－2－4」参照。

*2 酒類　第3章第3節第4項「アルコール飲料」参照。

*3 マスキング　巻末の重要語句解説「マスキング」参照。

*4 煮切り操作　アルコール分が料理の味を損なう場合，本みりんを加熱して揮発性のアルコール分を除去し，アルコール臭を取り除くこと。主にあえ物，酢の物やめんつゆなど，加熱しない料理に用いる。この操作によりアミノ・カルボニル反応などが起こり，副次的に多くの物質が生成され，色つや，香りがさらによくなる。

*5 みりん風調味料　糖類，アルコール，アミノ酸，有機酸，香気成分を含み，アルコール分1％以下の甘味調味料である。

表3－3－9　醸造酢の種類と特性

分　類		種　類	特　性
穀物酢	米　酢	米　酢	• 主に米を原料に作ったもので，おだやかな酸味，うま味，香りがある • 和食にむく
		玄米酢	• 主に玄米を原料に作ったもので，香り，コクともに米酢より強い
		黒　酢	• 蒸米，水，麹，種酢を壺に入れて1年間放置し，糖化，アルコール発酵，酢酸発酵させたもので，鹿児島県福山の特産である
	穀物酢	赤　酢	• 酒粕を3年間熟成させて作ったもので，三河の伝統的な酢である
		上記以外の穀物酢	• 酒粕，麦，コーンなどの複数の穀物を原料として作ったもので，クセがなく使いやすい • 和，洋，中のさまざまな料理に使える
果実酢	リンゴ酢	リンゴ酢	• リンゴ果汁を発酵，熟成させた醸造酢であり，さわやかでドレッシングにあう
	ブドウ酢	ブドウ酢（赤）	• 赤ワインを原料に酢酸発酵させたもので，酸味が強く，香りがある • 肉を軟らかくする
		ブドウ酢（白）	• 白ワインを原料に酢酸発酵させたもので，無色透明である • ピクルスやドレッシングにあう
		バルサミコ酢	• 赤いブドウの濃縮果汁であり，まろやかな甘味と深い香りがある
	果実酢	上記以外の果実酢	• 梅酢，柿酢などがある

資料）渋川祥子，畑井朝子編著『ネオエスカ 調理学』同文書院，p.157，2012を一部改変

表３−３−１０　そのほかの調味料の種類と特性

種　類		特　性
ウスターソース類		・野菜・果実の搾汁やピューレなどに食塩，糖類，食酢，香辛料を加えて調製し熟成させた液体調味料 ・濃度によってウスターソース，濃厚ソース，中濃ソースに分類
トマト加工品	トマトピューレ	・完熟トマトを加熱後，裏ごし濃縮したもの（無塩可溶性固形分が24％未満） ・煮込み料理，トマトソースなどに利用
	トマトペースト	・トマトピューレを無塩可溶性固形分24％以上に濃縮したもの ・トマトピューレよりも濃度が高く，こくがある
	トマトケチャップ	・トマトピューレに糖類，食塩，食酢，たまねぎ，香辛料を調合して加工したもの
ドレッシング類*¹		・植物油，食酢，調味料，香辛料を基本材料として混合・乳化した調味料 ・分離タイプと乳化タイプに分類
アジアの調味料	魚醤（ぎょしょう）	・魚やエビに塩を加えて漬け込み，長期間発酵させ，魚肉たんぱく質をアミノ酸にまで分解した液体が魚醤であり，濃厚なうま味と特有のにおいをもつ ・日本の魚醤：しょっつる（秋田），しょっからいわし（新潟），いしる（石川） ・アジアの魚醤：ナンプラー（タイ），ユーロウ（中国），ナンパー（ラオス），ヌックマム（ベトナム）
	豆板醤（とうばんじゃん）	・蒸したそら豆を発酵させ，唐辛子，食塩を加えて作る唐辛子みそ ・中国料理の麻婆豆腐（まーぼーどうふ），エビの辛味ソース炒めなどに利用
	オイスターソース	・牡蠣（かき）を食塩で漬け込み発酵させて濃縮し，カラメル色素，酸味料などを加えたもの ・中国料理の炒めものや煮込み料理に利用
	芝麻醤（ちいまぁじゃん）	・煎ったゴマを磨り潰してペースト状にし，ゴマ油やサラダ油，調味料を加えたもの ・中国料理の棒々鶏や涼拌麺に利用
	甜麺醤（てんめんじゃん）	・小麦粉に食塩，麹を加えて醸造した黒色のみそ ・中国料理の回鍋肉や北京ダック，春餅に利用
	コチュジャン	・蒸したもち米を発酵させ，唐辛子，食塩，糖類などを加えて作る唐辛子みそ ・韓国料理のビビンバ，焼き肉などに利用

*¹マヨネーズはドレッシング類に分類（日本農林規格）

資料）吉田惠子，綾部園子編著『調理の科学』理工図書，p.217，2012を改変

ている。

3）香辛料

　主な香辛料を表３−３−11に示す。香辛料は，香気と辛味をもっているため，本来の食品に独特な香りや味を付けることでその食品の風味を増し，食欲を増進させる。さらに，香辛料は強い**抗酸化性**や抗菌作用をもっており，調理によっては副次的な効果として抗酸化性を期待できることがある。たとえば，カレーパウ

表３−３−11　香辛料の種類と辛味成分

種　類	辛味成分	そのほかの成分
とうがらし	カプサイシン	カプサンチン（赤色色素）
こしょう	ピペリン チャビシン	
しょうが	ジンゲロン ショウガオール ジンゲロール	ジンギベレン（香り）
からし*¹	シニグリン（前駆体）→アリルイソチオシアネート（黒からし） シナルビン（前駆体）→パラヒドロキシベンジルイソチオシアネート（白からし）	
わさび	アリルイソチオシアネート（香気成分でもある）	

*¹和からし（黒からし）と西洋からし（白からし）がある【コラム参照】

ダーからカレールーをつくり，肉や野菜を入れて加熱し調製したカレーソースの
ラジカル消去活性は，調理前のカレーパウダーのラジカル消去活性よりも高くな
ったという報告がある。このことにより，カレーソースは抗酸化性の高い食物で
あると推定されている。また，中国料理で豚肉を長時間煮てスープをとる際にシ
ョウガを入れるのは，豚肉から溶け出した脂質の自動酸化を防ぐためである。シ
ョウガを５％添加したとき，４時間後でも脂質の過酸化物価[*1]は未加熱油脂に近
いという報告がある。

＊１　過酸化物価　油
脂の変敗の度合いを表
す指標。劣化初期に値
が上昇。

Column とうがらしの辛味は何？？

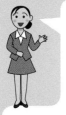

　とうがらしの辛味の主成分は，カプサイシンと呼ばれるものです。
この辛味成分は蒸発しにくく，加熱による影響をまったく受けませ
ん。また，辛味があとに残るのも特徴といえます。辛味は，料理の
味を引き立てると同時に，食べると胃が刺激されて中枢神経の働き
が高まり，消化液の分泌が増加し，食欲も高まります。このカプサ
イシンは，エネルギー代謝の亢進作用を有するため，寒いときには
身体を温め，暑いときには発汗によって体温を下げる作用があります。また，エ
ネルギー代謝を盛んにして，肝臓や筋肉のグリコーゲン[*2]分解を促進し，体内脂
肪を燃焼して蓄積しないようにするので，肥満防止効果についても注目されてい
ます。

＊２　グリコーゲン
巻末の重要語句解説「グ
リコーゲン」参照。

Column 黒からしと白からしの違い

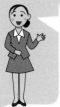

　黒からしの辛味はシニグリン，白からしはシナルビンと呼ばれる
配糖体（前駆体）が酵素ミロシナーゼにより分解されて生じる「か
らし油」によるものです。その成分は，前者ではアリルイソチオシ
アネート（鼻にぬけるような辛味），後者ではパラヒドロキシベンジ
ルイソチオシアネート（鈍い辛味）であり，白からしの方が黒から
しよりも「うま味」があります。酵素ミロシナーゼは40℃前後が最
適の作用温度なので，からし粉は水で練るよりもぬるま湯で練った方が早く辛味
が出ます。

4 嗜好飲料の特徴と栄養学的・機能的利点

　嗜好飲料は，栄養摂取を目的とするのではなく，特有の色・味・芳香・爽快感・刺激などを味わう食品であり，アルコール飲料（アルコール含量１％以上）と非アルコール飲料（アルコール含量１％未満）に大別される。非アルコール飲料の茶（緑茶，紅茶など）・コーヒー・ココアは，世界の三大嗜好飲料と呼ばれている。嗜好飲料の特徴としては，人の嗜好を満足させることにより食欲増進や疲労回復を促す作用がある。とくに近年，機能性食品因子に関する研究が盛んになっており，**緑茶カテキン**の機能性が大変注目されている。その背景には，急増する**生活習慣病**などの疾病に対する予防・改善効果への期待がある。

1）茶

　茶は製造法によって，不発酵茶・半発酵茶・発酵茶・微生物発酵茶・加工茶に大別される。「不発酵茶」には緑茶類（玉露，煎茶，番茶，抹茶，ほうじ茶，玄米茶など）がある。表３－３－12に示すように，抽出用の湯が低温ならば，香り・うま味*1・甘味成分が出やすく，高温ならば渋味・苦味成分が抽出されやすい。うま味成分のテアニン，渋味成分のカテキン類*2やその重合体は，この飲料に特徴的な成分であり，カテキン類は緑茶の葉に多い*3。茶葉から煎茶抽出液へのカテキン溶出量は，湯の温度が高いほど多く，低いと少ないので渋みが抑えられる。

　「半発酵茶」にはウーロン茶があり，「発酵茶」には紅茶がある。紅茶は，茶葉中の酸化酵素を十分に作用させた後，乾燥させてつくるため，茶葉に含まれるエピカテキンとエピガロカテキンが発酵中にポリフェノールオキシダーゼにより酸化され，テアフラビン類などの赤色色素が生成される。カテキンは，タンニン*4の構成成分の一つとして渋味成分にも含まれる。紅茶を入れる際には，湯温が低

表３－３－12　茶の種類と入れ方

種　類	湯の温度	抽出時間	入れる時のポイント
玉　露	60～65℃	2～3分	• 湯は，テアニンなどのうま味成分のみを浸出させるために沸騰後冷まして用いる • 熱湯では苦味のタンニンが溶出する
煎　茶	75～80℃ （二煎めは熱湯）	1～2分	• 湯は，香りを生かすときはやや高めの温度，味を生かすときはやや低めの温度がよい
番　茶	熱　湯	30秒 （二煎めは1分）	• 香りを楽しむものなので，煮立てると渋味が出てまずくなる
ウーロン茶	熱　湯	2～3分	• 紅茶と同様の入れ方のほかに，茶葉を直接茶わんに入れ，熱湯を注いで飲む方法もある
紅　茶	熱　湯	1～3分	• 紅茶の香り，味，色は水がポイントであり，鉄などの金属成分を含まない熱湯を使う

資料）木戸詔子，池田ひろ編著『調理学 第2版』化学同人，p.127，2010を改変

*1　うま味　緑茶のうま味の主体は，テアニン（グルタミン酸エチルアミド）とグルタミン酸で，テアニンは茶に特有のうま味成分。玉露のように日照を制限して栽培すると，テアニンは増加し蓄積する。根で生成されたテアニンは，葉芽へ移行し，日光を受けてカテキンが生成される。

*2　カテキン類　3-ヒドロキシフラバノールの構造を有するフラボノイド化合物。ポリフェノールとしての性質をもち，抗酸化性を示す。茶類に多く，苦味や渋味の原因になっている。

*3　緑茶カテキンepigallocatechin-3-gallate は，代表的な機能性食品因子の１つで，緑茶の主要成分。抗がん作用，抗アレルギー作用，抗炎症作用，インスリン感受性調節作用などが報告されている。

*4　タンニン　巻末の重要語句解説「タンニン」参照。

いとよい香りが出ないので，湯温に注意しなければならない（表3－3－12参照）。「微生物発酵茶」にはプーアル茶があり，これは熱処理した茶葉を微生物で発酵させたもので，独特の風味を有する。「加工茶」にはほうじ茶やジャスミン茶がある。

2）コーヒー

コーヒー豆[*1]を200～250℃で15分ほど焙煎し，抽出法に合わせて挽き，粉末状にして使用する。コーヒーの産地や焙煎の条件により色，味，香りが異なる。苦味成分の**カフェイン**は覚醒作用や利尿作用などを有し，苦味・渋味成分の**カテキン**や**クロロゲン酸**はたんぱく質を凝固させる作用をもち抗菌作用に関与している。コーヒーの抽出法には，紙または布でろ過するドリップ式，深炒りで極細びきのコーヒー豆を蒸気抽出するエスプレッソ式のほか，サイフォン式，パーコレータ式などがある。

3）ココア

カカオ豆[*2]を焙煎し，殻を除いた果肉を加熱したものをココアペーストといい，これを圧搾（あっさく）しココアバターを取り除いて粉砕したものがココア[*3]である。ココアの成分として，脂質20％，たんぱく質19％，炭水化物42％程度が含まれ，カリウム・マグネシウム・リン・鉄分などの無機質（ミネラル）も含まれる。さらに，タンニンやテオブロミンといった特有の苦味成分，**抗酸化物質**であるポリフェノールが含まれており，テオブロミンはこの飲料を特徴づける成分といえる。

4）清涼飲料

清涼飲料は非アルコール飲料で，炭酸飲料（発泡性）・果実飲料（非発泡性）・スポーツドリンク・ミネラルウォーターなどがある。炭酸飲料や果実飲料には糖分が10～13％含まれるので，エネルギーの過剰摂取になりやすい。果実飲料は清涼感とともにビタミンCの補給効果を有し，スポーツドリンクには発汗作用で失われた水分や塩分の補給効果がある。また，スポーツドリンクは，水分や無機質（ミネラル）類が速やかに吸収されるように，成分濃度などを人体の体液と等しい浸透圧に調節している。

5）アルコール飲料

酒類は表3－3－13に示すように，製造法によって醸造酒・蒸留酒・混成酒に大別される。ワイン[*4]は飲用のほか料理や菓子にも利用され，ブランデー，ラム酒，オレンジ柑橘系のリキュールは主に菓子の香りづけに利用される。本みりんは，調味料として利用されるのが一般的である。

アルコール飲料は，食欲増進を目的とした食前酒，料理をおいしく味わうために食事といっしょに飲用する食中酒，食事のあとにじっくり味わう食後酒として飲用され，この順にアルコール度数が上がっていく。食後酒には，アルコール

*1 コーヒー豆 アカネソウ科に属する常緑灌木の果実の種子を乾燥させたもの。

*2 カカオ豆 アオギリ科の常緑灌木であるカカオ樹の実の種子。

*3 ココア ココアとチョコレートの違いは，ココアペーストからココアバターを除いたものがココアで，ココアバター，そのほかを加えたものがチョコレート。

*4 ワイン 果実からつくった酒のことであるが，一般にはブドウ酒をさす。赤ワインの色は，原料ブドウの果皮や種子に含まれるアントシアニン系色素による。

表3－3－13　アルコール飲料の分類

分　類	種　類
醸造酒	ワイン，シェリー酒，清酒，紹興酒，ビールなど
蒸留酒	ウイスキー，ブランデー，ラム，ジン，ウォッカ，テキーラ，焼酎など
混成酒	リキュール，本みりん，ベルモット，ポートワイン

資料）安原安代，柳沢幸江編著『調理学』アイ・ケイコーポレーション，p.143，2012を一部改変

度数の高いもの（ブランデー）や甘味のあるもの（デザートワイン，ポートワイン）が向くといわれる。赤ワインに含まれるポリフェノール[*1]は，活性酸素消去作用を有することが報告され，LDL[*2]の酸化を防止し血小板凝集を抑制することが注目されている。

参考文献
・横尾政雄『米のはなしⅠ』技報堂出版，p.29，1989
・島田淳子，畑江敬子編『調理学』朝倉書店，p.71，1995
・和田淑子，大越ひろ編著『三訂 健康・調理の科学』建帛社，2013
・辻英明，小西洋太郎編『食品学』講談社サイエンティフィク，2007
・伊藤節子「アレルギー」56，p.1030，2007
・山崎清子他『NEW 調理と理論』同文書院，2011
・吉田勉監修『調理学』学文社，2013
・青木三恵子編『調理学 第3版』化学同人，2011
・新調理研究会編『これからの調理学実習』理工学社，p.23，2011
・渋川祥子他編『調理学』同文書院，2011
・吉田恵子，綾部園子編著『調理の科学』理工図書，2012
・渋川祥子他編『調理科学』同文書院，2011
・杉田浩一『新装版「こつ」の科学』柴田書店，p.89，2011
・荒井綜一他編『新・櫻井総合食品事典』同文書院，2012
・文部科学省『日本食品標準成分表2015年版（七訂）本表編』2015
・文部科学省『日本食品標準成分表2015年版（七訂）脂肪酸成分表編』2015
・青柳康夫編著『改訂 食品機能学 第2版』建帛社，2011
・日本栄養・食糧学会監修『食品因子による栄養機能制御』建帛社，2015
・清水俊雄『食品機能の表示と科学：機能性表示食品を理解する』同文書院，2015

＊1　ポリフェノール
　ベンゼン環に水酸基（OH基）を2個以上結合している物質の総称。すべての植物に含まれ，色素や苦みの成分で4,000種類以上存在する。食品分野では，好ましくない変色や渋み・えぐ味の原因物質であり不要な物質として扱われてきたが，近年は機能性成分として注目されている。イソフラボン（大豆），カテキン（茶），ケルセチン（タマネギ外皮）などがある。

＊2　LDL（low density lipoprotein）
　低密度リポたんぱく質または低比重リポたんぱく質といい，コレステロールを末梢組織へ輸送する役目をもつ血漿（清）リポたんぱく質の1つ。

第3章　調理操作と栄養

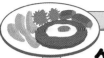

第4章 献立作成と料理様式

学習のポイント

□献立の条件および作成手順を理解する。

□食文化や食習慣を考慮した，栄養バランスがとれた日常の食事の献立作成について理解する。

□調味パーセントを理解し，献立に活用できる。

□主食・主菜・副菜の料理構成を学び，食品の調理特性・組合せ・使用量を理解する。

□供食・食卓構成（日常食，行事食，供応食，郷土料理）・食事環境など日本の食文化について理解する。

□供食形式を料理様式別に学ぶことによって献立の組み方を理解し，日常食の献立に応用できるようになる。

1 献立作成と栄養

食事は健康の維持と深くかかわっているので，適切な献立を作成することが重要である。喫食目的によって食事を区分すると，日常食・行事食・**供応食**などに分けられ，とくに日常食の献立では栄養性を優先する。そのため，献立作成に際しては，食品に関する専門知識が求められる。

1 食品構成の作成

1）食品と食品群

食品に含まれる**栄養素**を適正に摂取するためには，どのような食品を選択し，どれだけの量を使用し，どのように組み合わせたらよいかを知っておく必要がある。また，喫食者（対象者）の年齢や性別，身体活動レベル，さらにはその人数や提供する期間などによってどのような献立を作成したらよいかを知るため，さまざまな食品に関する知識が必要とされる。

日常的に使用される食品を栄養的役割によって，いくつかのグループ（群）に分けたものを食品群という。栄養バランスのよい献立を作成する際や栄養指導を行う際には，食品群を活用すると便利である。主な食品群とその特徴を表4－1－1に示す。

表4－1－1　主な食品群と特徴

種　　類	特　　徴
3色食品群[*1]	• 食品が，栄養素の働きにより，赤（血や肉を作るもの：魚，肉，豆類，乳，卵）・黄（力や体温となるもの：穀類，砂糖，油脂，いも類）・緑（体の調子をよくするもの：野菜，海藻，きのこ類）の3群に分類されたものである • わかりやすい分類であり，学校給食など栄養教育の教材として活用されている
4つの食品群[*2]	• 1群（乳・乳製品，卵），2群（魚介・肉，豆・豆製品），3群（緑黄色野菜，淡色野菜，いも類，果実），4群（穀物，砂糖，油脂，菓子類，種実類）に分類されている
6つの基礎食品[*3]	• 栄養成分の類似している食品が，栄養素の種類によって1群（魚，肉，卵，だいず），2群（牛乳・乳製品，骨ごと食べられる魚），3群（緑黄色野菜），4群（その他の野菜，果物），5群（穀類，いも類，砂糖），6群（油脂）に分類されている • どの食品をどのように組み合わせて食べればよいかが示され，栄養教育の教材として利用されている
18食品群[*4] （食品成分表）	• 日本食品標準成分表や国民健康・栄養調査などに用いられる

[*1] 1952（昭27）年に広島県庁の岡田正美氏が提唱し，栄養改善普及会の近藤としこ氏が普及に努めた。
[*2] 1957（昭32）年，女子栄養大学の香川綾博士が考案したもので，日本人の食生活に不足していた栄養素を補充することに重点が置かれた。
[*3] 1958（昭33）年に厚生省（現　厚生労働省）が作成したもので，1981（昭56）年に改訂され現在に至っている。
[*4] 食品成分表の詳細は第1章第4節「表1－4－1」参照。

2）食品構成

　食品構成とは，食事摂取基準ならびに病院や施設ごとに設定した給与栄養目標量から大幅にずれることなく簡便(かんべん)に栄養量を確保するため，どの食品群からどれだけの量を摂取すればよいか，食品群別に使用量を示したものである。食品構成をもとにして献立を作成すれば，毎回食品成分表を用いて栄養価計算をしなくても，対象者に必要な食事摂取基準等をほぼ充足することができる。

3）食品構成表作成の手順とポイント

　食品構成の作成に際しては，施設ごとに対象者の栄養バランスや嗜好性，地域性，食習慣，費用などを総合的に考慮しなければならない。手順とポイントは次のとおりである。

（1）給与栄養目標量の決定

　対象者の栄養状態や食事摂取状況より，日本人の食事摂取基準をもとに，給与栄養目標量を算出する。その一般的な手順（例）は，次のとおりである。

①推定エネルギー必要量の決定（年齢，性別，基礎代謝量，身体活動レベルより算出する）。

②たんぱく質量の決定（たんぱく質推奨量を目指し，推定平均必要量を下回らない。なお，目標量[*1]を上限量とする）。

③脂質量の決定（目標量[*2]の範囲内にする）。

④炭水化物量の決定（目標量[*3]の範囲内にする）。

　このようにして1日当たりの給与栄養目標量を定め，対象者の身体活動レベルを考慮し，朝食・昼食・夕食などに提供量を配分する。

（2）食品群別荷重平均成分表の作成

　食品構成表の作成には，食品群別荷重平均成分表を活用する。食品群別荷重平均成分表は，食品群ごとに100g当たりのエネルギーおよび栄養素量を示したも

[*1] たんぱく質エネルギー比率　13～20%エネルギーの範囲が望ましい。

[*2] 脂質エネルギー比率　20～30%エネルギーの範囲が望ましい。

[*3] 炭水化物エネルギー比率　50～65%エネルギーの範囲が望ましい。

のであり，各施設で独自に作成される。その一般的な作成手順（例）は，次のとおりである。

①使用食品の合計量を求める（施設の食品使用実績より算出するのが望ましく，食品は廃棄率から純使用量を求める。使用実績がない場合は，食品群を代表する食品よりおおよその成分値を求める）。

②食品群に分類する（都道府県の栄養報告に合わせて分類する場合や使用頻度の多い食品を食品群別に分ける場合がある）。

③食品群別に各食品の使用比率（％）を求める。

④この比率を食品群100 g 当たりに占める重量とみなす。

⑤各食品ごとの重量より栄養素量を算出する。

（3）食品構成表の作成

　食品群別荷重平均成分表を用いて，給与栄養目標量をもとに食品構成表を作成する。各施設での料理区分や献立の特徴，食材費等を考慮し，栄養比率をもとに各食品の使用量を算出する。食品構成表の作成は，次の手順で行う（例）。

①穀類エネルギー比（％）を設定し，穀類の純使用量を決める。主食としての穀類と副食としての穀類の純使用量を決定し，エネルギーと栄養素量を算出する。

②動物性たんぱく質比（％）を設定し，動物性たんぱく質食品の純使用量を決める。次に，各食品の純使用量を決定し，エネルギーと栄養素量を算出する。

③植物性たんぱく質食品であるダイズ・ダイズ製品の純使用量を決定し，エネルギーと栄養素量を算出する。

④野菜の純使用量を決める。野菜は成人1日350g以上を目標とし，その内の1/3以上を緑黄色野菜とし，残りを淡色野菜とする。イモ類，果物類についても使用量を決定し，エネルギーと栄養素量を算出する。

⑤脂質エネルギー比（％）を設定し，油脂類の純使用量を決める。種実類の純使用量も決定し，エネルギーと栄養素量を算出する。

⑥エネルギーを合計して砂糖および調味料の純使用量を決定する。

⑦すべての食品群のエネルギー・栄養素量を合計する。

⑧作成した食品構成表について，食品群別荷重平均成分表を用いて栄養価計算を行い，給与栄養目標量と照合し，過不足を調整する。

2 献立作成条件と手順

　献立の対象者は，少人数の場合もあれば特定多数の場合もある。献立に基づいて調製した食事の提供は，1回かぎりではなく継続して行われる場合がある。継続の場合には，対象者の年齢・性別・**嗜好**などに合わせ，変化のある飽きのこない工夫が求められる。したがって，基本的な**献立作成条件**を設け，それに基づいて衛生的でおいしい献立を作成する必要がある。

1）献立の条件

　献立は料理名などを組み合わせたもので，目的に合わせた組み合わせと提供する方法・順序を示したものが献立表である。献立表には，食事1回分のもの，1日分のもの，一定期間（1週間，1カ月間など）のものがあり，食事区分（朝食，昼食，夕食，間食）や献立名，栄養価が記載される。基本的な献立作成条件としては，①栄養素のバランスがとれていること，②満足感が得られること，③予算を考慮した適切な食材が使用されていること，④供食時間に合わせて調理作業ができること，などがある。

2）献立作成の流れ

　献立を作成するには，食品構成表をもとに，食品の使用量を決定する必要がある。そのため1回に使用する1人当たりの食品量を把握しなければならない。食品の使用目安量を表4−1−2に示す。

　献立作成に際しては，料理様式*1や調理法*2，味付け*3（塩味*4・甘味・酸味など），彩り（緑・赤・白・黒・黄），旬の食材を考慮しながら料理を組み合わせることが重要である。

　具体的なポイントとしては，①栄養素のバランスをとる，②喫食者の嗜好に合わせる，③衛生面や安全性を考慮する，④季節感を取り入れる，⑤色・味付け・テクスチャーを重複させない，⑥予算の範囲内で食材を選択する，⑦調理従事者の人数や作業能力に合わせる，⑧施設・設備の状況に合わせる，⑨適時・適温を考慮する，⑩行事食・郷土料理などの食文化を考慮する，などがある。

　さらに，献立作成後にエネルギー量や栄養素量を算出し，給与栄養目標量との過不足を確かめ，献立を見直すことも大切である。

3）献立作成の実際

（1）料理様式の選択

　日本料理のみでは塩分の過剰摂取になりやすく，西洋料理や中国料理では油脂の過剰摂取になりやすいことに注意しなければならない。したがって，日常食では，日本料理をもとにした折衷料理の方が味付けや栄養バランスの点ですぐれており利用しやすい。

（2）献立パターンの決定

　日常食は，一汁三菜を基本とするが，各病院・施設の設備，調理担当者の調理能力，予算に応じた内容でなければならない。ある施設で提供されている献立パターン例を表4−1−3に示す。1日の配分は，1：1：1（朝食：昼食：夕食）が理想であるが，一般的には朝食を軽くし0.9：1.1：1や0.9：1：1.1などが多い。

（3）献立作成の手順

❶主食の決定

*1　料理様式　日本料理，西洋料理，中国料理，折衷料理など。詳細は第4章第2節第1項「料理様式の特徴」参照。

*2　調理法　生，煮る，焼く，揚げる，蒸すなど。詳細は第2章第1節「表2−1−1」および本文参照。

*3　味付け　調味％は，調味料重量÷材料重量×100で算出。

*4　塩味濃度の基準

調理の種類	食塩（%）
吸物，スープ	0.6〜0.8
酢の物，あえ物	1.0〜1.2
煮物	1.2〜1.5
焼き物，炒め物	1.0〜1.2

表4-1-2　料理に使用する食品量の目安

食品群	食品名	料理名	1人当たりの 純使用量の目安（g）
穀　類	精白米	米　飯	70～80
	スパゲティ（乾燥）	スパゲティ	70～80
	マカロニ（乾燥）	マカロニサラダ	30
	焼きふ	吸い物	1～3
	小麦粉	天ぷら，かきあげ，クリームコロッケ	6～8
		コロッケ（衣），ムニエル，トンカツ	3～5
	パン粉	トンカツ，コロッケ	5
		ハンバーグ，ロールキャベツ	1
イモ および でんぷん 類	ジャガイモ	肉ジャガ，コロッケ，カレー	50
		ポテトサラダ，煮物	30～40
		味噌汁，炒め物	20～30
	サトイモ	煮　物	30～60
	サツマイモ	煮　物	40～60
	コンニャク	煮　物	20
	片栗粉	とろみ付け，団子	2
		唐揚げ（肉の1％）	5～6
	春雨（乾燥）	和え物，汁物	5
豆　類	豆　腐	麻婆豆腐	100
		味噌汁	20～30
		白和え	30～40
	おから	和え物	20～30
	油揚げ	味噌汁	1～2
		いなり（1個）	5
種実類	ゴ　マ	和え物	2
野菜類	サヤインゲン	付け合せ	5～10
	カボチャ	煮　物	60～80
	キャベツ	ロールキャベツ	100
		炒め物	50
		付け合せ	30
	キュウリ	和え物	20～40
		ポテトサラダ	10～15
		付け合せ	10～20
	シソ・葉	付け合せ	0.5
	ショウガ	炒め物，酢の物	1～2
	ダイコン	すりおろし	60～70
		煮　物	50
		和え物	20～40
	切り干しダイコン（乾燥）	炒め煮	10
	タマネギ	ポテトサラダ	10
		炒め物，汁物，煮物，ハンバーグ， スパゲティ，八宝菜，酢豚，すき焼き	20～30
		肉ジャガ	30～40
	トマト	付け合せ	20
	ナ　ス	煮びたし	60～70
	ニンジン	和え物，サラダ，炊き込みご飯，汁物	10
		煮物，カレーライス，酢豚，付け合せ	20
	ニンニク	炒め物	1～2
	葉ネギ	汁　物	1～2
	ハクサイ	煮びたし	70
	ピーマン	サラダ，炒め物	5～10
	ホウレンソウ	お浸し，和え物	50～60
	漬　物	香の物	10

表4-1-2　料理に使用する食品量の目安　続き

食品群	食品名	料理名	1人当たりの純使用量の目安（g）
果物類	果物	1品	50〜80
		2品	30〜50
	スイカ	果物	100
キノコ類	シメジ，エノキタケ	汁物，和え物，炒め物	5〜10
	干しシイタケ	汁物，和え物，炒め物	0.5〜1
藻類	ワカメ（乾燥）	味噌汁，すまし汁	0.5〜1
		和え物	1〜2
	ヒジキ（乾燥）	煮物	2〜3
	キクラゲ（乾燥）	和え物，炒め物	1
	青のり	和え物	0.2
魚介類	魚の切り身	焼き物，煮物，揚げ物，蒸し物	70〜100
	イカ	炒め物，かきあげ	10〜20
	エビ	エビチリ	60〜70
		炒め物，ちらし寿司	10〜20
	シラス干し	和え物，サラダ	2〜5
	カツオ節	和えもの（天盛り）	0.3
肉類	牛肉	肉ジャガ	30〜50
		カレーライス	20〜30
	豚肉	豚テキ，トンカツ，ショウガ焼き，酢豚	70〜100
		酢豚，野菜巻き	50〜60
	鶏肉	唐揚げ	60〜80
		炊き合わせ，グラタン，クリーム煮，丼	20〜30
	ひき肉	ハンバーグ	70
		ロールキャベツ，そぼろ丼	30
		麻婆豆腐，オムレツ	20
卵類	鶏卵	卵焼き	50
		サラダ，汁物	10
		トンカツ，コロッケ，ロールキャベツ	5
乳製品	牛乳	グラタン	100
	チーズ	グラタン	10
調味料	味噌	味噌汁	10〜12
		和え物	3〜5

表4-1-3　献立パターン例

区分	献立パターン例				
朝食	①米飯	②味噌汁	③副菜	④漬物	⑤牛乳
昼食	①米飯または麺	②主菜	③副菜	④副菜または汁物	⑤果物
夕食	①米飯	②主菜	③副菜	④副菜または汁物	

米飯・パン・めんなどを用いる。

❷主食に合う主菜の決定

　たんぱく質を多く含む食品（肉類，魚介類，卵類，ダイズ製品）を用いる。1皿の分量は，付け合せを含めて100〜150gとする。

❸副菜の決定

　ビタミンやミネラルの供給源である野菜類・イモ類・豆類・海藻類・キノコなどを組み合わせて量を決める。1皿の分量は60〜80gとする。

❹主食に合う汁物の決定

汁物は1日2回までとし，汁の量は1回当たり120～150mL，具材は40～50g前後，味噌汁の味噌は10～12gとする。

❺果物などの決定

果物は1日1回（50～80g）とする。そのほか，不足している食品群を用いて漬物・飲み物などを加える。

3 供食，食卓構成，食事環境

供食の意味は，単に空腹を満たすための食事を与えるのではなく，食事で人をもてなすということである。よりよい供食のためには，**食卓構成**および**食事環境**を適切に整え，ともに楽しく食事の時間を過ごす心配りが大切である。

1）供　食

配膳・配食の過程すなわち食事を提供することであり，主な注意点は次のとおりである。

①食事の種類（日常食・行事食・**供応食**など）と目的を把握しておく。
②食事時間や季節などを考慮する。
③明るく楽しい雰囲気で清潔な対応を心がける。
④喫食者の年齢・嗜好・趣味・健康状態などを把握しておく。
⑤献立・食材・食器などについて理解しておく。

2）食卓構成

食卓構成とは，喫食者に楽しく心地よい雰囲気で食事の時間を過ごしてもらうために，食卓全体を演出することをいう。食卓構成において，料理にふさわしい食器・箸・カトラリー（ナイフ，フォーク，スプーン）などの選択は，重要な要素である。テーブルクロスやマット，トレイ，花，フィギア（食卓に置く小物），キャンドルなどを用いて食卓を演出する工夫も大切である。

（1）日常の食事（ケの食事）

日々の生活は，節句などの「ハレ」の日と，日常的な「ケ」の日に分けられる。日本の日常的な食事は，飯・汁物・主菜・副菜・香の物で構成される一汁三菜を基本に成り立っているが，近年，中食の産業化と発展により，レトルト食品やインスタント食品が増加している。また，食の欧米化に伴い和洋折衷料理や多国籍料理も普及し，家庭における日常食の内容と形式が変化している。日常食では，栄養バランスを優先し，季節の食材を取り入れ，喫食者の嗜好に合わせることで，より楽しい食卓となる。

（2）行事食（ハレの食事）

年中行事や人生の通過儀礼にちなむ食事の献立や料理であり，地域社会や生活文化などとともに継承されることが多い。各種の祝宴や仏事の食事なども行事食の1つである。表4－1－4に年中行事・通過儀礼の食物を示す。

表4−1−4　年中行事・通過儀礼の食物

	月　日	行事の名称	行事食の内容
年中行事	1月1日〜3日	正月三が日	鏡もち・雑煮・屠蘇（とそ）・おせち
	1月7日	七草	七草粥
	1月11日	鏡開き	餅いりあずき汁粉
	1月15日	小正月	あずき粥
	2月2日か3日	節分	いり豆・イワシ
	3月3日	雛祭り	白酒・菱もち
	3月21日ごろ	春のお彼岸	ぼたもち・だんご
	4月8日	花祭	甘茶
	5月5日	端午の節句	柏もち・赤飯・ちまき・しょうぶ酒
	7月7日	七夕	そうめん
	7月13日〜15日	盂蘭盆（うらぼん）	精進料理・精進揚げ・だんご
	9月13日	仲秋の月見	月見だんご・柿・栗・里芋・梨
	9月23日ごろ	秋のお彼岸	おはぎ・だんご
	11月23日	新嘗祭（にいなめさい）	収穫米の赤飯
	12月22日か23日	冬至	カボチャ
	12月28日，30日	正月餅	鏡もち・のしもち
	12月31日	大晦日	年越しそば
通過儀礼	慶　事	長寿のお祝い	赤飯・赤い色の品物
		お宮参り	祝い膳
		お食い初め	祝い膳（食べるまねごと）
		快気祝い	赤飯・もち・まんじゅうなど
		内祝い	赤飯・紅白のもちやまんじゅう
	弔　事	通夜・葬式	精進料理
		法要のお返し	茶・砂糖・菓子・雑貨

資料）日本フードスペシャリスト協会編『三訂 フードコーディネート論』建帛社，p.28，2012を改変

（3）供応食

　供応食は客を正式にもてなすための食事であり，**食文化**が象徴された形といえる。現在の日本における供応食の代表的な料理様式は，日本料理，西洋料理，中国料理である。

（4）郷土食（郷土料理）

　地方の特産物が独自の方法で調理されたものや，特産または大量生産された食品が加工されてほかの地域へ運ばれ，そこで調理法が発達したものなどがある。近年，郷土料理が見直される傾向にあり，郷土料理は日本の気候風土や日本人の体質に合っているので，健康食としての意義が大きい。

3）食事環境

　食事環境とは，食事をサービスする人を含め，食事に関わる空間のすべてを指す。食事をおいしく食べたり，食欲を増進したりするためには，料理だけでなく，食事環境も快適に整えることが大切である。とくに，清潔感は人の心理面や生理面によい影響を与え，快適な食事空間は，食事行動を安定化させて**健康維持**にも影響する。また，喫食者が五感を通じて楽しむ場であるから，空間を彩る装飾，

色彩，香り，音，温度や湿度，照明などについて考慮しなければならない。

　単身世帯の増加などの家族形態の変化や女性の社会進出に伴い，外食・中食[*1]の増加（**食の外部化**）が進行している。また，朝食の欠食，孤食[*2]，個食[*3]などの生活スタイルでは家族の団らんや人との交流が少ないため，楽しい食事になりにくい。したがって，食事を楽しくするための食事環境について考えることは，現在の課題の１つといえる。

＊１　**中食**　家庭外で調理された食品を購入して持ち帰り，家庭で食べる食事のこと。

＊２　**孤食**　１人で食べる食事のことであり，孤独食からきている。孤食は単身赴任や１人暮らしの場合に多いが，たとえ家族と暮らしていても１人で食事をすれば孤食である。

＊３　**個食**　家族が一緒に食事をしても，世代や嗜好により，それぞれが別々の料理を食べること。

Column 年中行事と通過儀礼

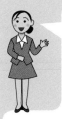

　年中行事には，宮中で行われていた行事が民間で祭事になったものと，農作業に基づき季節の節目に行われてきたものがあります。主な年中行事として節句があり，これは中国から伝来した風習で，季節の旬の植物から生命力をもらい邪気を祓うという目的から始まりました。現在は正月，上巳の節句，端午の節句，七夕，重陽の節句の五節句が残っています。

　人がこの世に生まれてから死ぬまでの間には数々の節目があり，祝い事の祝儀と葬儀・法事などの不祝儀に分けられます。これらを通過儀礼といいます。この節目にはさまざまな儀式がとり行われ，食事も日常と異なるものになり，特定の食品と料理が用いられるようになりました。

2 料理様式と供食形式 》》

1 料理様式の特徴

　世界の国々では，その地域の気候や風土などを背景にした料理が発達し，歴史，文化，宗教等からなる**食文化**が築かれてきた。そのため，日本料理，西洋料理，中国料理それぞれに料理様式の特徴がみられる。

1）日本料理の様式

　日本は南北に長く複雑な海岸線を有し，内陸部では河川が良質な水をたたえ豊かな平野に恵まれ，四季折々の食材を入手できる自然環境にあった。この環境のもとで季節感を重視し，材料の持ち味を生かす料理が発達した。なかでも新鮮な魚介類を用いた生物料理の発達は日本独自のものである。

　日本料理は，米を中心に魚介類，ダイズとその加工品，野菜，海藻類が多く用いられ，季節感，食器の形，色彩などの調和を大切にした目で楽しむ料理といわれる。

（1）本膳料理

　室町時代に，武士本来の質実剛健さは希薄となり，食事の礼儀作法を尊ぶ**本膳料理**が儀式料理として確立し，昭和初期まで冠婚葬祭の正式料理として，この形

式の献立が用いられた。料理は脚付き膳に配膳し，膳組みは一汁三菜から始まり，二汁五菜，三汁七菜と料理の膳が増えていく。1人分がいくつもの膳に並べられる平面配列とし，正式なほど膳の数が多くなり複雑な形式となる。現在の和風献立の基礎となっている正式な日本料理の形式といえる。

（2）懐石料理

茶懐石は茶会の前にもてなす軽い食事であり，茶の湯の席で濃茶（こいちゃ）をおいしく味わうため量を控えめにした簡素な献立となっている。懐石の由来は，禅宗の僧侶が修行中に温めた石を懐（ふところ）に入れて寒さと空腹を凌（しの）いだことである。安土桃山時代の千利休によって茶道とともに発展した。

最初に，折敷（おしき）（脚のない膳）に配膳された飯・汁・向付（むこうづけ）の三品が同時に供され，その後，一品一品できたての料理（椀盛，焼き物，箸洗い，八寸（はっすん），強肴（しいざかな），湯桶（ゆとう），香の物）が時系列で供される。懐石料理の基本献立は，向付・椀盛・焼き魚・味噌汁の一汁三菜である。

（3）会席料理

会席料理は，江戸時代の町人たちにより俳諧（はいかい）の会席で，肴（さかな）と酒が供されたのが始まりといわれている。町人文化のなかで料理屋が登場し，酒をくみかわす宴会料理ができ，現在の会席料理（酒宴の席の料理）となった。本膳料理や懐石料理より自由な形式のもので，最初から大半の料理を配膳する方式と，料理を献立順に時系列で供する方式がある。料理は会席膳（脚のない膳）で，酒・盃（さかずき）・前菜が最初に出され，順次，表4－2－1に示す内容で供される。最後に，酒宴の留めのしるし（これで終わりです）として，飯・味噌汁・香の物が出される。

（4）精進料理

鎌倉時代に禅宗の影響下で発達した料理形式で，僧侶たちが修行生活のなかでとった食事様式が庶民にも法事などの仏事料理として普及したものである。精進料理は，仏門の戒律による殺生（せっしょう）禁断のたてまえから，肉類や魚類などの動物性食品やネギなどのにおいが強い野菜を避け，だし汁をはじめ食材はすべて植物性食品を用いる。

たんぱく質源としては豆類・豆腐・ゆば・高野豆腐などを用い，脂質源として

表4－2－1　会席料理の献立構成と内容

献立構成	料理の内容
前　菜	・先付（さきづけ），お通し，突き出しともいう　・珍味を盛り合わせ酒とともにすすめる
向（向付）	・生魚（なまざかな）の酢の物や刺身など　・本膳料理の鱠（なます）に相当する
椀（わん）	・すまし仕立て（吸物）
口取り（くちとり）	・山海野の珍味を一皿に2〜3品盛り合わせる
鉢　肴（はち　ざかな）	・魚や鶏肉の焼き物のほかに，揚げ物や蒸し物も用いる
煮　物	・野菜を主にした乾物，魚介類，獣鳥肉類の炊き合わせ
小鉢（小丼）（こばち　こどんぶり）	・小型の器に酢の物，和え物，浸し物などを盛る
止　椀（とめ　わん）	・味噌仕立て　・飯と香の物とともに供される　・飯と汁で献立が完了することから止椀という

はゴマや落花生などの種実類を使用する。このように栄養面や味を考慮して献立を整え，五法（生食，煮る，焼く，揚げる，蒸す），五味（醤油・食塩・砂糖・食酢・辛みなどの調味料），五色（赤・緑・黄・黒・白の食品）の組み合わせを大事にするのも精進料理の特徴といえる。

（5）普茶*1料理

　江戸時代に日本へ伝わった中国式の精進料理で，黄檗宗（仏教の宗派：禅宗の1つ）の寺院*2で始まったといわれている。法要や仏事の終了後に僧侶や檀家が一堂に会し，茶を飲み労いの意を込めてふるまったのが普茶料理である。野菜・豆腐・ごまなどの植物性食品を多量の植物油と葛で調理するのが特徴である。供食に際しては，長方形の座卓を4人で囲み，煎茶が出された後，一品ずつの大皿料理を各自が取り分ける様式になっており，二汁六菜が基本で上下の身分の隔てなく食事をする。

（6）卓袱*3料理

　卓袱料理は，江戸時代の鎖国政策の間に外国との貿易が行われた長崎で発達した料理で，スペイン・ポルトガル・中国などの影響を受けている。精進ではないため，食材には肉や魚が自由に用いられる。供食の際には，円卓（卓袱台）を数人で囲み，大皿に盛られた料理を各自が好みに応じ取り分けて食べる形式をとる。

2）西洋料理の様式

　西洋料理は，ヨーロッパ・アメリカ・ロシアなどの欧米料理の総称であるが，正餐の献立ではフランス料理にすることが多い。一般の食材としては畜産物が主で，そのためさまざまな香辛料を使った料理が多く，加熱料理が中心である。

　献立は主食・副食という概念がなく，獣鳥肉，乳・乳製品の料理を主体として野菜・果物なども付け合わせやサラダとして用いられている。日本や中国のように発酵を利用した万能調味料はなく，ハーブやスパイスを巧みに利用して料理ごとにソースをつくり，味に変化をもたせている。献立構成と内容を表4－2－2に示す。

3）中国料理の様式

　中国は広大な領土であるため，地域によって気候や風土が大きく異なり，その地域独自の文化が根付いて，地域ごとの独特な料理が発達した。代表的なものとして北京料理・四川料理・上海料理・広東料理があり，これらを四大料理という（表4－2－3参照）。

　紀元前ころから飢餓や戦乱と闘いながら生きてきた中国の人々は，さまざまな食材を用い，乾物や塩蔵品など保存性を高める工夫をしたり，独特の調味料を生み出した。漢方薬も使われ食べるものは体に対して薬になるという薬膳の思想がある。

　表4－2－4に示すように，献立は菜と点心により構成される。菜の献立は加熱調理法ごとに組まれるが，炒めてから煮るといった複合調理が多い。湯はスー

*1　普茶　「普く大衆に茶を施す」という意味の禅門用語で，茶による接待のこと。

*2　黄檗宗の寺院　京都の黄檗山万福寺。

*3　卓袱　中国語で「卓」はテーブル，「袱」はクロスを意味する。

表4-2-2　西洋料理（正餐）の献立構成と内容

順序	献立構成	料理の内容	酒　類
1	前　菜　Hors d'oeuvre（仏） 　　　　Appetizer（英）	・オードブル ・食事のはじめに供され，食欲を引き起こす役割がある	シェリー酒 軽い白ワイン
2	スープ　Potage（仏） 　　　　Soup（英）	・晩餐には必ず供され，食欲増進の役割を果たす ・澄んだスープ，とろみのあるスープがあり，正式には澄んだスープである	
3	魚料理　Poisson（仏） 　　　　Fish（英）	・幅広いさまざまな魚料理が供され，各種のソースが用いられる ・淡白な味付けの野菜料理が添えられる	白ワイン
4	肉料理　Entrée（仏） 　　　　Meat（英）	・獣鳥肉類の料理 ・数種の野菜が添えられ，献立の中でもっとも豪華な料理である	赤ワイン
5	氷　酒　Sorbet（仏） 　　　　Sherbet（英）	・アルコール入りのシャーベットで，口直しのために供される ・次の蒸し焼き料理がない場合には省略される	
6	蒸し焼き料理 　　　　Rôti（仏） 　　　　Roast（英）	・肉料理に用いない獣鳥肉類を蒸し焼きにする ・省略されることもある	
7	野菜料理 　　　　Légume（仏） 　　　　Vegetable（英）	・魚料理や肉料理で付け合わせとして温野菜が用いられるので，生野菜がサラダとして供されるのが一般的である	
8	甘味料理 　　　　Entremet（仏） 　　　　Sweetdishes（英）	・食後の菓子として，温菓（プディング，スフレなど），冷菓（ババロア，ゼリーなど），氷菓（シャーベット，アイスクリーム)から1品供される	シャンペン
9	果　物　Fruits（仏） 　　　　Fruits（英）	・季節の果物が用いられる	
10	コーヒー　Café（仏） 　　　　Coffee（英）	・濃く入れたコーヒーがデミタス（通常の1/2量）で供される	リキュール ブランデー

表4-2-3　中国料理の系統と特徴

料理の系統	特　徴	料理例
北京料理 （北方系）	・北京の宮廷料理を主流とし，寒さが厳しいため油を使った高エネルギーの料理が多い ・味付けは濃厚で香辛料を多用し，獣肉や獣脂を多く用いる ・小麦粉の産地であり粉食が発達している	北京烤鴨（べいじんかおやぁ） 刷羊肉（すぁんやんづょう） 麺（みぇん） 饅頭（まんとう）
四川料理 （西方系）	・寒暖の差が激しい内陸部であるため，海産物に恵まれないが蔬菜類は多い ・山椒や唐辛子などの香辛料を使用し調理に変化をつける ・辛味の効いた料理が多く，漬物も有名である	麻婆豆腐（まあぼぉとうふう） 棒棒鶏（ばんばんちい） 酸辣湯（すあんらあたん）
上海料理 （東方系）	・海が近く気候は温暖で，新鮮な魚介類が豊富である ・エビ，カニ，魚の料理が多く農産物にも恵まれ，欧風の影響を受けている ・油や砂糖を使った濃厚な調味が主流であるが，素材を生かした淡白な味付けもある	東坡肉（とんぽぉろう） 油淋鶏（いうりんぢい） 蒸蟹（づんしぇ） 糖醋鯉魚（たんつうりぃゆい）
広東料理 （南方系）	・亜熱帯気候で，果物，農産物，海産物などの豊かな食材に恵まれている ・味付けは材料の持ち味を生かし淡白で，洋風の材料や調味料も用いる ・飲茶のための点心も多い	芙蓉蟹（ふうろんしぇ） 八宝菜（ばあばおつぁい） 咕咾肉（くぅらおろう） 焼売（しゃおまい）

プを表し，菜のあとに点心が供される。点心は炭水化物食品を中心とし，北方では小麦（粉）・南方では米を主体とした料理が多い。

表４－２－４　中国料理の献立構成と内容

順序	献立構成	調理法	料理の内容
1	前菜 （ちぇん つぁい）	冷菜 （ろん つぁい）	・冷たい前菜で酒の肴のようなもの　・品数は偶数にし，4種類くらいが普通である
		熱菜 （ろお つぁい）	・炒め物や揚げ物　・分量は主要料理より少なく，器も比較的小さいものを用いる
2	大菜 （だあ つぁい）	炒菜 （ちゃお つぁい）	・炒め物　・少量の動物性食品と野菜を多く用いる
		炸菜 （じゃあ つぁい）	・揚げ物　・から揚げ（乾炸），衣揚げ（高麗），素揚げ（清炸）などがある
		蒸菜 （じょん つぁい）	・蒸し物　・形が崩れず，うま味も逃げないのが特徴である
		溜菜 （りゅう つぁい）	・あんかけ　・でんぷんでとろみをつける
		煨菜 （うぇい つぁい）	・煮物（とろ火で長時間煮込む料理）　・調味料の種類により白煨，紅煨などがある
		烤菜 （かお つぁい）	・焼き物　・子豚や鴨の丸焼きなどの直火焼料理である
		拌菜 （ばん つぁい）	・和え物，酢の物　・材料は生のまま，あるいはゆでたり炒めたりして用いる
		湯菜 （たん つぁい）	・スープ　・清湯（澄んだスープ），奶湯（濁ったスープ），羹（とろみをつけたスープ）などがある
3	点心 （てぃえん しん）	鹹点心 （しぇんてぃえんしん）	・一品で軽い食事代わりになる塩味のもの　・飯，麺，粉を使用した料理がある
		甜点心 （てぃえんてぃえんしん）	・菓子やデザートなど甘味のもの

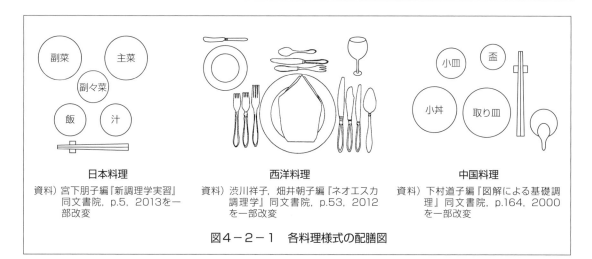

日本料理
資料）宮下朋子編『新調理学実習』
　　同文書院，p.5，2013を一
　　部改変

西洋料理
資料）渋川祥子，畑井朝子編『ネオエスカ
　　調理学』同文書院，p.53，2012
　　を一部改変

中国料理
資料）下村道子編『図解による基礎調
　　理』同文書院，p.164，2000
　　を一部改変

図４－２－１　各料理様式の配膳図

❷　供食形式の特徴

　料理の配膳方法は，日本料理・西洋料理・中国料理によってそれぞれ異なっており，供食形式に則って食具・食器を配置する必要がある。各料理様式の基本的な配膳は，図４－２－１に示すとおりである。

1）日本料理の供食形式

　料理形式といえる最初のものは，平安時代の貴族の大饗料理*¹といわれる。その後，鎌倉時代に精進料理・室町時代に本膳料理・安土桃山時代に懐石料理などが次つぎに登場し，江戸時代に現在の日本料理の形式が完成した。

　料理は，一皿に１人分ずつ盛り付ける「個人盛り付け」が基本である。配膳方式は，料理の大半を膳に並べる「同時平面的配膳」と，順を追って料理を１品ず

＊１　大饗料理　平安時代，宮中をはじめ貴族社会で，行事のときには酒と料理でもてなす宴が催された。大饗応料理は，台盤（食卓）・箸・匙の使用，高盛の飯など，大陸の影響下に成立した様式である。30種類以上に及ぶ料理は，食べるためというより，貴族の権威の象徴であった。

つサービスする「時系列的配膳」がある。献立は，四品（一汁三菜）・五品・七品・九品と目的に応じて品数が増える。

　飯を左側・汁物を右側に配膳する方法は，現代の食生活にも取り入れられており，これは**本膳料理**からきたものである。

2）西洋料理の供食形式

　日本においては，料理はフランス式・テーブルセッティングと食事作法はイギリス式が基調とされている。テーブルセッティングでは，正式には純白綾織りのテーブルクロスがかけられ，センターピース（花，置物，食塩・こしょう入れ）が置かれる。

（1）正餐（dinner）

　正式で格式の高い宴会の食事形式であり，表4−2−2に示したように，最初に食欲増進のための前菜とスープが出される。次いで，淡白な魚料理，主となる肉料理，ふたたび淡白な料理へ移行する。最後に，デザートとして菓子・果物・コーヒーが出される。また，料理に合わせたワインが供されるのも特徴である。

（2）立食（buffet）

　ビュッフェは，配膳台とか食器戸棚という意味であり，料理の品数が供食目的等に応じて調整される形式である。テーブルの上に料理・取り皿・ナプキンなどを配置よく並べ，セルフサービスで自分の皿に好きな分だけを取る。パーティーでは，立食形式にして出席者の交流を深めるため，この形式をとる場合が多い。

（3）カフェテリア（cafeteria）

　主食・主菜・副菜・デザートなどが単品料理として数種類ずつ準備されている。喫食者は，セルフサービスで好みの料理を自由に選択し，その料金を支払うのが一般的である。最近は，事業所給食や学校給食などで定食方式と並んで，指定されたものをとるカフェテリア方式の供食形式が増えてきている。

（4）バイキング（viking）

　セルフサービスの形式はビュッフェと同じであるが，食事をする席は指定されており，テーブルセッティングが必要である。バイキング[*1]は海賊という意味で，多種類の料理を大皿盛りにしてテーブルに並べ，各自が好きなだけ取って食べる方式である。

（5）ティーパーティー（tea party）

　午後のお茶の時間などに行われる手軽なパーティーで，食堂よりも居間や客室が利用される。紅茶に小型のサンドイッチやクッキーなどの焼き菓子を添え，気軽に開催することができるので，さまざまな目的に利用できる。

（6）カクテルパーティー（cocktail party）

　アルコール飲料，ソフトドリンク，手軽なオードブルやサンドイッチなどの簡単な料理で，談笑を目的に開催される。出席・退席の時間が自由なカジュアルパーティである。

＊1　バイキング　スカンジナビア半島の料理に由来しており，日本では海賊（viking）を連想して名づけられた。

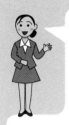

Column 日本料理とフランス料理の基本は同じ?

　料理はその国で育つ文化です。日本とフランスは地理的な違いがあり，その料理に使われる食材も当然違います。しかし，長年それぞれの国で育ってきた生物（命）を「いただいている」のは同じです。たとえば，日本は海に囲まれているため魚を食物にしてきましたが，フランスは牛を育てそれを食物にしてきました。このように国が違うと食材の種類は異なりますが，その食材を「おいしく」いただくためにソースなどが発達してきたのは共通点といえます。日本料理は素材の力を最大限に生かす料理で，醤油（何にでも合うソース）やネギなど（日本のハーブ）を使い漬物を添えます。フランス料理は素材に合うソースが料理ごとに工夫され，ハーブやピクルスを使います。両者とも長年，それぞれの国で発達した食文化であり基本は類似しています。

3）中国料理の供食形式

　中国料理の食卓は，方卓と円卓があるが，人数に適応しやすい円卓が多く利用される。料理は人数分を大きな器に盛り，各自が好きな分量だけを取り分けて食べる。一卓8〜10人で，大皿に盛り合わせるときは6〜8種類の偶数にする習わしがある。献立に日本料理のような主食・副食の概念はない。

　料理を供するときは，主客を中心に考え，順次，回し取る時系列方式である。たとえば，丸のままの魚料理は，盛りつけの美しい正面を主客の前に置き，いったん下げて切り分けてから供する。

参考文献
・石田裕美，冨田教代編著『給食経営管理論』医歯薬出版，pp.23-30，2013
・赤羽正之他『給食施設のための献立作成マニュアル 第7版』医歯薬出版，pp.19-63，2011
・川端晶子，大羽和子，森髙初恵編著『新しい調理学』学建書院，pp.22-23，2009
・松本仲子編著『三訂 フードコーディネート論』建帛社，p.28，2012
・渡邉早苗，宮崎由子，吉野陽子編著『これからの応用栄養学演習・実習』朝倉書店，pp.3-5，2012
・菱田　明，佐々木敏監修『日本人の食事摂取基準2015年版』第一出版，pp.70-73，pp.153-163，2014
・井川聡子，松月弘恵編著『給食経営と管理の科学』理工図書，pp.40-45，2013
・南道子，舟木淳子編著『調理学』学文社，p.166，2013
・木戸詔子，池田ひろ編『調理学 第2版』化学同人，pp.158-159，pp.162-163，2010
・熊倉功夫，川端晶子編著『献立学』建帛社，pp.89-105，1997
・大谷貴美子，饗庭照美編著『調理学実習』講談社，pp.21-35，2003
・宮下朋子編著『新調理学実習』同文書院，p.171，2011
・粟津原宏子他『たのしい調理 第3版』医歯薬出版，pp.167-168，2003

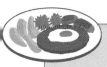

補　遺：
摂食機能に対応した
調理のポイント

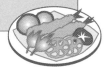

1 摂食機能を考慮した調理形態

1 調理形態が重要視されるライフステージ

　食物の形状と物性[*1]は，おいしさや**嗜好**に影響するだけでなく，摂食機能との関連において，食べる際の安全性を確保するための重要な要素とみなされるようになった（第1章第1節第1項「**食文化と調理の意義**」参照）。

　調理形態は，食物の**咀嚼**性と密接に関連する。とくに摂食機能獲得期の乳幼児および摂食機能が低下しつつある高齢者の食事では，調理形態を考慮する必要がある。乳児は消化・吸収の能力が十分ではなく，腎臓の機能も未完成である。そのため乳児期は，液体を飲むことから徐々に固形の食物を噛んで味わい，スムーズに**嚥下**できるように訓練する時期といえる。

　一方，高齢者は，加齢による味覚・嗅覚・視覚の減退，身体活動量の低下があるだけでなく，口腔感覚や舌の運動機能の低下・唾液分泌量の減少による咀嚼能力の低下もあることが多い。したがって，離乳食や介護食では，各ライフステージの摂食機能に合わせた食品や調理法を選択することが大切となる。

　摂食機能が正常な場合には，口の中に入った食物は，唾液と混ざり合い，咀嚼によってその形や物性を変え，飲み込まれやすい食塊（かたまり）となって嚥下されていく。すなわち，食物は，口中で舌と頬の協調運動により歯列の**咬合**[*2]面からこぼれ落ちないように保たれ，食道へ送り込まれる。健常な人はこの協調運動を自然に行うことができるが，摂食に不具合のある人はスムーズに行うことができない。このような人にとっては，食物が口腔期・咽頭期・食道期（表5-1-1参照）を無事に通過するために「咀嚼されやすい硬さかどうか」「口の中でバ

*1　**物性**　食品を咀嚼し，嚥下する際に口腔での弾力性や付着性，歯ごたえなどの感触のこと。

*2　**咬合**　噛み合わせのこと。

表5－1－1　摂食運動の流れ

摂食過程	特　徴
先行期（認知期）	・目や鼻を使って食物を認識する
準備期（咀嚼期）	・口腔内に取り込まれた食物を噛むことによって細かく粉砕すると同時に，舌が食物を唾液と混ぜて食塊という飲み込みやすい形態に加工する
口腔期	・細かく粉砕され唾液とよく混ぜられた食物が，食塊として舌によって口腔から咽頭まで送り込まれる
咽頭期	・食物が咽頭から食道の入り口まで移送される
食道期	・食物が食道の入り口から胃の入り口に達する

ラバラにならず食塊としてまとまりやすいか」「飲み込みやすいか」などが大変重要となる。

2　調理形態と咀嚼機能

　摂食の第一段階である咀嚼は，「磨砕」と「唾液との混和」という物理的処理だけでなく，「食物の安全性を確認する過程」でもある。**咀嚼は**，主として歯・舌・口唇・頬・下顎（上顎に対して下顎を上下左右に動かす）などによって行われ，なかでも歯が重要な役割を担っている。

　乳幼児期の咀嚼機能は，乳歯の生え具合により発達していく。逆に高齢者の場合は，**加齢**による種々の機能低下により咀嚼機能も影響を受ける。たとえば，歯の欠損・歯周病・義歯不適合・歯痛などがあったり，唾液分泌が低下したりすると咀嚼が不十分になり，食物が頬や口唇と歯の間にある溝に落ち込んでたまりやすくなる。また，舌に麻痺がある場合も，舌の上側や下側に食物がたまってしまう。したがって，摂取された食物が安全に有効的に消化吸収されるよう，喫食者の歯の状態などを考慮した調理が行われることが望ましい。

　たとえば，歯や歯肉の状態が悪く食物を細かく噛み砕くことができない場合には，あらかじめ刻んだり（刻みすぎは不可），すりおろしたり，軟らかく調理したりするような咀嚼機能を補う工夫が必要である。

3　食塊の形成

　食物は咀嚼され，唾液と混和して嚥下に好ましい形態，すなわち食塊となる。食塊の形成されやすさは，食物の水分含有量や喫食者の唾液量，および舌の運動機能に影響される。たとえば，食パンのような水分量の少ない食品を食べた場合，義歯を装着している人は，自分の歯で咀嚼している人に比べて唾液の分泌量が少ないために食塊をつくりにくい。また，舌の運動機能が低下している人は，噛み砕いた食物を口の中で丸める作業ができないため，食塊形成が困難になる。このような場合，唾液量が少ない人への工夫としては，唾液の分泌を増やすために咀嚼の回数を多くするように指導したり，調理する際にはヨーグルトやチーズ，梅

十しなどといった**酸味**の刺激を利用したりする方法などが考えられる。

摂食機能に問題のある高齢者へ提供する調理形態として，従来は「刻み食」を用いることが少なくなかった。しかし，刻み食は歯にはさまったり舌に残ったりして非常に食べにくいうえに，バラバラになりやすく食塊を形成しにくい。そのため，嚥下機能が低下している人の場合は気道に入り込む危険性があり，**誤嚥性肺炎**になりやすいという問題点がある。

近年，摂食機能が低下している人たちに対する，「高齢者ソフト食」が提唱されている。高齢者ソフト食とは，食物が変形する軟らかさの食塊を調理段階でつくり，食道にスムーズに入っていくようにしたものである。摂食障害者や食事が困難な人などへも広く対応できる食事であり，おいしそうな彩り（視覚）・香り（嗅覚）・味付け（味覚）・適度な温度と食べやすさ（触覚）など五感を刺激する料理となるよう工夫されている。高齢者ソフト食は，高齢者に食べる楽しみを感じてほしいという介護現場から生まれ，「舌で押しつぶせる硬さ」「形がある」「口腔から咽頭への移送が容易」といった現場にそくした特徴をもつ。高齢者ソフト食をつくる際のポイントとしては，①軟らかい食材を選ぶ，②食べやすく切るなどの下処理をする，③油脂を活用してのどのすべりをよくする，④食材そのものを「つなぎ」にする，⑤調理の工夫で軟らかくする（一度蒸す），などがあげられる。高齢者ソフト食は，誤嚥の危険性がある刻み食や見た目の悪いミキサー食に代わる新しい形態の食事として注目されている。

4　調理形態と嚥下機能

食塊をスムーズに嚥下するためには，食物の物性（破断性[*1]，凝集性[*2]，付着性[*3]など）を考慮した調理上の工夫が必要である。

たとえば，高齢になると「水が飲み込みにくく，誤嚥しやすい」と訴える人が多い。これは水の凝集性が小さく流れやすいという特性を有するからである。そのため，水を飲んだとき一部が重力によって喉頭に流れ込み，喉頭口と喉頭蓋の隙間を通って誤嚥されやすい。このような誤嚥を避ける工夫の１つとして，**増粘剤**などにより「とろみ」をつけるという方法がある。とろみをつけると隙間に流れ込むことが少なくなり，誤嚥を防ぐことができる。

凝集性は，食塊が喉頭口を安全に通り過ぎるために，非常に重要な性質である。凝集性が大きければ，たとえ食塊の一部が喉頭に入りそうになっても，食塊本体に引っ張られる形で食道に流れていくので，安全に嚥下を行うことができる。ほかにも，「のりのような粘着性がある食物は，飲み込みにくいだけでなく粘膜に付着するため，食塊がスムーズに流れない」など，さまざまな物性の特徴を知っておくことが大切となる。また，味噌汁のような「液体と固体の混合物」も嚥下機能の低下した人にとっては，喉頭付近に残った食物を誤嚥する可能性があるため注意を要する。

参考までに誤嚥しやすい食物を表５－１－２に示す。嚥下機能が低下している

＊1　破断性　硬さや壊れやすさのことで，食べ物のテクスチャーにかかわる。人は食べ物のテクスチャーに応じて，舌や歯を使って咀嚼方法を無意識に変えている。

＊2　凝集性　食物のまとまりやすさのことで，食塊の内部結合力の強さを示す。一般に凝集性が大きいと飲み込みやすく，誤嚥しにくい。第3章第2節第1項「テクスチャー・レオロジーの調理操作による変化」参照。

＊3　付着性　粘膜へのくっつきやすさのことで，とくに水分の少ない食べ物は口蓋に付着しやすい。

表5-1-2　誤嚥しやすい食物

食物の形態	食品または料理例
水分状	水，茶，ジュース，すまし汁，味噌汁
スポンジ状	食パン，カステラ，凍り豆腐
繊維状	タケノコ，ゴボウ，繊維の多い葉菜類，モヤシ，加熱後の食感がパサパサする魚
口腔内に付着しやすい形状	干しのり，きな粉，葉菜類，ワカメ，ウエハース
のどに詰まりやすい種実類	ゴマ，ピーナッツ
酸味が強くむせやすいもの	レモンなど酸味の強い柑橘類

人は，これらの食物をできるだけ避ける方がよい。そして，「細かく刻んだ食物やすりつぶした食物はむせる原因となる」など調理形態にも気を配る必要がある。また，固形物でむせる場合はとろみを付与し，水分でむせる場合はとろみ水やお茶ゼリーに変更するなどの工夫も重要である。

　安全な嚥下をうながすために，この「とろみをつける」という方法はとても有益である。お茶や水などは咽頭へ送り込まれるスピードが速いが，とろみを付与すると送り込みのスピードがコントロールされて食道へ送り込みやすくなるため，誤嚥を防ぐことができる。とろみづけに用いられる食品として次のようなものがある。

①でんぷん（片栗粉，くず粉，コーンスターチ）

　水で溶き，煮立ててとろみをつけることができる。くず粉は，比較的高価なため日常的に使うことは少ないが，味やのどごしがよく飲み込みやすい。

②おもゆ

　三分粥を濾したもので，ほぐした魚や葉菜類の刻んだものなどを混ぜる。

③小麦粉

　溶かしバターと小麦粉を炒めてルーをつくり，スープや牛乳でのばしてグラタンやシチューなどに使う。

④市販とろみ剤

　でんぷんやデキストリン，増粘多糖類を用いた種々のとろみ剤が市販されている。各メーカーや商品によって特徴が異なるので，目的に応じて使用するとよい。汁物として低粘度（ポタージュ状）にとろみをつける場合と，粘度を高めて，汁としてではなく固形物として摂取する場合がある。

2　摂食機能に対応した調理上の工夫

　摂食機能，とくに咀嚼・嚥下機能の低下した人の場合，食材の特徴に合わせて調理形態や調理法を工夫することで食べやすくできる。次に，献立構成別（主食・主菜・副菜・汁物）に調理上のポイントを示す。

1 主食の調理法

　主食に用いられる食品は，米・パン・めん類などである。これらはエネルギー源となる**炭水化物**を含む食品で，栄養的に重要な役割をもっている。

　これらを安全においしく食べるためには，調理形態を軟らかく仕上げ，食塊をつくりやすくする工夫が必要となる。

1）米飯類を食べやすくする工夫

　一般的な炊き方の米飯（米に1.5倍重量の水を加えて炊飯したもの）は，咀嚼が困難な人にとっては硬く，嚥下が困難な人にとっては粘りが少ないため食塊をつくりにくい。

　軟飯[*1]や粥は，テクスチャー（第3章第2節第1項「テクスチャー・レオロジーの調理操作による変化」参照），水分含量，粘りを調節することによって，食べやすいものとなる。たとえば粥の場合，一般的なつくり方では，粘りが出ないように加熱の途中でかき混ぜないため，粥にはとろみがない。そこで，加熱時間を長めにして途中でかき混ぜると，米のでんぷん粒が流出しとろみのある粥に仕上がる。このような粥は，摂食機能の低下した人にとって，食べやすいため大変適している。そのほか，表5－2－1に示すような米料理は，摂食機能の低下した人が食べやすい調理法である。

2）パン類を食べやすくする工夫

　パンは，水分含量が少なく，食パンでは水分量が38％しかない。水分量が少ない食材は，摂食の際に口中の水分を奪ってしまうので食べにくい。とくに高齢者の場合，唾液の分泌量が減少しているため，水分量が少ない食材を用いる際には食べやすくする工夫が必要である。たとえば，食パンは，耳など硬い部分を除いて軟らかい部分だけをスープに浸したり，フレンチトーストやパングラタンのように，しっとりと水分を含ませる調理形態に仕上げたりすると食べやすくなる。

*1　**軟飯**　普通の米飯より水加減を多めにして軟らかく炊きあげたものであり，飯粒がつぶれやすいため咀嚼機能の低下した人に適している。

表5－2－1　摂食機能の低下した人が食べやすい米料理

料理名	噛みやすく飲み込みやすくする工夫
雑炊	・具材は小さめに切り，軟らかくなるまで煮込むと咀嚼しやすい ・片栗粉で汁にとろみをつけると嚥下しやすい
とろろ飯	・のりは付着性があるので，細かく切ってとろろに混ぜ込むと食べやすい ・米飯は軟らかく炊くと食べやすい
あんかけ丼	・具材は小さめに切り，軟らかくなるまで煮込むと咀嚼しやすい ・米飯は軟らかく炊くと食べやすい
親子丼	・鶏肉はささ身を使用し，薄くそぎ切りにすると咀嚼しやすい ・タマネギは繊維を断つ方向に切り，軟らかく煮込むと食べやすい ・汁は分量を増やし，片栗粉でとろみをつけると嚥下しやすい ・卵は均等な半熟状に仕上げると嚥下しやすい

表5−2−2　めん類を噛みやすく飲み込みやすくする工夫

主なめんの種類	調理上のポイント
うどん	・5cm程度に切り，ゆですぎるくらいに軟らかくゆでると咀嚼しやすい ・汁にとろみをつけたり，小田巻き蒸し[*1]にすると嚥下しやすい
そうめん	・短く切り，軟らかくゆでると咀嚼しやすい ・にゅうめんにして，片栗粉で汁にとろみをつけると嚥下しやすい ・つゆごとゼリー寄せにすると食べやすい
そ　ば	・そばは粘りが少ないため切れやすく，長めの時間ゆでるだけで咀嚼しやすい ・汁に片栗粉でとろみをつけると嚥下しやすい ・すりおろしたヤマイモにそばつゆを加えて混ぜ，ゆでためんを和えると嚥下しやすい

＊1　小田巻き蒸し
うどんを入れた茶碗蒸し。うどんが麻糸を巻いて玉にした苧環（おだまき）に似ていることから名づけられた。小田巻きは当て字。

3）めん類を食べやすくする工夫

　めん類は，すすって食べるときに誤嚥しやすい。そのため，噛み切ったりすすり上げたりしなくても食べることのできる調理形態に仕上げることが大切である。うどんやそうめんなどの和風めん類の材料は中力粉なので，歯ごたえがあり噛み切りにくい。とくに細いめんは噛み切ることがむずかしいため，嚥下困難な人にとってはむせやすく誤嚥しやすい食品である。主なめん類の調理上の工夫について，表5−2−2に示す。

2　主菜の調理法

　主菜に用いられる食品は，魚・肉・卵・ダイズ・ダイズ製品などのたんぱく質性食品である。

1）魚介類を食べやすくする工夫

　魚は種類や調理法によりテクスチャーが変わるため，食材の選択が重要である。たとえば，カジキ・カツオ・アジ・サバなどは加熱により身がしまって硬くなるが，白身魚や皮を除いたウナギなどは加熱しても硬くならないので加熱調理に適している。さしみで食べる場合には，マグロ・ハマチ・ホタテの貝柱などは身が軟らかく食べやすい。また，加圧処理を行い骨ごと食べられるようにした魚（缶詰，圧力鍋で調理したもの）や，骨を抜いた魚なども食べやすいので利用してよい。

　調理法としては，さしみのほか，水分を保持できる蒸し物や，多めの煮汁とともに食べられる煮魚が食べやすい。煮汁が少ないと身がパサついて食べにくくなったり，煮すぎると縮んで硬くなったりするので注意しなければならない。また，煮魚の場合，煮汁にとろみをつけて汁を多めに盛りつけると，ほぐした身が汁に絡まり食べやすくなる。ほかにも，大根おろしを加えておろし煮にすると，煮汁が絡みやすくなり飲み込みやすくなるなど，さまざまな工夫が考えられる。また，小骨の多い魚を利用する場合には，圧力鍋で調理すると骨まで軟らかくすることができる。焼き魚は，水分が失われて身がしまり，硬くなるので避ける方がよい。その他の魚介類については，表5−2−3に示す。

表5−2−3　摂食機能の低下した人の食事に適する魚介類の調理法

食品名	調理上のポイント
イ カ	・足を除き胴だけを使用 ・皮を除き繊維に沿って隠し包丁を入れ，繊維に直角に細切りまたは棒状に切る ・細かく刻み包丁でたたいてすり身状にしてから，だんごにする
タ コ	・ゆでた後，そぎ切りにし，周囲に細かく隠し包丁を入れて繊維と直角に切る ・ゆで過ぎると硬くなるので注意 ・煮物は，ゆでたタコをすりこ木などでたたいてから弱火で煮込む
ホタテ	・さしみの場合，貝柱に格子状に隠し包丁を入れる
カ キ	・黒いひだの部分と貝柱を除く，または黒いひだの部分に隠し包丁を入れる ・ミルク煮などにすると食べやすい
エ ビ	・咀嚼困難な人の場合，身をつぶす　・嚥下困難な人の場合はすり身にする

2）食肉類を食べやすくする工夫

　食肉は，牛肉や豚肉ならばヒレやロース，鶏肉ならささ身や胸肉など軟らかい部位を選択し，角切り肉やステーキ肉など厚みのあるものは，噛み切りにくいので避ける。調理においては，食肉は一般に加熱しすぎると硬くなるので注意が必要である。揚げ物にする場合は，おろし煮にすると硬い衣が軟らかくなり，さっぱりして食べやすくなる。

　食肉を食べやすくする方法として，①筋繊維を切る，②包丁の峰などでたたいて軟らかくする，③ショウガ汁などにつける（第3章第2節第2項「酵素による組織の軟化」参照），④なめらかさを付与するためにサラダ油やバターを加えて調理する，などがある。牛肉・豚肉・鶏肉の具体的な調理上のポイントについて表5−2−4に示す。

3）卵類を食べやすくする工夫

　卵は半熟状なら問題なく食べられるが，かたゆで卵のように完全に固まった状態のものは飲み込みにくく，むせやすい。そのため，裏ごしをしてマヨネーズやホワイトソースで和えるなど，食べやすくする工夫が必要となる。卵液を希釈し

表5−2−4　摂食機能が低下した人の食事に適する食肉類の調理法

食品名	調理上のポイント
牛 肉	①薄切り肉は端から巻いて厚みをつくり，火を通してから約1cm幅に切る ②厚切り肉の代わりに，薄切り肉を重ねて厚切り肉に見立てる ③ひき肉は包丁でたたいてさらに細かくする ④軟らかい部位を二度びきして細かいひき肉にする ⑤ひき肉をミートボールにする場合はとろみ材料を加えると軟らかくなり，卵，豆腐，ヤマノイモ，パン粉などを加えると口あたりがよくなる
豚 肉	①牛肉と同様である ②ばら肉の場合は，数回，ゆでこぼしをして脂肪を取り除いてから煮込む
鶏 肉	①皮なしを選び，斜めにそぎ切りにする ②から揚げにする場合は軟らかい部位を選び，一口大に切って縦横に3mm間隔で細かく隠し包丁を入れる ③肉たたきや包丁の峰でよくたたき，繊維を断つ ④ひき肉は牛肉の③〜⑤と同様である

て調理する場合は，希釈の割合や加熱の仕方などにより，舌ざわりやおいしさが
違ってくるので注意を要する（第3章第1節「表3－1－16　希釈卵液の調理」
参照）。また，卵調理のなかでも卵でとじる方法は，一般に食塊を形成しやすく，
咀嚼困難な人や嚥下困難な人でも安心して食べられる。そのため，利用価値の高
い調理法である。

4）ダイズおよびダイズ製品を食べやすくする工夫

　豆腐などのダイズ製品は，そのままでも軟らかく，味が淡白なので使いやすい
食品である。淡白な味を生かして薄味に仕上げたり，豆腐に味をつけずに濃い味
と組み合わせたりするなど応用範囲が広い。豆腐を加熱調理する際には，加熱し
すぎると，すだって硬くなり，なめらかさが失われるので注意する必要がある
（調理上のポイントは「表5－2－5」参照）。

3　副菜の調理法

　副菜に用いられる食品は，ビタミンやミネラルの多いイモ類・野菜・キノコ・
海藻などである。

1）イモ類を食べやすくする工夫

　摂食機能の低下した人にとって，イモ類は十分に加熱すれば，軟らかく食べや
すい食品である。味が淡白であるため，副菜だけでなくデザートや汁物にも利用
でき，食事の幅を広げるのに役立つ（表5－2－6参照）。

2）野菜類を食べやすくする工夫

　「摂食機能に問題がある人は食べにくい」と思われていた繊維の多い野菜でも，

表5－2－5　摂食機能が低下した人の食事に適するダイズ・ダイズ製品の調理法

食品または料理名	調理上のポイント
ダイズ	・軟らかく煮る
豆腐	・むせがひどい場合は，裏ごしする
納豆	・ひき割り納豆にするか，細かく刻む
いり豆腐	・咀嚼機能が低下している場合は，刻んだ具材と豆腐を軟らかく煮る ・嚥下機能が低下している場合は，さらにとろみをつける
豆乳茶碗蒸し	・嚥下機能の低下している場合は具材を細かく切って，のどごしをよくする

表5－2－6　摂食機能が低下した人の食事に適するイモ類の調理法

食品名	調理上のポイント
ジャガイモ	・煮汁を多くして，煮くずれる程度まで煮る ・ゆでてつぶし，マヨネーズで和えてしっとりさせる
サツマイモ	・煮汁を多くして，煮くずれる程度まで煮る
サトイモ	・煮汁を多くして，煮くずれる程度まで煮る
ヤマノイモ	・生のまますりおろす

表5−2−7　咀嚼機能が低下した人の食事で注意すべき野菜の調理法

食品名	調理上のポイント
キャベツ	・葉脈を除いてからゆで，一口大または細切りにする
根深ネギ	・筒切りにして繊維の多い外側部分を除き，中心部分の軟らかいところを使い，ある程度の厚みと太さを残して切る
オクラ	・ゆでた後，縦半分に切り種を取り除いてから刻む
トマト	・湯むきして種を除く
ゴボウ	・繊維を切るために斜め薄切りにした後，太めのせん切りにする ・乱切りにする場合は，包丁の峰の部分でたたきつぶして繊維をほぐす
カ　ブ	・根は軟らかく煮る ・葉先だけを用い下ゆでして細かく刻んだ後，和え物にする

　長時間の加熱や切り方などの工夫により食べやすくすることができる。調理上のポイントとしては，①皮はできるだけ除去する，②葉脈は包丁の峰でたたく，③面とりをする，④厚く切った食材には隠し包丁を入れる，⑤繊維の多い野菜は繊維と直角に切る，⑥刻んだ野菜はマヨネーズやドレッシングなどで和えてまとまりやすくする，などがある。

　とくに個別の注意が必要な食品を表5−2−7に示す。繊維が多く硬い根菜を嚥下機能が低下した人の食事に利用する場合は，まず電子レンジで加熱処理する。それをすりおろして使用すると調理操作を行いやすく，レシピの種類も増やすことができる。

3）キノコ類を食べやすくする工夫

　キノコ類は長時間加熱しても煮くずれしないので，細かく切り目を入れたり小さく切ったりして，食べやすい大きさにしてから軟らかくなるまで煮込むとよい。生シイタケは軟らかい食品なので，摂食機能の低下した人にも利用しやすい。

4）海藻類を食べやすくする工夫

　海藻類は食べやすい大きさに切って，軟らかくなるまで多めのだし汁で十分煮込むようにする。ヒジキは煮た後，さらに白和えにしてまとめると飲み込みやすくなる。また，のりのつくだ煮やとろろコンブなどの加工品は，和え物に利用するとよい。とくにとろろコンブは，うま味成分が多いため，うす味の料理に活用でき，水溶性食物繊維のとろりとした性質を利用して食物を飲み込みやすくする。しかし，干しのりのように，口腔内に付着しやすくそのまま食べるのは好ましくないものもあるので，注意が必要である。

4　汁物の調理法

　汁物は誤嚥されやすい食物であり，とくに嚥下機能が低下している高齢者の場合は，調理形態を考慮することが重要である。たとえば，味噌汁は高齢者の嗜好性が高い汁物であるが，具材をツルッと飲み込んでしまい，むせや誤嚥の原因に

なることが多い。そのため味噌汁をつくる際には，具材の大きさが適切になるように切断し，十分軟らかくなるまで火を通すことが大切である。

　汁物の誤嚥を防ぐには，前節で述べたように，でんぷんや市販とろみ剤などで粘度をつけるとよい（第3章第1節「表3－1－21」参照）。しかし，ジャガイモやサツマイモを使ったポタージュは，でんぷん質が多いため**増粘剤**を使わなくてものどごしがよく，多機能ハンドミキサー*1を用いて簡単につくることができる。ほかにも，でんぷんを用いてとろみをつけた「薄くず汁」や，片栗粉を使った「かきたま汁」や「のっぺい汁」，くず粉を使った「吉野汁」などは，とろみを別途付加せず供することができる汁物である。だし汁に対するでんぷんの使用濃度は，かきたま汁が1～1.5％，のっぺい汁が2％である。また，汁物を調理する際には，**嚥下**のしやすさだけでなく，高齢者は**味覚低下**によって**塩味**の感度が低下するといわれている点も考慮し，塩分を摂りすぎないよう，だしをきかせて薄い塩味でもおいしく感じるようにするとよい。

＊1　多機能ハンドミキサー　アタッチメントを変えるだけで，刻む，つぶす，混ぜるなどの操作が片手で簡単にできる調理器具。鍋で軟らかく煮た野菜をそのままクリーム状にできるため便利である。

参考文献
・柳沢幸江「食物形態を配慮した食事」『臨床栄養』Vol.86, No.1, p.16, 1995
・日本咀嚼学会編『咀嚼の本－噛んで食べることの大切さ－』口腔保健協会，pp.17-21, pp.29-34, 2006
・黒田留美子『家庭でできる高齢者ソフト食レシピ』河出書房新社，pp.8-15, 2003
・黒田留美子「噛みやすい，飲み込みやすい食事とは～高齢者ソフト食を例に」『食生活』100巻3号，pp.26-32, 2006
・黒田留美子『高齢者ソフト食メニュー88』鉱脈社，pp.118-127, 2012
・中澤文子「摂食から咀嚼・嚥下過程」『日本調理科学会誌』Vol.39, No.3, p.192, 2006
・中嶋加代子，岸本律子「紫黒米粥の見かけの粘度に及ぼす加熱調理の影響」『別府大学短期大学部紀要』第26号，pp.1-5, 2007
・山田晴子他『高齢者と家族みんなの料理集 ユニバーサルレシピ』ヒョーロンパブリッシャーズ，p.23, 2006
・山崎清子他『NEW 調理と理論』同文書院，p.109, p.192, 2011
・山田晴子監修『改訂新版 かむ・のみこむが困難な人の食事』女子栄養大学出版部，pp.2-4, pp.3-4, pp.66-67, 2004
・柳沢幸江編『改訂 応用栄養学実習書』建帛社，p.108, 2010
・河野友美他『コツと科学の調理事典 第3版』医歯薬出版，p.67, 2001

管理栄養士国家試験のための
―重要語句解説―

あ

🍅 **亜鉛（zinc）**

亜鉛（Zn）は体内の含量が約2gで，体内分布の95％以上は細胞内に存在する。酵素の構成成分として機能し，DNAやインスリンなどの合成に関与している。欠乏症等としては成長障害・食欲不振・味覚障害・免疫能低下などがあり，過剰症等としてLDLの増加・HDLの低下・銅吸収阻害などがある。魚介類（カキ，カタクチイワシ）・畜肉類（牛，豚）・豆類（ササゲ，エンドウ，ダイズ）・穀類（小麦胚芽）が供給源である。

🍅 **味感受性**

味蕾が舌の上皮や口腔粘膜に形成されるのは，胎児のとき（妊娠3カ月頃）であると考えられている。新生児には味覚があり，味を識別する能力はあるが，塩味については感受性が未発達でその発達とともに塩味に対して嗜好性を増す。たとえば，新生児の口腔内に各種の味溶液を少量与えて，顔面の表情変化をみると，甘い溶液には「にこやかな表情」，酸っぱい溶液には「しかめ面」を示す。新生児もうま味刺激を受けることができ，乳をたくさん飲み授乳を通してその風味が好ましいものとして乳児の記憶に残ると考えられている。

🍅 **油焼け（rusting of oil）**

脂肪含量の高い魚介類やその加工品を長期保存した時，赤褐色や黄赤色を呈し，悪臭や苦味などを呈する現象をいう。油焼けが進むと過酸化脂質が多くなり，長期摂取によって毒性を示すようになる。油焼けは油脂の酸化分解やたんぱく質の分解に起因すると考えられており，冷凍すると魚の油焼けが起こりやすくなる。

🍅 **アミノ・カルボニル反応（メイラード反応）**

調理・加工中に食品中のアミノ化合物（アミノ酸，ペプチド，たんぱく質，アミンなど）とカルボニル化合物（果糖，ブドウ糖，麦芽糖，乳糖）が反応し，褐色のメラノイジンが形成される反応をいう。発見者の名をとって「メイラード反応」とも呼ばれる。たとえば，ケーキ類は，卵や牛乳など（アミノ酸を含む食品）と，砂糖や小麦粉などを材料にするので，焼くとアミノ・カルボニル反応によって香りが発生し，食欲をそそるような焼き色が生じる。

🍅 **アミノ酸味**

アミノ酸が呈する味である。L型アミノ酸では，グルタミン酸がうま味，グリシンやアラニンが甘味，疎水性アミノ酸が苦味をもっている。食品中に存在する遊離アミノ酸は，その食品の味をつくり出す重要な成分で，D型アミノ酸は甘味を呈する。食酢に含まれるアミノ酸は呈味上重要である。一般に，うま味を呈する物質には，アミノ酸系物質と核酸系物質がある。

アルギン酸 (alginic acid)

コンブなどの褐藻類に含まれる多糖で，D－マンヌロン酸とL－グルロン酸からできている（結合様式：β－1,4結合）。食物繊維の一種であるため消化されにくく，コレステロールや重金属などの排出作用がある。アイスクリームやマヨネーズなどの食品には乳化剤や増粘剤（安定剤）として添加され，カルシウムと結合し不溶性になることを利用して人工イクラの皮に使われている。

<hr>

い

閾値 (threshold)

味を感じることのできる最小刺激量である。物質の味を感じることができる最低濃度を知覚閾値といい，呈味物質の濃度をだんだん濃くしていったとき，水と区別できる最低濃度を判別閾値という。閾は，ある刺激に対して感覚的な反応を起こすかどうかの限界であり，検知閾・認知閾・弁別閾などに分類できる。検知閾は，味物質を濃度の異なる水溶液にした場合，水との差を識別できる最小濃度をいう。認知閾は，甘味・塩味・酸味などの味質がわかるのに必要な最低の呈味濃度で，単に閾値というときは，「認知閾値」を指す。弁別閾は，ある感覚の強さが変化した場合，感覚の変化を起こすのに必要な最小の濃度差である。

炒め物

鍋を温め，少量の油を熱し食材を加えて加熱する調理法である。鍋と油から直接食材に高熱が伝わるため鍋をなるべく高温にし，攪拌して温度分布を均一にし，水分蒸発の促進をはかることが重要である。鍋は，熱容量の大きい厚手で材料を攪拌しやすい形のものが適している。利用温度域は150～200℃であり，高温短時間加熱なのでビタミン類の調理損失が少ない。食品の表面が油でおおわれるため調味料は内部へ浸透しにくい。そのため，煮物に比べ薄味が可能である。

一価不飽和脂肪酸

脂肪酸は，脂肪族炭化水素の末端にカルボキシ基（－COOH）を有する化合物で，炭素鎖の長さや不飽和度の相違によって物理化学的・生物化学的性質が異なる。代表的な一価不飽和脂肪酸はオレイン酸である。一価不飽和脂肪酸は，多価不飽和脂肪酸よりも酸化しにくく，有害な過酸化物質をつくりにくいといわれる。脂肪酸の摂取比率は飽和脂肪酸，一価不飽和脂肪酸，多価不飽和脂肪酸をそれぞれ3：4：3にすることが望まれている。

<hr>

え

液卵 (liquefied egg)

鶏卵を割卵して卵殻を取り除き，中身だけを集めたもので液体全卵・液状卵黄・液状卵白があり，業務用に使用されている。殺菌されたものと未殺菌のものがあり，保存形態では冷蔵と冷凍がある。未殺菌液卵を使用して製造する場合は，十分な加熱処理を行うことが原則である。

エキステンソグラフ (extensograph)

一定の硬さの小麦粉生地の伸長度（伸びやすさ）や伸長抵抗（引き伸ばして収縮する力）を測定する機器をいう。「エキステンソグラム」は測定時に得られた曲線のことである。この記録曲線から，伸長抵抗が大きいほど生地を引き伸ばすのに力を要し，伸長度が大きいほど生地は伸びやすい状態であることが読み取れる。また，生地の足腰の強さが得られ，ねかし時間の変化で，ねかし効果が確認できる。

<hr>

お

オーバーラン (overrun)

攪拌したクリーム（牛乳の脂肪球を集めたもの）に抱き込まれている空気の割合を示す。クリームには，脂肪含量20％前後のライトクリームと45～50％のヘビークリームがある。ヘビークリームには起泡性があり，攪拌すると空気を抱きこむ性質がある。オーバーランは，生クリームを泡立てることによ

って，クリームの体積が何パーセント増加するかを表した数値である。

🍎 落とし卵（ポーチドエッグ，poached eggs）

割卵した全卵を湯の中に落として卵黄を半熟にし，卵白で包んで固めた料理で，たんぱく質の熱凝固性を利用したものである。食塩や酢を加えることによって凝固を促進させるが，酢は卵白の光沢を弱める。新鮮卵が適している。古い卵では卵白が流れて卵黄をうまく包み込むことができないので，形がきれいに仕上がらない。湯を煮立てると卵白の形がくずれるので，弱火で加熱するのがコツである。そのまま盛り付けるのではなく，いろいろな料理にのせて用いられる。

🍎 オボムコイド

卵白に含まれる糖たんぱく質の一種である。トリプシンインヒビター（トリプシンの阻害因子）作用をもっており，100℃加熱で失活する。熱安定性は高く，卵のアレルゲン物質となるだけでなく，卵の起泡性にも関与する。

🍎 オリゴ糖（oligosaccharide）

単糖類が2分子から10分子程度グリコシド結合によって結合した「少糖類」である。構成単糖の分子数により，二糖・三糖・四糖に分類される。オリゴ糖とは，本来はショ糖に代表されるような天然の少糖類のことを指すが，これとは別に，各種の糖を原料として，新しいタイプのオリゴ糖がつくられるようになった。難消化性の少糖類の大部分は，腸内細菌叢を改善するビフィズス活性を有し，とくにラフィノース（三糖）・スタキオース（四糖）・フラクトオリゴ糖などは特定保健用食品の素材として利用されている。また，乳中のビフィズス菌増殖活性成分も大部分はオリゴ糖である。

🍎 オレイン酸（oleic acid）

炭素数18の一価不飽和脂肪酸で非必須脂肪酸である。オリーブ油から単離されたのが命名の由来となっており，オリーブ油の70%強を占める。サフラー油やひまわり油には，オリーブ油と同程度のオレイン酸を含むものがある。このほか，ごま油・米ぬか油・なたね油・パーム油・落花生油・牛脂・豚脂にも40%程度含まれている。

🍎 温泉卵

卵黄だけが固まり，卵白はどろどろしている（白くて半流動性のゾル）状態の卵料理である。この料理は，卵黄が卵白よりわずかに凝固温度が低いという微妙な温度差の原理を利用している。一般的なつくり方としては，65〜68℃の湯に30分程度つける。その後，殻を割って中身を器にとり，吸い物味のだし汁などをかけて食べる。

か

🍎 カゼインホスホペプチド（casein phosphopeptide，CPP）

乳たんぱく質である「カゼイン」を酵素分解したペプチドであり，消化管でカルシウムとリンが結合するのを防ぐ機能をもっている。このため，カルシウムが吸収されやすくなる。また，特定保健用食品の保健機能成分として認可されている。

🍎 活性酸素

近年，酸素分子の構造解析が進歩し，いくつかの活性酸素が食品や生体中で生成されることが明らかになった。活性酸素は，私たちが通常呼吸している酸素と比較すると反応性が高く，種々の食品や生体成分と反応し，酸化的障害を引きおこす。食品の加工過程や光化学反応などによって生成され，食品の劣化や酸化変性に大きく関与している。

🍎 加熱香気

食品の加熱によって生成される香気であり，アミノ・カルボニル反応が関与する場合が多い。この反

応の中間生成物であるα-ジカルボニル化合物とα-アミノ酸とのストレッカー分解反応により生成されるアルデヒド類が大きく寄与している。また，アミノ・カルボニル反応の過程で生成されるピラジン類も香気成分である。

🍎 **カフェイン（caffeine）**

　茶・コーヒー・コーラ飲料に多く含まれる植物性アルカロイドの一種で，熱水可溶である。コーヒーに0.04％，茶に0.02％程度含まれ苦味を呈する。脳や筋肉の興奮作用，利尿作用がある。

🍎 **辛味**

　辛味は，痛覚と温度感覚を刺激し口腔内全体で感じる感覚であり，辛味成分の多くは香辛料の成分となっている。代表的な食材としては，不揮発性辛味成分を含むこしょう・とうがらし・さんしょう・ショウガ，揮発性辛味成分を含むワサビ・からしなどがある。辛味成分は，疎水性の強いものが多く，アミド基・ケトン基・イソシアネート基などを有する。適度な辛みは，味に緊張感を与えたり，食欲を増進したりする効果がある。

🍎 **カリウム**

　カリウムは英語ではポタシウム（potassium）といい，イオンとして生体に存在する。細胞内に多く，神経伝達・筋収縮・血圧調節など，さまざまな生理機能に重要な役割を果たしている。野菜・果実・食肉などに多く含まれる。

き

🍎 **希少糖（rare sugar）**

　国際希少糖学会で「自然界にその存在量が少ない単糖とその誘導体」と定義されている。単糖は多くの種類があり，自然界に多量に存在する単糖はブドウ糖・果糖など7種類だけで，残りはすべて希少糖である。希少糖は自然界に微量しか存在しないが，逆に，種類は非常に多い（約50種類）。希少糖のほとんどは市販されておらず，市販されていても大変高価である。希少糖の中でもっとも研究が進んでいる「D-プシコース」は，砂糖の7割程度の甘味がありながら，カロリーはゼロに近い。さらに，「食後の血糖値上昇を緩やかにする」「内臓脂肪の蓄積を抑える」といった研究結果が報告されている。

く

🍎 **グリコーゲン（glycogen）**

　α-グルコースが1位と4位で多数つながり，ところどころのグルコースが6位で枝分かれしている分子である。でんぷんのアミロペクチンと共通の構造をもつ。でんぷんは植物の貯蔵多糖で，グリコーゲンは動物体内の貯蔵多糖である。高等・下等動物の肝臓に豊富に存在する。血液中のグルコース濃度（血糖値）が上昇すればグリコーゲンが合成され，血糖値が低下すれば分解される。

こ

🍎 **コラーゲン（collagen）**

　動物の真皮や結合組織中の主成分である硬たんぱく質で，膠原質ともいう。細胞外部で構造を維持する役割を果たしている。ゼラチンはコラーゲンを熱処理してつくるので，両者のアミノ酸組成は同じである。

🍎 **コレステロール（cholesterol）**

　生体に広く存在し，生体を構成しているステロイドで，植物にはない。肝臓・小腸などでアセチルCoAを経てつくられる。ホルモンであるアルドステロン，エストロゲン，エストラジオールやテストステロンは，コレステロールからつくられる。

さ

🍎 **サポニン（saponin）**

　植物中に広く分布している成分で，トリテルペンおよびステロイドをアグリコンとする配糖体の総称

である。その水溶液は著しい起泡性があり，油類を乳濁化する。植物性食品のアクの一要因となっており，ダイズやアズキにも含まれる。また，溶血作用や粘膜刺激作用を示し，利尿作用があるものもある。

し

● 脂肪酸（fatty acid）

飽和脂肪酸・一価不飽和脂肪酸・多価不飽和脂肪酸に分類される。脂肪酸は，脂肪族炭化水素の末端にカルボキシ基（－COOH）を有する化合物で，炭素鎖の長さや不飽和度の相違により物理化学的性質だけでなく，生物化学的性質も異なる。そのため，多くの油脂はエネルギー源として使われるが，一部は必須脂肪酸として生体の維持に必要である。

● 自由水（free water）

食品に含まれる水で，蒸発しやすく凍結しやすい状態の水を指し「結合水」に対比される。食品中の自由水が100％の場合は，水分活性（食品中の自由水量を示す指標）が1.0となる。水分活性は，食品の自由水が多いほど高い。微生物は結合水を利用できず，自由水のみを利用するので，自由水が多い食品は腐敗しやすい。乾燥によって食品の保蔵性が増すのは，自由水が奪われるためである。

● 重曹（炭酸水素ナトリウム，$NaHCO_3$）

合成膨張剤の一種で，65℃以上に加温すると，二酸化炭素と炭酸ナトリウムを生成する。アルカリ作用により，たんぱく質を分解，繊維を軟化，青菜を鮮緑化，フラボノイド色素を黄変化する。膨化調理をはじめとし，煮豆・肉の軟化，山菜・野菜などのゆで調理などさまざまに活用できるが，風味がなくなったりビタミンB_1などが損失したりするので，使用は必要最小限にとどめるのがよい。ベーキングパウダーには炭酸水素ナトリウムが主成分として用いられている。

● 食事摂取基準（栄養素の指標）

「推定平均必要量」は，ある対象集団において測定された必要量の分布に基づき，母集団に属する半数の人（50％）が必要量を満たすと推定される摂取量，「推奨量」は同様の母集団に属するほとんどの人（97～98％）が充足している量である。「目安量」は，特定の集団における，ある一定の栄養状態を維持するのに十分な量として定義され，十分な科学的根拠が得られず「推定平均必要量」が算定できない場合に算定される。「耐容上限量」は，健康障害をもたらすリスクがないとみなされる習慣的な摂取量の上限を与える量として定義されている。「目標量」は，生活習慣病の予防を目的として，特定の集団において，その疾患のリスクや，その代理指標となる生体指標の値が低くなると考えられる栄養状態が達成できる量として算定され，現在の日本人が当面の目標とすべき摂取量である。

● 食物アレルギー

一部の人は，食べ物に含まれる成分により，かゆみ・じんましん・頭痛・吐気・嘔吐・下痢・ショック症状（アナフィラキシーショック）などを起こすことがある。このアレルギーの特徴は，その成分が特定の人だけに免疫反応による症状を引き起こすことである。2013年9月に示されたアレルギー物質を含む特定原材料の7品目（エビ，カニ，小麦，そば，卵，乳，落花生）は，表示が義務付けられている。そのほか，20品目（アワビ，イカ，イクラ，オレンジ，カシューナッツ，キウイフルーツ，牛肉，クルミ，ゴマ，サケ，サバ，ゼラチン，大豆，鶏肉，バナナ，豚肉，マツタケ，モモ，ヤマイモ，リンゴ）についても表示が推奨されている。食物アレルギーはアレルゲンが微量でも発症するため，調理の際は調理器具や食器をよく洗ったり，専用の器具を使用したりする必要がある。

す

● ストレッカー分解

アミノ・カルボニル反応の副反応（α-ジカルボニル化合物とα-アミノ酸が反応する）より，脱水，脱炭酸反応を経て揮発性のアルデヒド類やピラジン類を生じる反応である。このアルデヒド類やピラジン類が香

気成分となる。

● セルロース（cellulose）

　セルロースは地上でもっとも豊富な多糖である。隣り合う β-グルコースが1位と4位で多数，直鎖状に結合している。植物の細胞壁の主成分で，木材や紙の性質はセルロースによっている。ヒトはこれを消化するための酵素（セルラーゼ）をもたないため，エネルギーとして利用できない。

● タピオカパール

　キャッサバイモのでんぷんを少量の水とともに加熱回転ローラで攪拌すると，半糊化した球状のでんぷんが得られる。これらを乾燥したものがタピオカパールで，スープの浮き実やゼリーに用いられ，独特の食感が賞味される。

● タンニン

　ポリフェノールを基本構造にもち，水溶性で植物に広く分布する物質の総称で，茶・ブドウ酒・柿などの渋味物質である。鉄と結合しタンニン鉄となり，水に溶けず鉄吸収を阻害するため，鉄欠乏性貧血時は食事中や食直後の茶類の多量摂取を避ける。

● 低温障害

　食品を低温にした場合，生理障害により品質が劣化するものがある。熱帯や亜熱帯を原産地とする青果物は，貯蔵温度に注意を要する。低温障害の出る温度は，たとえば，サツマイモ10.0℃，バナナ11.7～13.3℃，レモン14.4～15.5℃，パイナップル7.2～10.0℃である。症状として，サツマイモは内部褐変や腐敗，バナナは果肉の黒変や追熟不良，レモンはへこみや腐敗，パイナップルは追熟時の暗緑色化などがある。

● 等電点（isoelectric point）

　たんぱく質は一般に，多数の酸性基と塩基性基を合わせもつ両性電解質である。溶液において，酸性側では塩基性基が解離して陽イオンに荷電し，塩基性側では酸性基が解離して陰イオンに荷電する。等電点では分子間の反発力が失われ，アミノ酸やたんぱく質の溶解度が低下する。等電点は，たんぱく質の種類によって異なる。たんぱく質は，末端基のアミノ基・カルボキシ基のほかに側鎖のアミノ基・カルボキシ基・グアニジン基・フェノール性ヒドロキシ基などを有するためにそれぞれ固有の電離定数をもっている。ある特有のpHでは正負の荷電量が等しくなり，たんぱく質は電気的にゼロになる。このpHをたんぱく質の等電点という。

● 豆腐

　水浸漬ダイズを磨砕，加熱，圧搾して得られた豆乳（貯蔵たんぱく質を含む溶液）に凝固剤を加えて凝固させたものである。凝固剤には塩化マグネシウムを主成分とするにがり，硫酸カルシウムなどがあり，それぞれ，風味の異なる豆腐となる。

● トリプシンインヒビター（trypsin inhibitor）

　たんぱく質消化酵素のトリプシンを阻害する物質（トリプシン阻害物質）で，たんぱく質性インヒビターとペプチド性インヒビターに分けられる。前者は，反応部位の違いによって，リジンインヒビターとアルギニンインヒビターに分類されることもある。卵白やダイズに多く含まれる。卵白のオボムコイトは，トリプシン阻害作用があるが，ペプシン作用や加熱によって失活する。生ダイズは，トリプシンインヒビターを含むので，ダイズは加熱処理してから食用とする。

● **トレハロース（trehalose）**

カビ（真菌類）などに多く含まれているグルコース2個からなる二糖である。マルトースとは構成糖は同じであるが，結合の様式が異なる。どちらも甘い味がする。グルコースの還元力に関与する1位がともに結合していることで，トレハロースには還元力がない。そのためトレハロースは酸化されにくく，グルコースなどの還元糖に比べて安定である。保水性が強く，でんぷんの老化抑制などの効果をもつ。工業的生産が容易になり，食品へ利用されるようになった。

な

● **ナチュラルチーズ（natural cheese）**

牛乳，そのほかの乳を乳酸菌で発酵させ，または乳に凝乳酵素を加えてできた凝乳から乳清を除去し，固形状にしたものである。あるいはさらに熟成させたものをいう。ナチュラルチーズは，世界中に1,000種類以上もあるといわれている。

は

● **HACCP（ハサップまたはハセップと呼称）**

Hazard Analysis (and) Critical Control Point（危害分析重要管理点）の略称。食品の安全・衛生に関する危害の発生を防止することを目的とした衛生管理システムで，宇宙食の安全性を確保するために開発された。食中毒というと，飲食店での食事が原因と思われがちであるが，家庭の食事でも発生している。厚生労働省によると，家庭調理における「危害分析」（HA）とは，食品およびその調理過程のどこで食中毒菌による汚染や増殖が起こるか，それを防ぐにはどういう手段があるかを考えることで，調理の際に注意を払うべきポイントを「重要管理点」（CCP）と呼ぶ。HACCPは最新の衛生管理の考え方であり，家庭でも実行できる。

● **パルミチン酸（palmitic acid）**

炭素16個からなり二重結合をもたない飽和脂肪酸である。二重結合がないので，さらに水素が添加されることもない。ステアリン酸，オイレン酸とともに分布が広く，多くの油脂に含まれている。パルミチンの「パルム」は，ヤシの木の「パーム（palm）」に由来する。ヤシの木からはパーム油がとれ，パルミチン酸を含む。

ひ

● **非酵素的褐変**

酵素が関与しない非酵素的褐変は，アミノ・カルボニル反応やカラメル化反応などによって生じる。アミノ・カルボニル反応は，食品中のアミノ化合物とカルボニル化合物が反応し褐色のメラノイジンが形成される反応である。一方，カラメル化反応は，ショ糖などの糖が分解して生じるカルボニル化合物が重合し，褐色物質（カラメル色素）を生成する反応であり，カラメルソースなどに利用される。

● **ビタミン（vitamin）**

生体内反応を調節する必須栄養素である。微量で作用し，脂溶性（A，D，E，K）と水溶性（B_1，B_2，ナイアシン，B_6，葉酸，B_{12}，Cなど）に大別される。わが国では，ビタミンの欠乏症だけでなく過剰摂取による健康への影響を防ぐ目的で適正摂取量および耐容上限量が設定されている。

● **ビタミンE（vitamin E）**

化学名はトコフェロールで，抗酸化作用をもつ脂溶性ビタミンである。生体内成分の酸化防止とくに生体膜を構成する不飽和脂肪酸の酸化防止，活性酸素の除去に役立つ。食品には酸化防止剤として添加されている。

● **ビタミンK（vitamin K）**

出血の際，血液の凝固に効力のある脂溶性ビタミンである。ビタミンKにはK_1～K_7の7種類があり，

欠乏すると血液の凝固が低下する。緑葉中に豊富で，ホウレンソウにはとくに多く，チーズや納豆などの発酵食品にも含まれる。腸内細菌は，ビタミンKをつくることができる。

🍎 ビタミンD（vitamin D）

カルシウム代謝に関与する脂溶性ビタミンである。ビタミンD_2（エルゴカルシフェロール）とビタミンD_3（コレカルシフェロール）の2種類があり，効力はほぼ同じである。プロビタミンDとして，エルゴステロールと7-デヒドロコレステロールがあり，紫外線照射によってD_2とD_3になる。欠乏すると幼児期ではくる病，成人では骨軟化症や骨粗鬆症を引き起こす。

🍎 必須アミノ酸（essential amino acid）

体内で十分な量を合成できず，栄養分として摂取しなければならないアミノ酸のことで不可欠アミノ酸ともいう。ヒトの必須アミノ酸は，ロイシン・イソロイシン・バリン・フェニルアラニン・トリプトファン・メチオニン・スレオニン・リジン・ヒスチジンの9種類である。食品たんぱく質の栄養価は，含まれている必須アミノ酸のバランスによって決まる。

🍎 必須脂肪酸（essential fatty acid）

人体で合成できないため，食物から摂取しなければならない脂肪酸の総称で不可欠脂肪酸ともいう。n-6系のリノール酸（C18：2）とn-3系のα-リノレン酸（C18：3）は，植物で合成されるが動物では合成されないため，ヒトにとっては必須脂肪酸である。これらの脂肪酸が欠乏すると皮膚炎等を生じる。アラキドン酸（C20：4）は生体膜成分に豊富に含まれ，機能維持にとって重要である。そのため，一般的にはリノール酸・α-リノレン酸に加え，アラキドン酸を含めて必須脂肪酸と呼ぶ。

ふ

🍎 フードマイレージ（food mileage）

食料の生産地から食卓までの輸送距離に着目した考え方で，食料の輸送量（トン：t）に，輸送距離（km）をかけ合わせて求められる数値（t・km）である。日本のフードマイレージは世界でもっとも大きい（2001年）が，地産地消などの推進により，この値は低減できると考えられている。1994年にイギリスで提唱された。

🍎 フラクトオリゴ糖（fructo-oligosaccharide）

でんぷんやショ糖（スクロース）などに，微生物の産出する酵素を作用させると，新しい機能をもったオリゴ糖が得られる。フラクトオリゴ糖はその1つであり，一般にショ糖のフルクトース（果糖）側に1～数個のフルクトースが結合したものをいう。ビフィズス菌増殖活性をもつ甘味料で，腸内菌叢の改善に役立つことが知られている。フラクトオリゴ糖の甘味度はショ糖の30％程度で，消化吸収されにくく，特定保健用食品の材料として利用されている。アスパラガス・ニンニク・タマネギ・ゴボウなどの野菜，バナナなどの果実，はちみつにも少量存在する。

🍎 フラットサワー（flat sour）

缶詰の変敗形式の1つで，フラット（缶が膨張せず平らな状態）とサワー（缶内容物が酸っぱくなる）という2つの意味を合わせた言葉である。外観はフラットで打検によっても判定が困難であるが，開缶すると内容物がいちじるしく酸味を呈し（sour），ガス発生を伴わずに酸敗した状態になっているものをいう。フラットサワーは，トマトなどの野菜缶詰，サケ・マスなどの水産水煮缶詰に発生することが多い。この原因はほとんどが殺菌不足で，とくに好熱性細菌の芽胞が生き残ったときに起こる。

🍎 フルクトース（fructose）

果糖ともいわれ，果物に多く含まれる。グルコースやショ糖よりも甘く，冷たくても甘い味が弱まりにくいので冷菓に用いられる。甘味度はショ糖の1.3～1.7倍であるが，温度が高くなると急に低下する。40℃でフルクトースの甘味はショ糖と等しくなる。ショ糖は，グルコースとフルクトースからなる二糖

で，加水分解するとこれらの2つの単糖になる。ショ糖を分解すると甘味が増し，これを転化糖という。

🍎 プロセスチーズ（processed cheese）

2種類以上のナチュラルチーズを原料として粉砕し，乳化剤を加えて加熱，溶解，乳化し，殺菌して型に入れ成形してつくる加工チーズである。加熱殺菌されるので，保存性がよく，品質も一定に保つことができる。

ほ

🍎 ホーロー

鉄・ステンレス鋼・アルミニウムなどの金属表面にシリカ（二酸化ケイ素）を主成分とするガラス質のうわ薬を高温で焼き付けたもので，ポット・鍋・コップなどに使用されている。焼成温度が低いと，有害である鉛やカドミウムなどの重金属が溶出することがある。4%酢酸によって溶出する鉛やカドミウムについては溶出限度が定められている。熱の伝わり方は悪いが，食品の成分に対して安定で扱いやすい。しかし，衝撃に弱く，かけると中の鉄がさびる欠点がある。ホーロー鍋は，電磁調理器で使用できる。

ま

🍎 マスキング（masking）

2種類の刺激が同時に存在するとき，一方の刺激が弱く感じられたり，まったく感じられなかったりすることをマスキング効果という。たとえば，レモンジュースに砂糖を加えると，酸味が緩和されるのもマスキングといえる。調理の際に，香りの強い香味野菜や香辛料を用いて魚介類や肉類の生臭みをマスキングする（別の香りをかぶせて不快な臭いである生臭みを感じさせなくする）ことはよく行われる。

む

🍎 ムチン（mucin）

動物の粘膜や植物に含まれる粘性物質で，主成分は糖含量の高い糖たんぱく質である。気管支などの粘膜の表面，納豆，オクラ，ヤマノイモなどに含まれる。ヤマノイモ粘質物（ぬめり）の主体はムチンで，マンナンとグロブリン様たんぱく質が結合したものとされる。

め

🍎 メレンゲ（meringue）

気泡のきめが細かく安定性があるように卵白に砂糖を加え，形が保たれるように泡立てたものである。これは，卵白に含まれるたんぱく質のオボアルブミンやオボムチンが空気を抱え込んで泡立ち，空気に触れて膜状に硬くなる性質を利用している。

ゆ

🍎 ゆば

ダイズからつくった豆乳を加熱したとき，蒸発による表面濃縮とたんぱく質の変性によって生成する皮膜である。これをすくいあげて水気をきったものが生ゆば，さらに風干しにしたものが干しゆばである。はじめにすくいあげたものほどたんぱく質や脂質が多く，光沢があり色が薄いので品質がよい。終わり頃になると糖質の多い，やや褐色を帯びたものになる。これを甘ゆばといい，油で軽く揚げて酒の肴などにすると独特の味わいをもつ。

り

🍎 リコピン（lycopene）

リコペンともいい，脂溶性カロテノイドの一種である。カロテノイド系色素のカロテン類に属する深紅色の色素で，プロビタミンAとしての作用はない。ほかのカロテノイドと同様に，がんや動脈硬化，心筋梗塞の予防などが期待されている。トマト・スイカ・柿などに多く含まれる。

🍎 リノール酸 （linoleic acid）

　炭素数18，二重結合2個を有するn-6系（オメガ6系）の不飽和脂肪酸で，栄養的には必須脂肪酸の1つである。生体内では，エネルギー源となるほか，アラキドン酸に代謝され，プロスタグランジン・トロンボキサンなどの前駆体ともなる。

れ

🍎 冷凍焼け （freezer burn）

　魚や蓄肉を冷凍した際に，表面が強く褐色化して焼けたような外観になる現象である。食品の表面が乾燥するために色が濃く見えるほか，油焼け，筋肉色素たんぱく質ミオグロビンの酸化，肉成分のアミノ・カルボニル反応による着色などの現象が重複して起きると考えられている。

🍎 レシチン （lecithin）

　代表的なグリセロリン脂質で，生体膜の主要な構成成分となっている。グリセロール（グリセリン）に2つの脂肪酸とリン酸が結合したホスファチジン酸とコリンがエステル結合した構造である。ホスファチジン酸とシチジン三リン酸（CTP）より生合成される。脂肪酸部は疎水性，コリン部は親水性の両親媒性物質で，乳化性（界面活性作用）を有し，油を水に分散させたり，水を油に分散させたりする。動植物のすべての細胞中に存在するが，とくに脳・神経組織・肝臓に多く，ダイズや卵黄などにも多い。マヨネーズの製造などに利用される。

ろ

🍎 老化でんぷん

　α化（糊化）して分散されたでんぷん分子間で水素結合が復活し，元のβ-でんぷんに近いミセル構造の再生が起こったでんぷんのことである。温度が低いほど老化は起こりやすいが，凍結するとほとんど老化しない。低温（0～4℃）では老化が進みやすく，室温（20～25℃）では進みにくい。水分含量が30～60％のときに，老化がもっとも進みやすく，アミロースはアミロペクチンより老化が進みやすい。ジャガイモでんぷんゲルは，冷却期間が長いほど老化しやすい。砂糖の添加は，老化に対して遅延効果がある。老化は，乾燥して水分を15％以下にするか急速に凍結すれば防ぐことができる。

索　引

調理学の基本

2007年3月31日　第一版第1刷発行
2014年4月30日　第二版第1刷発行
2016年2月29日　第三版第1刷発行
2018年3月15日　第四版第1刷発行
2020年1月10日　第五版第1刷発行
2023年3月31日　第五版第4刷発行

編著者　中嶋加代子・山田志麻
著　者　数野千恵子・冨永美穂子
　　　　岸本律子・澤田崇子
　　　　廣田幸子・園田純子
DTP　　清原一隆(KIYO DESIGN)
発行者　宇野文博
発行所　株式会社　同文書院
　　　　〒112-0002
　　　　東京都文京区小石川5-24-3
　　　　TEL (03)3812-7777
　　　　FAX (03)3812-7792
　　　　振替　00100-4-1316
印刷，製本　中中精版印刷株式会社